整合医院管理学

主 编 陈智毅

科学出版社
北 京

内 容 简 介

本书以整合为核心理念，汲取整合管理及整合医学相关理论，以厘清医疗、教学、学科、行政管理等方面的整合逻辑。同时，本书结合现代医院管理实践场景，阐述具体的医院管理策略和措施，旨在助力医院实现资源的优化配置和高效利用，提升医院整体运行效率和综合效益。全书共五章，分为概论、医疗管理与整合、临床教学与整合、学科建设与整合、行政管理与整合。

本书既可供医院管理实践者、医院管理教育教学工作者、临床医务工作者参考阅读，也可供对现代医院管理研究感兴趣的同仁阅读。

图书在版编目（CIP）数据

整合医院管理学 / 陈智毅主编. -- 北京：科学出版社，2025.03. -- ISBN 978-7-03-079225-9

Ⅰ．R197.32

中国国家版本馆CIP数据核字第2024W8V850号

责任编辑：康丽涛　刘　川 / 责任校对：张小霞
责任印制：肖　兴 / 封面设计：吴朝洪

科学出版社 出版
北京东黄城根北街16号
邮政编码：100717
http://www.sciencep.com
涿州市殷润文化传播有限公司印刷
科学出版社发行　各地新华书店经销

*

2025年3月第 一 版　开本：787×1092　1/16
2025年3月第一次印刷　印张：11 3/4
字数：262 000
定价：118.00元
（如有印装质量问题，我社负责调换）

《整合医院管理学》编写人员

主　编　陈智毅

副主编　李国华

编　者　（按姓氏汉语拼音排序）

　　　　　昌敬惠　南方医科大学

　　　　　陈　莉　南华大学附属南华医院

　　　　　陈江芸　南方医科大学

　　　　　陈湘香　长沙市中心医院（南华大学附属长沙中心医院）

　　　　　陈智毅　长沙市中心医院（南华大学附属长沙中心医院）

　　　　　奉建军　郴州市第一人民医院

　　　　　冷一平　长沙市中心医院（南华大学附属长沙中心医院）

　　　　　李国华　南华大学

　　　　　李浩淼　武汉大学

　　　　　李晓娟　南华大学附属第二医院

　　　　　林　航　长沙市中心医院（南华大学附属长沙中心医院）

　　　　　刘　振　郴州市第一人民医院

　　　　　彭迎奥　南华大学

　　　　　苏韩英红　南华大学

　　　　　谭浅浅　南华大学

　　　　　钟昶昶　郴州市第一人民医院

　　　　　邹志合　郴州市第一人民医院

　　　　　左　欢　南华大学

前 言

纵观我国公立医院改革的壮阔历程，呈现出整合与协同的演进趋势。从社会职能分析，公立医院已从传统的"看病"为主，演变成集疾病监测报告、人才队伍培养、临床预防、院内感染控制、紧急医疗、应急医疗物资储备等职能于一体的公共卫生机构。随着职责的多样化，公立医院的管理工具、管理策略也应体现出多层次、多维度、动态变化的特点，以支撑公立医院持续改进和优化运营。从运营目标角度，公立医院的发展应始终围绕医疗治疗、患者满意度、运营效率、科研创新等方面的提升。最后，从发展方向分析，公立医院应始终秉持以"公益性"为首要命题的核心价值导向，注重社会效益，强化医疗服务的社会责任，促进医疗资源的公平可及与高效利用。

《整合医院管理学》重在"整合"，立足于医院管理。"整"是从全局和战略的高度出发，对现有资源进行系统的分析与组合优化，以产生新的资源价值；同时积极探索并利用新的资源，以推动医院管理整体的发展和进步。"合"是发挥不同组成部分的合力，加以合理应用以达到医院高质量发展的目的，是要求、标准与结果。本书运用整合管理的原理和实践，融入整合医学的理念，以厘清医疗、教学、学科、行政管理等方面的整合逻辑。同时，结合现代医院管理实践场景，运用整合的具体策略和管理手段，实现医院资源的优化配置和高效利用，提升医院整体运行效率和综合效益，以便于读者深刻理解整合医院管理理论的意义与价值。

医疗服务是医院发展的根基，临床教学培养医学人才，学科建设推动知识创新与技术转化，行政管理则引领和指导医院医疗、教学及科研等主线工作的整体发展。整合的理念与实践，不仅符合医学发展趋势，更是提升医院管理效能、促进教学创新、加速学科融合、优化行政指导的关键所在，有利于凝聚医院高质量发展的强大合力。

为此，我们围绕医院管理学的理念、知识及实践经验进行总结，撰写本书。第一章简述医院与医院管理的概念，阐述整合的理念与价值导向，介绍医学与不同学科的整合、整合医学与整合管理的理论与研究，并延伸到医院管理领域，进而提出整合医院管理的概念及其主要理论基础和内容。第二章从医疗管理的层面出发，详细阐述了整合理念在门诊管理、急诊管理、护理管理、院感管理等各项工作中的实践。第三章从临床教学的角度探讨医院教学资源的整合，包括教学师资、教学模式、教学内容等方面的整合。第四章从医院学科建设的角度分析学科发展各要素之间的整合，从学科建设策略、学科共享平台、转化医学研究及学术期刊发展等方面详细阐述，并列举相关实例及举措。第五章从行政管理的角度出发，阐述医院人事管理、档案管理、后勤管理、宣传管理等方面的整合思路，体现管理学、医学、工学等多学科知识在医院管理中的融合与应用。

  医院管理这片沃土，需要社会各界共同耕耘。希望通过本书的出版，进一步丰富医院管理相关理论，促使更多专家学者关注整合医院管理，并带动更多的研究成果问世，为推进我国医院管理创新发展提供理论指引和实践指导。由于编者学识水平和经验有限，加之整合医院管理是新生事物，书中难免存在疏漏和不足之处，敬请各位读者惠正。

编 者

目 录

第一章 概论 ... 1
第一节 医院与医院管理 ... 1
一、医院与医院管理的概念 ... 1
二、医院管理改革的现状 ... 2
第二节 整合医学与整合管理 ... 4
一、整合的内涵与应用 ... 5
二、整合医学的研究与理论 ... 5
三、整合管理的理论与原则 ... 11
第三节 整合医院管理概述 ... 15
一、整合医院管理的概念 ... 15
二、整合医院管理的基本逻辑 ... 15
三、整合医院管理的理论基础 ... 16
四、整合医院管理的内容 ... 19

第二章 医疗管理与整合 ... 22
第一节 整合型医疗概述 ... 22
一、整合型医疗的发展 ... 22
二、医疗管理中的整合 ... 23
第二节 门诊管理的整合 ... 25
一、一站式服务模式建设 ... 26
二、整合式门诊模式构建 ... 31
三、非临床专科门诊开设 ... 33
第三节 急诊管理的整合 ... 36
一、医院急诊空间规划与整合 ... 37
二、基于整合的急诊管理模式 ... 39
三、科技赋能医院急诊急救 ... 42
第四节 护理管理的整合 ... 45

一、协同合作促进护理管理 ··· 46
　　二、数智健康科技助力护理管理 ··· 48
第五节　院感管理的整合 ··· 51
　　一、院感管理 WSR 方法论 ··· 51
　　二、院感管理智能监测 ··· 56

第三章　临床教学与整合 ··· 62
第一节　临床教学资源整合概述 ··· 62
　　一、大学与医院的资源整合 ··· 63
　　二、临床教学资源科学配置 ··· 64
　　三、综合教学实训平台搭建 ··· 65
　　四、临床教育教学理念更新 ··· 65
第二节　临床教学管理体系的整合 ··· 66
　　一、卓越医生的培养目标 ··· 67
　　二、整合型师资队伍建设 ··· 67
　　三、多元化教学内容与形式 ··· 71
　　四、多维度教学质量监管 ··· 73
第三节　整合理念下的临床教学模式 ··· 74
　　一、PBL 临床教学模式的应用 ·· 75
　　二、一体化临床教学模式的应用 ··· 77
　　三、混合式教学模式的应用 ··· 79
第四节　整合理念下的医学人文素养教育 ··· 81
　　一、医学人文素养教育的底层逻辑 ··· 81
　　二、医学人文素养教育融入临床教学 ··· 84
第五节　临床与科研协同培养的整合 ··· 86
　　一、临床专硕培养现状分析 ··· 86
　　二、临床专硕培养的对策探索 ··· 89

第四章　学科建设与整合 ··· 96
第一节　医院学科建设概述 ··· 96
　　一、医院学科建设的系统性 ··· 97
　　二、资源整合型学科建设模式 ··· 99
第二节　学科建设与发展的整合策略 ··· 101
　　一、学科建设纵横联动 ··· 101
　　二、学科建设良性循环 ··· 104
第三节　整合理念下的学科共享平台 ··· 106

一、科研大数据平台建设与应用 ································· 106
　　二、学科信息服务平台建设与应用 ································· 109
第四节　整合理念下的转化医学研究 ································· 110
　　一、转化医学的桥梁作用 ································· 111
　　二、转化医学模式及实践策略 ································· 114
第五节　整合理念下的学术期刊发展 ································· 119
　　一、多学科交叉领域的学术期刊发展 ································· 119
　　二、学术期刊与学科建设的协同发展 ································· 122

第五章　行政管理与整合 ································· 127

第一节　医院行政管理概述 ································· 127
　　一、行政管理的转变 ································· 128
　　二、行政管理中的整合 ································· 129
第二节　人事管理的整合 ································· 135
　　一、人力资源开发与选拔 ································· 136
　　二、人事管理的方法与艺术 ································· 137
　　三、人力绩效考核与评价 ································· 140
　　四、人事管理中的人文关怀 ································· 150
第三节　档案管理的整合 ································· 153
　　一、基于办公自动化的档案管理 ································· 153
　　二、基于精细化模式的病案管理 ································· 155
第四节　后勤管理的整合 ································· 158
　　一、医院后勤集约化管理 ································· 159
　　二、医用耗材供应链管理 ································· 163
第五节　宣传管理的整合 ································· 166
　　一、新媒体时代的宣传工作 ································· 167
　　二、智慧宣传管理平台建设 ································· 171

第一章　概　论

随着社会经济的发展与科学技术的进步，不同学科、不同资源之间的整合的重要性逐步提升。现代人工智能、大数据、互联网等技术的持续优化升级，使得资源整合的技术手段日益先进，更多具备整合能力的综合型人才层出不穷。在此背景下，新兴交叉学科、边缘学科及综合学科不断涌现，相关知识领域也呈现出整体化发展的态势，新的学科知识与理论也在不同组织中得到应用与发展。

整合理念摒弃了"非此即彼"的二元局限，展现了一种全新的思维模式。正如诗人华莱士·史蒂文斯所言，整合思维能让我们"不在选项之间，而在选项之中"做出选择[1]。本章将从医院和医院管理的概念及改革现状出发，阐述整合的理念与价值导向，介绍整合医学与整合管理领域的实践，进而提出整合医院管理的概念。通过引入整合理念，引导读者打破传统思维桎梏，以更加开放、包容、创新的心态面对医院管理中的挑战与机遇，推动医院管理领域持续发展。

第一节　医院与医院管理

我国医疗事业正处于飞速发展时期。我国国家卫健委发布的《2023年我国卫生健康事业发展统计公报》中的数据显示，截至2023年末，全国医疗卫生机构总数达1 070 785个。其中，医院38 355个。这一庞大的数字不仅体现了我国医疗卫生事业的蓬勃发展，也彰显了医院在保障人民健康中的不可或缺的地位。医院与医院管理，不仅仅是两个简单的概念，更是两个涉及资源配置、服务优化、质量控制等多个方面的复杂系统。本节将概述医院与医院管理的核心概念和功能定位，并阐述当前医院管理改革的部分现状。

一、医院与医院管理的概念

医院是运用医学理论知识和科学技术，配置有必要的医疗设备、医务人员及一定数量的病床，以疾病的精准诊断与有效治疗为主要任务，为患者或有需要人群提供相应医疗及保健服务的场所。在医院体系的运作下，医务人员相互配合，对就诊患者实施诊断与治疗、健康护理、疾病预防等工作，以达到保障人群健康的目的[2]。随着社会的发展，医疗服务体系经历着深刻的变革，医院的职能也在此过程中持续得到优化和重新定位。医院，尤其是公立医院，不仅是一个治疗疾病的场所，更是一个集医疗、教学、科研、预防和管理五位一体的综合性机构。城乡一体化的发展与国家区域医疗中心、国家医学中心的建设，分级诊疗体系的建立与发展，使得各级医疗机构在医疗服务体系中的定位及互补作用更加明确。同时，信息技术的迅猛发展促进了医院人力资源的合理配置、技术及检验检查数据的共享、医疗流程的便捷高效等等，医院功能的不断完善正逐步适应及满足人们日益增长的医疗健康服务的需求。

医院管理（hospital management）是按照医院工作的客观规律，运用管理理论和方法，对人、财、物、信息、时间等资源，进行计划、组织、协调、控制，充分发挥系统的整体运行功能，以取得最佳医疗效益及医疗效果的管理活动过程[3]。现代医院管理是以人为根本，以健康为导向，致力于构建和谐共享、倾心互助的系统化管理体系，其管理和诊疗的出发点和归宿点都是健康[4]。围绕这一目标，现代医院的设置、结构、运转、活动和管理都应该进行多方面的整合。

二、医院管理改革的现状

现阶段，我国医疗服务体系逐渐完善，公立医院的改革发展思路清晰。我国医院管理正稳步迈向高质量发展的新阶段：在发展模式方面，从聚焦医院的规模及数量扩增转变为医疗服务质量与效率的提升；在管理运行模式方面，由粗放管理转向精细化管理；在资源配置方面，从注重物质要素转向更加注重人才技术要素。

任何改革的落实与完善都是一个持续调整的过程，医院管理改革是一个需要不断探索和实践的过程。为切实推进医院的高质量发展，需要善于运用现代管理的理念、方法、工具及技术，将基于人的经验管理与基于制度、标准的循证管理相结合，进一步提升医院管理的精细化、信息化、规范化、科学化水平。整体来看，我国医院管理改革围绕以下几个方面开展。

（一）科学化管理

科学管理是实现我国医院新发展阶段的目标和宏图的关键。科学管理是相对于经验管理的一种管理模式，以科学量化、和谐合作、高效务实为特征，主要包括规范化管理、精细化管理、个性化管理三个标志性的管理层次。首先是规范化管理，医院规范化管理是指根据医院发展及管理需要，合理制定一系列的管理规章制度及标准化操作流程，对院内的各项工作进行相应的监督与评估，形成统一、完善、规范且相对稳定的管理体系[5]。其次是精细化管理，精细化管理是一种科学管理模式，是在常规管理的基础上，为匹配集约化和规模化生产，运用程序化、标准化、数据化的手段，进行目标细分、标准细分、任务细分、流程细分，实施精确计划、精确决策、精确控制、精确考核，使组织各单元能够更加精确、高效、协同和持续运行。医院精细化管理是建立在规范化医院管理的基础上，切实、有效地落实医院管理相关制度文件，将常规医院管理引向更深层次，使得精细化管理体系可以融入医院的各个环节[5]。当前形势下，随着全国公立医院医疗、教学、科研、预防、康养等日常业务活动的拓展和活跃，人、财、物、技术等资源的配置活动愈加复杂，资产管理、成本管理、收支核算管理、资金预算管理、绩效管理等经济活动的日常管理也日益庞杂。补齐医院内部运营管理短板，需要通过更精细化的管理来提高效率、放大效益，逐步迈向更加科学与现代化的公立医院运营管理之路。最后是个性化管理，医院个性化管理是规范化管理和精细化管理的延伸与深入，医院应不断追求差异化、个性化的管理模式。随着经济社会的发展，人们对医疗服务的需求越来越注重和尊重自我与个性化选择，个性化正顺应客观规律成为现代医院管理的发展趋势[5]。为了更好地满足患者的个性化需求，越来越多的医院通过引入企业管理学中的客户管理理论，采取"以患者为中心"的个性化客户服务管理体系，开展一系列提升患者服务质量的创新实践。

（二）组织协作整合

为适应不断变化的医疗市场竞争环境和群众的医疗卫生服务需求，医院管理正在向更加综合、协同、高效的方向发展，医疗、教学、科研等更加注重跨学科、跨部门的整合与协作。医院管理的组织优化与整合不仅要求医院内部各部门打破壁垒，实现信息共享与资源互通，更强调与外部机构的战略合作，以共享资源、互补优势，共同提升医疗服务水平。通过整合式管理，能够进一步推动医院智慧管理、学科间诊疗合作、流程重组与优化，以及平台共享等多个方面的深度融合和协调发展，以提升医院的整体运营效率和服务质量，进一步优化医疗服务模式，从而提升患者的就医体验。

医院职能管理部门也进行大部制改革，通过转变职能和理顺职责关系将职能相近、业务相似的机构合并，目的在于解决机构重叠、职能不清、权责脱节与政出多门等问题。公立医院职能机构大部制改革是医药卫生体制改革的需要，是医院行政体制改革的需要，是现代医院经营管理的需要，是医院业务流程再造的需要[5]。医院通过大部制改革可以更好地整合医院医疗、教学、科研等业务系统和人、财、物等资源系统，建立医院运营决策支持系统，推动医院运营管理的科学化、规范化、精细化[6]。

（三）信息化管理

国务院办公厅印发的《关于推动公立医院高质量发展的意见》指出，要推动新一代信息技术与医疗服务深度融合，大力发展远程医疗和互联网诊疗，建设智慧医院。医保支付方式向疾病诊断相关分组（Diagnosis Related Groups，DRG）和按病种分值付费（Big Data Diagnosis-Intervention Packet，DIP）改革，使得医院需要推动医疗服务大数据评价，客观、真实、逻辑准确的医疗服务大数据已然成为实现高质量发展的重要基石。在现代信息化技术的发展趋势下，我国医院管理由传统模式向信息化、数字化、智能化转变，医院管理人才从单一的临床专业向管理专业转变，有助于提升医院管理的专业化水平。

将信息化全面融入公立医院高质量发展，强化信息化支撑作用，是公立医院高质量发展的重点任务和建设目标之一。《关于推动公立医院高质量发展的意见》还提出，在强化信息化支撑作用方面，提出推动云计算、大数据、物联网、区块链、第五代移动通信（5G）等新一代信息技术与医疗服务深度融合；推进电子病历、智慧服务、智慧管理三位一体的智慧医院建设和医院信息标准建设；大力发展远程医疗和互联网诊疗；推动手术机器人等智能医疗设备和智能辅助诊疗系统的研发与应用；建立药品追溯制度，探索公立医院处方信息与药品零售消费信息互联互通。公立医院高质量发展的信息化赋能，就是将信息化像种子一样，播撒在公立医院改革与高质量发展的方方面面，深度融入公立医院改革与高质量发展的全过程、全链条、全环节，使其生根发芽、开花结果[7]。

（四）医院集团化

医院集团化指的是多个独立运营的医疗机构，通过特定的组织形式和管理机制联合起来，构建一个具备统一战略规划、资源共享及协同效应的医疗服务体系。这种方式有助于平衡医院的短期利益与长期发展目标，发挥品牌效应和规模优势，降低医疗服务成本，增强综合竞争力等，是我国医院管理改革为提升服务质量和效率、适应行业发展而积极探索的重要方向之一[5]。随着国家医改政策的持续推进，我国公立医院已逐渐形成"一院多区、一体多翼"的办医格局[8]，紧密型城市医疗集团和县域医共体等模式不断发展，按照网格化布局，探索一体化管理，推动从以治病为中心转向以健康为中心。在这种集团化发展的背景下，医院管理要积极深化改革，建立健全集团化管理体系，实行人事、财务、物资、信息化和医疗业务同质化管理，以患者需求为导向，科学定位和布局，进一步整合各院区、各级机构现有学科和亚专科资源，优化学科布局和人力资源配置，集中打造优势技术，提高运营效率，实现医院集团化高质量发展[9]。

医院管理学作为一门跨学科的综合学科，深度融合了医学、管理学、社会学及经济学等多领域的知识，致力于运用现代管理理论和方法，深入研究和揭示医院管理活动的本质及其内在规律。现代化医院管理不仅关注医院的日常运营与效能提升，更强调将医学知识技术与管理科学有机整合，共同作用于疾病的精准诊疗与健康促进。

第二节 整合医学与整合管理

现代医学的分化发展，形成了"器官医学""技术主导"的思维以及医学相关学科割裂分离的局面。医学的整合，就是要改变这一局面，从而促进医学及相关学科之间的分工、职能、教育、管理等诸多要素的有机结合，建立跨学科的资源共享机制，以实现各学科间的共生共荣。医学整合的思想与我国医药体制改革实现医疗保健社会公平的思路是相符合的。我国工程院院士樊代明教授在国际上率先提出整合医学理论并付诸实践，得到了较为广泛的支持。不仅仅是医学专业的细分导致了医学需要整合的问题，贯彻"以病人为中心"的服务理念，也需要对各种医疗资源进行统一筹划和再分配管理[10,11]。

管理的整合，旨在避免管理理论、管理技术和管理实践之间各自形成封闭独立的"孤岛"，通过构建一个科学且完整的宏观体系或架构，促进不同组织间的有效融合与衔接，使人们更加综合和系统地审视与把握管理活动，从而在各个维度上提升管理质量，最终推动整体管理水平的提高。

整合医学和整合管理两者在医院管理实际工作中是相辅相成的。整合医学侧重于医学知识和技术的整合，而整合管理则更侧重于组织内部资源和流程的整合。整合医学的理念可以为整合管理提供指导，而整合管理的实践则可以为整合医学的应用提供有力的支持。

一、整合的内涵与应用

所谓整合是指将两个或两个以上的要素通过相同点或相异点的有效组合与重组，直至实现融合与共生，使现有资源达到最优配置状态[12]。这些资源可以是人脉、资金、客户、智慧、技术和设备等。通过整合手段来优化资源配置，能够促进组织业务的发展，实现长期目标。其智慧在于通过整合手段充分运用各要素的资源并推动发展，实现长远目标。整合作为一个多维度的概念，其价值在不同行业与领域中均有所体现。这种价值的体现并非单一，而是根据行业的特性和需求，呈现出不同的价值导向。

在强化国家战略科技力量方面，党的二十大报告提出，聚焦中国式现代化重大场景需求，以高能级创新联合体为抓手打造新型举国体制新载体，推进国家战略科技力量整合式创新，大幅提升科技攻关体系化能力，全面增强国家创新体系整体效能。整合型服务通过将健康促进、疾病预防与诊疗、护理、康复以及临终关怀等覆盖全生命周期的医疗卫生服务及其管理进行整合，联合各级各类医疗卫生机构提供全方位服务，从而推进卫生服务体系建设。

在这个大整合时代，世界经济和各国经济的大变革、大调整、大重组和大整合的特点更为明显和突出。在全球范围内整合资本、整合市场、整合资源、整合科技、整合人才等等一切要素，为实现全球化发展的最大目标服务[13]。企业整合营销传播即在变化的市场环境中，基于对目标市场受众与利益相关者的分析，进行沟通信息的设计，运用多样化的信息传播方式，整合丰富的信息传播接触点，同时对传播效果进行评估监控以不断循环改进，从而实现低成本、高效率地支持营销战略目标达成的战略规划与策略实施[14]。

新时代既是释放个性追求自我价值的时代，又是相互融合、共享共赢的时代。由于互联网技术和数字化工具的广泛应用，中国乃至全球范围内正见证着自由职业者群体的蓬勃发展，他们以更灵活的方式参与到经济社会中，如个人开设线上商品橱窗、直播带货、医生多点执业、自由撰稿人等，每个人都是一个独立的经济体，相互间按照规则合作，并通过协作形成共同发展系统，用自身实力和才华智慧赢得人脉资源，整合社会资源，获得事业成功[1]。

由此可见，整合在社会层面各行各业中具有深远的意义和巨大的价值。在自然科学领域，专业、学科的细分和整合是相辅相成的，在医学科学这一高度复杂、动态变化的领域更是如此。医学学科内容覆盖面广，除了自然科学作为支撑外，还结合社会科学和人文科学的知识。整合医学将现代医学的知识技术体系进行凝练和升华，加以科学的管理手段，依据患者的具体情况，灵活地选择最合适的结合点，从而构建出一张最适宜患者的个性化诊疗网络[15]，这种网络的构建需要科学的管理手段来促成。

二、整合医学的研究与理论

整合医学的全称是整体整合医学（holistic integrative medicine，HIM），是指从人的整体出发，将医学各个领域、临床各个专科最前沿先进的理论体系和实践经验整合，并充分考虑人所处的社会、环境、心理状况，得出更符合且更适合健康促进、疾病诊疗的新型医学体系。具体而言，整合医学是将人视为一个整体，同时将人与自然、社会等结合视为一个整体，强调医学研究的数据与证据得出的事实，临床实践共识得出的经验，临床探索发现的技术和艺术汇总成医术，并反复实践[16]。

（一）医学中的整合

随着自然科学与社会科学的进步，人类对健康、疾病的认知趋于全面，促使医学科学向分化与整合两个方向发展。人们对疾病的相关的研究从器官、组织、细胞层面深化到分子层面，疾病发生发展的本质原理逐步被揭示，以期为患者诊疗方案的制定提供更科学的依据。而在整合医学思路下，医疗工作者还需要在诊疗过程中充分考虑自然、社会、心理、伦理因素，整合各个学科的前沿知识体系和技术，为患者提供系统、整体、全面的卫生健康服务。

1. 医学与哲学

用哲学的视角来看待当代医学，就是从整体、相互关系及发展变化的角度出发审视医学；在观察、理解和评判医学问题时，必须考虑到时间、地点和条件的变化；要从医学实践主体与医学作用客体之间的相互关系来理解医学。

在临床诊治中，医生的判断不能脱离逻辑，也不能脱离事实。然而在临床上，会出现逻辑判断与事实判断不一致的情形。如《国家基层高血压防治管理指南（2020版）》中定义患者诊室血压测量值达到140/100mmHg则可诊断为高血压。但通过询问病史和体格检查却没有发现支持高血压诊断的其他依据，是否给予疾病诊断和药物治疗会令医生和患者有所犹豫。在哲学视角下，逻辑是大量事实基础上总结出的规律，本质上应与事实一致。若存在不一致的情况，应该进行具体分析。一是事实不准确，需重新体格检查；二是逻辑有问题，需要调整，即进一步搜集证据，待有充分根据后修改标准、完善逻辑。此外，人体所患疾病从生理性转变为病理性，往往经历从量变到质变的过程，会有时间和量的积累。如肿瘤的发生发展是具有潜伏期的，应该实时监测病情变化，及时干预。但有的疾病潜伏期短，较难通过时间变化观察其发生发展，如白血病。从哲学视角来看，时间是认识事物本质过程中不可忽略的重要条件，要充分考虑时间变化对于事物变化的影响。从事医学工作的人应该具有哲学思维。哲学思维赋予了医学工作者动态、全面、综合看待疾病的角度，让医生在诊断疾病过程中不仅能看到变化，还能找到依据，并能总结出规律，从而了解疾病的本质[15]。

2. 医学与人文

医学人文是指借助人文、社会学科和艺术的理论、观点和方法，跨专业考察疾病与个体、群体与社会的互动关系，解决医学实践中的人文社会困境，并推动医学人文科学理论的发展，是考察医学实践中人文社会现象和规律的交叉学科群[17]。

特鲁多医生这样强调医学的人文属性——"有时去治愈，常常去帮助，总是去安慰"。即真正能治愈的疾病只占一部分，医生更多的是施之以帮助，施之以抚慰。比如，对慢性疾病患者，可以用药物缓解症状、维持机体生理功能、提高生活质量；对晚期肿瘤患者，则要注重减轻疾病痛苦，提供更多精神和心理关怀[18]。当今社会的经济、文化、卫生体制在不断变化，医疗环境和医患关系同样面临着新情况、新问题。特别是在全球突发公共卫生事件的严峻挑战面前，医学的人文属性需要进行新的思考和启发。现代科学技术的不断发展，为医学在时间上、效率上和准确性上提供了更多技术支持，但对于医疗服务工作者的要求不断提高。无论是疾病诊断的准确性还是自身专业知识和技术技能的持续更新，医护人员都应注重自然科学、社会科学和人文科学相结合的原则。将医学与人文科学整合，不仅符合弘扬优秀医德的要求，也是回归医学核心价值的体现，对于建立和谐的医患关系具有重要意义。

3. 医学与伦理

医学伦理学是伦理学的一个分支，是医学与伦理学的边缘交叉学科，是运用一般伦理学原理解决医疗实践和医学科学发展中人与人之间、医学与社会之间的关系问题而形成的一门科学[19]。医学面对的对象是复杂的，一方面面对的是人的身体，另一方面，也是更重要的是患有疾病的人。伦理是指人与人之间的关系，其中包含着"物"和"人"两个方面。在医院的诊疗服务工作实质是建立在人与人的关系这个层面上，不应局限于对疾病的理解。具体地说，就是要从医学的层面（即人与物的关系）升华到一种真善美的境界（即人与人之间的关系）。在诊疗服务过程中要考虑到与人有关的因素，包括患者的家属、心理健康状况等等。医务工作者要摆脱医学伦理的困境，关注德性伦理，提升医德品质，从单一的伦理思维走向与心理、哲理、法理的整合。

4. 医学与工程学

在生命科学飞速发展的同时，工程学（包括电子技术、计算机技术、信息技术、材料科学）也在不断发展。近年来，生物技术的兴起极大地促进了生物医学的进步。理工学科与生命科学的交叉融合催生了生物医学工程学。

生物医学工程是综合运用现代自然科学和工程技术的原理和方法，从工程学角度揭示和论证生命运动规律，加深对生命系统特别是人体结构、功能等生命现象的认识，提供疾病预防、疾病治疗、人体功能辅助与保健的新型人工材料、制品、装置和系统，提高医学水平，保护人体健康的新兴交叉学科。目前医学上新兴的技术，如内镜、荧光手术导航、介入治疗等都是在生物学科、工程学科和医学学科等多学科融合下完成的技术应用[20]。生物医学工程学的发展，必将为医学的发展增添巨大的创造力和动力，而与其他学科的融合，则是其中一个更为显著的发展趋势。未来医学对于操作的精准与微创需求不断提高，生物医学工程的应用范围也将不断扩大。生物医学工程学的发展必将给医学的发展增添巨大的创造力和推动力。

5. 医学与计算科学

随着计算机技术的迅猛发展，特别是在大数据时代的背景下，医学服务工作者能够获取更全面的辅助疾病的诊断和治疗的信息。作为一门新兴学科，计算医学的核心是通过应用数学、计算科学来理解人类疾病的机制，为医学服务提供新洞见，提升疾病诊疗水平。2021年8月，浙江数字医疗卫生技术研究院、浙江树人大学和动脉网联合发布了《计算医学：数智时代的医学发展新范式》白皮书。该白皮书认为，计算医学正在加速改变整个医学领域。通过计算机和应用软件为工具对医学领域的问题进行定量分析，构建数学模型，以更真实的方式认识生命机理及疾病机理，从而达到"个体化"诊疗及健康维护等目的，如疾病预测、诊疗方案设计、疗效评定、新药研发与评价等。

如精准医学大数据中心将医学相关数据整合到精准医学的研究体系当中，将在实现精准医疗、科研转化和临床应用中发挥重要作用。在一些疾病治疗上，患者在治疗过程中的适宜环境可以根据病理变化演算出来。比如，有手术伤口或烧伤的患者会发生液体丢失，在计算补给量及补给频率时，可以根据伤口分泌物形成速度、创口清理周期、身体功能缺失等信息进行测算。在化学制药方面，为了尽可能减少药物对身体产生的副作用，可以通过计算药物成分与身体各部位的反应程度和身体代谢速度的方式实现更安全的临床试验。可见，医学与计算科学的整合在生命健康领域发挥着越来越重要的作用。

（二）整合医学的研究

全面系统地把握国际整合医学发展现状和趋势，对于推动我国现代医学的发展具有重要意义。纵观国内外整合医学发展的历程，医学整合实践主要体现在三个方面：医疗部门的协作、医学知识体系的重组和医学课程框架的重构[21]。

1. 国外相关研究

17世纪，西方哲学思想"整体论"促进了整合医学的发展。1975年，"替代医学"（alternative medicine）首次作为关键词出现在 *Family Systems Medicine* 杂志上；20世纪80年代后期，《柳叶刀》（*The Lancet*）发表了一篇题为"英国的补充医学"的文章，在医学界带来重要影响，推进了补充医学和替代医学发展进程。随后，美国补充替代医学国家中心（National Center for Complementary and Alternative Medicine，NCCAM）正式成立，其宗旨在于将传统医学的精髓整合，以突破医学界的关键科学问题，为各种慢性病提出更有效的解决方案。1996年，美国整合医学委员会（American Integrative and Holistic Medical Committee，AIHMC）正式成立，也标志着整合医学发展进入快车道[22]。

随着相关组织的建立，整合医学的概念也被重新定义。美国学术健康中心整合医学联合会（Consortium of Academic Health Centers for Integrative Medicine）对整合医学的定义：一门注重证据与医学实践的医学学科，不仅强调医学本身，更考虑到医患关系、心灵与精神对身体的影响，并采取合适的治疗方式、人员和学科保障人的健康状态以及患者的治疗效果[23, 24]。国外研究认为整合医学是一种护理系统，它将健康或疾病视为个体在其环境背景下的一种整体属性，强调人体是一个完整且不可分割的动态系统。整合医学是一个复杂的、动态的、由传统系统和辅助医学系统组成的高阶系统。因此，医疗保健和治疗效果的研究需要关注的范围远不止临床实验室的检测结果或特定器官的病变，还应涵盖更广泛的生命质量与健康影响因素。

目前，整合医学的理念被肿瘤科、眼科、心内科、消化科等专科普遍接受与应用。国内多家三级甲等医院为了提升疑难重症患者的诊治效率，推进二级学科间整合的工作，开展多学科诊疗（multi-disciplinary team，MDT）。以心内科为例，2010年，欧洲心脏病学会与欧洲心胸外科协会（ESC/EACTS）联合发布《心肌血运重建指南》。在该指南的指导下，医生在对高危患者或无症状患者进行诊疗时，提倡采用多学科诊疗模式，由心内科、心外科、影像科及麻醉科等共同评估并制定患者的治疗方案。而这些临床专科的集合也被称为"心脏团队"（heart team）。"心脏团队"的提出彻底改变了传统的"心内科主导，其他专科辅助"的诊疗模式，由各个专科各司其职，共同合作，实现专科内最优化的合作，共同为患者保驾护航[25]。

自2018年以来，综合肿瘤学、新型冠状病毒感染（COVID-19）研究、新医科等领域成为国内外整合医学研究的持续热点。总体来看，国外学者更加关注"HIM+临床/疾病诊疗"领域的研究[21]。

2. 国内相关研究

相较国外在整合医学方面开展的研究，我国开展较晚。2000年，王永炎院士针对中西医学之间的兼容、互补、渗透和融合的情况，提出了整合医学的理念。他认为医学是研究"人"的科学，现代医学在一定程度上缺乏人文关怀。他主张通过整体论与还原论、系统研究与描述性研究，以及生物科学与人文哲学整合，来组建多学科团队，强调对整合医学研究与实践的关注。

2009年，《医学与哲学》杂志名誉主编杜治政教授提出了整合医学的初步含义：根据医学发展进程中出现的种种整体化趋势，对医学各方面的知识、学科、资源，按照发挥最佳效益的要求，重新进行组合与协调[26]。同年11月，《医学与哲学》杂志连同中华医学会、中国医院协会等六大学会举办了首届"医学发展高峰论坛——医学整合"会议。会议提出，医学整合包括临床学科的整合、临床医学与基础医学的整合、临床医学与公共卫生及预防医学的整合，以及医学与人文的整合[27]。

2012年，中国工程院院士樊代明教授基于专科细化、专业细化、医学知识碎片化对医学发展造成了"双刃剑"的影响，进一步明确了整合医学的定义：整合医学就是将医学各领域最先进的知识理论和临床各专科最有效的实践经验分别加以有机整合，并根据社会、环境、心理的现实进行修正、调整，使之成为更加符合、更加适合人体健康和疾病治疗的新的医学体系[16]。以樊代明院士为首，联合医学相关领域的院士团队及专家学者成立了整合医学的学术组织。该组织于2016～2019年连续举办了四届中国整合医学大会，为相关理念及实践经验交流提供了交流平台。相关领域的专家学者通过授课、学术研讨等多种形式交流整合医学的相关经验，并通过分享、研讨等形式激发更多关于整合医学的新的想法、看法和做法，促进了整合医学体系的发展和进步。

此外，国内许多学术平台也关注整合医学的发展。例如，《医学争鸣》杂志开设"整合医学"专栏，发表和推广整合医学的研究成果。樊代明院士及其团队在传播整合医学相关理论及实践经验方面开展了大量工作，还牵头撰写了整合医学系列图书。其中代表性著作《整合医学——理论与实践》已经更新至第19册。近年来，整合医学相关研究机构纷纷成立，临床诊疗模式与病房的组建、教育教学课程的开设等不断兴起。整合医学的研究从科研、临床实践到教育逐步过渡和起速。如今，整合医学的研究内容不仅仅局限于医学本身，更有学者从哲学及人文等方面探讨整合医学的价值，探求临床医学与预防医学、医学服务、医学管理之间的整合[28, 29]。

迄今，国内外学者围绕 HIM 理念、HIM 实践、中西医整合体系、慢性病（包括癌症）分级诊疗与整合诊疗等方面进行了持续性的深入研究。国外学者对 HIM 的研究更侧重于"HIM+ 临床/疾病诊疗"领域，尤为关注慢性病中西医综合疗法及针灸疗法、慢性病照护与管理、健康维护及肿瘤防治等方向。国内仍需要通过深化整合式疾病诊疗或教学实践、加强机构合作等，促进 HIM 研究的高质量发展[21]。

（三）整合医学的理论

整体观（holistic）、整合观（integrative）和医学观（medicine）构成整合医学理论体系，三者紧密联系，缺一不可（图 1-1）。

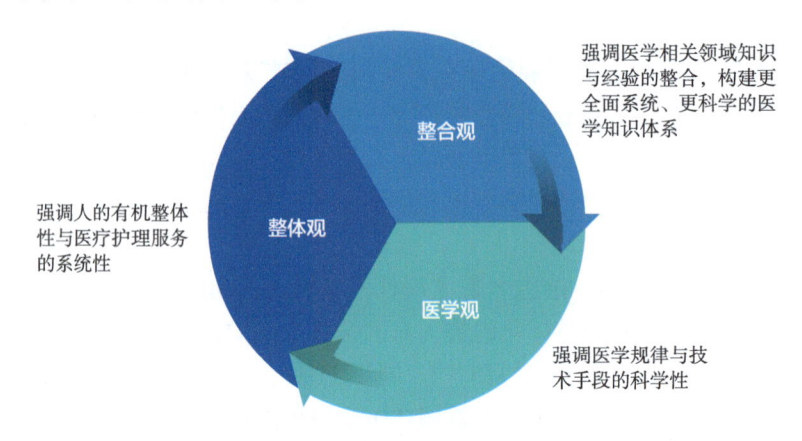

图 1-1　整合医学理论体系

1. 整体观

整体观的核心是将人视为一个整体，强调人体的统一性和完整性，人体的各个部分在结构上不可分割，功能上相互协调、相互为用，病理上相互影响。整体观是中医学理论体系的指导思想，也是西方医学所推崇的医学观点之一。正如西方"医学之父"希波克拉底所言："医生了解一个患者比了解他（她）患什么病更重要。"因为人既是生物的人，也是社会的人，只有兼顾整体进行思考才能对人的状态进行准确而全面的研判。在整体观的指导下，现代医疗管理衍生出了整体医疗和整体护理的新理念，并付诸实践活动，二者强调医疗及护理服务应具有系统性与连续性。以慢性肾脏病（chronic kidney disease，CKD）为例，患者一般都要经历 CKD 的 1～5 期，如诊治 CKD 患者过程中，肾内科、肾移植科、血液净化中心及中心实验室相互配合，形成一个集临床、教学及科研为一体的肾脏病整体医疗团队，使各期 CKD 患者都能够在一个整体医疗体系内接受治疗，这不仅有利于医护和患者对疾病有整体的了解，更有利于开展整体护理工作，做好健康宣教工作，使患者在心理上更容易接受客观现实，从而更积极地配合治疗。

2. 整合观

整合并不否定还原论和专业化。医学专科细分化发展为整合医学的发展奠定了前提和基础，使得人们对于人体健康与疾病发生发展过程的认识具体化、细致化、实证化[30]。

医学发展中的整合与分化是相互转换、相辅相成的，专科发展目标是提升医学对生命和疾病的完整认识，专科分化的最终归宿就是整体的综合[27]。从整合视角来看，医学领域需要整合的内容、范围、要素更加广泛，更具深意，既要整合现存与生命相关各领域最先进的医学发现，也要整合现存与医疗相关各专科最有效的临床经验；将自然科学的单元思维与人文社会科学的多元思维在问题分析与解决中相互碰撞、融合，实现单元思维向多元思维的提升；将医技检验、临床实践、药理和护理工作等并重发展，力求每一个环节都能得到充分的重视，从而构建一个更加系统、全面、科学，更加符合自然规律，贴合人体健康维护和疾病预防、诊疗需求的新的医学知识体系[31]。

3. 医学观

医学是科学，但还包含科学范畴之外其他更重要的东西。患病的人是个体差异显著且受多种不定因素制约的复杂性整体。人所患的疾病本身也是复杂的，同样的疾病，发生在不同人的身上，或在不同的就诊时机，可能会表现出不同的症状；同样的症状、体征，由于的医生认识和识别能力不同，也可能得出不同的结论。除此之外，疾病的具体表现也是随着社会变化而变化，诊治手段也会随着疾病的特点所变化，传统的疾病特点已被熟知、了解，又可能会以新的表现特点出现在临床中。因此，医学的研究是不断发展、更新的，医生的实践也是无止境的，医生的学习、教育也是不断发展的。正如樊代明院士的见解：我们可以用科学的理论帮扶医学，但不能用之束缚医学；可以用科学的方法研究医学，但不能用之误解医学；可以用科学的数据（或技术）助诊疾病，但不能用之取代医生；可以用科学的共识形成指南，但不能用之以偏概全。整合医学正是要避免陷入科学主义的怪圈，号召回归以人为本的医学本质属性[16]。

三、整合管理的理论与原则

管理的整合在于巧妙地运用并整合各方的资源与信息，以实现决策、流程与目标的协同。鉴于各方追求的目标可能迥异甚至相互冲突，组织必须借助整合的方法，提出一个各方均能接受的综合方案。这样不仅能确保各方依据此方案协同行动，更能实现多方共赢的理想结果，进而促进整体的和谐与发展。

（一）整合管理理论

整合管理（integrated management）常见于企业管理中。根据管理理论，如果至少有两个要素相互合作，那么它们合作的结果要大于它们单独工作的结果之和。而整合管理，就是要辩证地看待整体优势和个体差异，通过两个或两个以上要素的相同或不同点的组合、融合、创新等，使得现有的资源配置达到最佳，即通过动态的综合使其系统更加完整与和谐，努力解决自我控制性、自我适应性、自我调节性的问题。将其套用到各组织的标准化管理中，都可以作为组织发展的参考。

在组织实现预期目标的过程中，需要系统地考虑影响管理效果的各个要素，从组织内部的人员配置、目标设定、活动规划到资源分配，再到外部的市场动态、政策环境、经济形势和技术发展等，要对这些要素进行整体设计、系统计划及控制，以确保预期目标的实现，这就是整合管理的实践。

最早提出整合管理思想的人是法约尔，但他过分强调过程，而缺乏对构成管理过程各要素的质的论述。玛丽·帕克·福列特对多学科领域的知识进行了糅合，形成了其所独有的，且带有哲学视野的管理理念。福列特的管理思想大致分为论组织、论领导、论心理、论个体和论未来五个部分。她的管理哲学思想具有超前性，是建立在政治学、哲学、心理学、社会学等学科基础上的，因此，福列特完整的思想体系略显庞杂，但对于组织管理的整合有其独特的理解与总结。

唯物辩证法认为"矛盾是事物发展的动力，普遍联系和相互作用构成了事物的运动、引起了事物的变化、促进了事物的发展"。在组织管理活动中，矛盾可能表现为危机、冲突等，为整体的发展和进步奠定了基础。在如何处理冲突方面，福列特讨论了三种主要方法：控制、妥协及整合。最终结论是：控制可通过强制手段获取短暂胜利，方法最为简单但效果短暂；妥协是处理冲突问题的主要方法，但双方均需做出一定程度的让步与牺牲，并不能从根本上解决问题，只是延迟了正面矛盾的发生；而整合则会尊重双方利益，不会忽视问题，找出矛盾所在，采取一定的方法，创造出新的价值，以有效化解双方冲突，使其转变为建设性冲突。整合尊重了双方利益需求，并实现了需求的融合与统一，是一种有效处理冲突的方式。这种对冲突的处理，实现双方利益的整合的方式，也正是福列特"建设性冲突"这一观点的核心部分。

整合管理虽然表现形式不同，但从各种观点来看，都重视"合作的达成"和"整合的过程"，这是双方或多方摸索重构、融合的一个过程。

（二）整合管理体系

整合管理体系（integrated management system）又被称为综合管理体系或一体化管理体系，是指将两种或多种管理体系并存，并将体系中的共同要素结合起来，在一个统一的管理框架下运行的模式。整合管理强调决策力、执行力和控制力的整合，这三者虽然相对独立，但又相互关联，共同构成一个完整的管理体系（图1-2）。

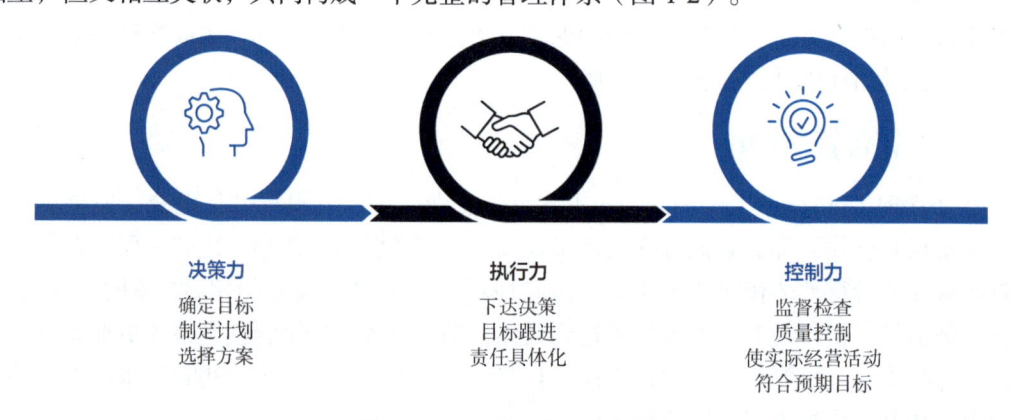

决策力
确定目标
制定计划
选择方案

执行力
下达决策
目标跟进
责任具体化

控制力
监督检查
质量控制
使实际经营活动
符合预期目标

图1-2 管理的核心能力体系

决策力：管理者做出正确决策的能力；执行力：对管理者所下达决策的执行能力；控制力：管理者根据既定的目标对实际经营活动进行监督检查和分析，以发现问题、解决问题，使实际经营活动符合预期目标的能力

1. 管理的决策力

决策力是指管理者做出正确决策的能力，在调查、预测和掌握信息的基础上，通过事先确定一个目标，对应拟定计划方案，并最终选择最满意的方案，这一过程就是决策[32]。美国管理学家西蒙认为，管理就是决策，管理过程就等同于决策过程，决策贯穿于管理活动的全程，包括各高层、中层、基层等管理工作之中。因此，决策问题至关重要，将会直接影响到组织的发展方向，特别是战略性决策，无论是基层医院还是大型综合医院，决策问题都需要经历一系列的研判、分析与讨论，经医院上下决议，共同做出科学的决策。

正确发挥管理的决策力必须注重决策、外部环境、内部条件三者之间的动态平衡，强调每次战略决策时都要进行 SWOT 分析，在抓住外部环境中机遇的同时，充分发挥自身的优势，并根据利弊做出正确的选择（表 1-1）。此外，还需要强调决策、营利和伦理道德间的和谐共生。也就是说，决策在带来收益的同时，其利益也要建立在满足大众需求、推动社会发展的基础上。

表 1-1 组织决策 SWOT 分析框架

外部因素 \ 内部因素	优势（S） 管理、人才、设备、信息发展等方面的优势	劣势（W） 管理、人才、设备、信息发展等方面的劣势
机会（O） 政策、经济、新技术、疾病谱等有利于组织发展的方面	SO 战略 发挥优势，利用机会	WO 战略 利用机会，克服劣势
威胁（T） 政策、经济、新技术、疾病谱等不利于组织发展的方面	ST 战略 利用优势，回避威胁	WT 战略 减少劣势，回避威胁

2. 管理的执行力

执行力是指对管理者下达决策的执行能力，这是对目标和方法进行严密的讨论、质疑及持续跟进，以及实现目标之前的责任具体化、系统化的过程。决策和执行两个环节，环环相扣，缺一不可。但在实际管理工作中，如何将工作付诸实践，对所有管理者来说都是一个不小的挑战。高层领导和主管不能直接影响员工的日常行为，只能通过中层及基层管理人员来施加影响。在当下的知识、经济、体验的环境中，组织结构越来越扁平化，资源逐步向基层配置。从高层到中层，再到执行层，员工之间的执行力，以及如何协作配合是扩大组织竞争力的重要因素。因此，组织关注的焦点应更多转向基层管理人员和一线管理人员。

3. 管理的控制力

控制力是指管理者在既定的目标的基础上对实际经营活动进行日常的监督、检查及结果分析，在这个过程中发现并解决问题，使得实际经营活动可符合预定目标的能力。通常情况下，包括规章制度和思想文化两方面的控制。制度是确保文化统一的关键。为了实现组织的正确决策，需要组织成员的执行力，而为了执行决策，需要管理的控制力来确保决策的顺利执行。管理的控制力方面需要做到以规章制度为准绳，避免人情化、关系化等因素影响，坚持制度面前人人平等，选人用人上秉持公平公正原则。切实落实"制度管人，流程管事"的方针策略，必须要做到"对上刚正不阿，对下不护短、抓短板"。

医院作为一个复杂而精密的组织系统，其高效运作离不开一套完善的管理制度。这些管理制度不仅涵盖了医院的日常运营，还涉及医疗、学科、教学和科研等多个方面（图1-3）。这些管理制度共同构成了医院决策执行和实施的坚实基础，为医院的可持续发展提供了有力保障。

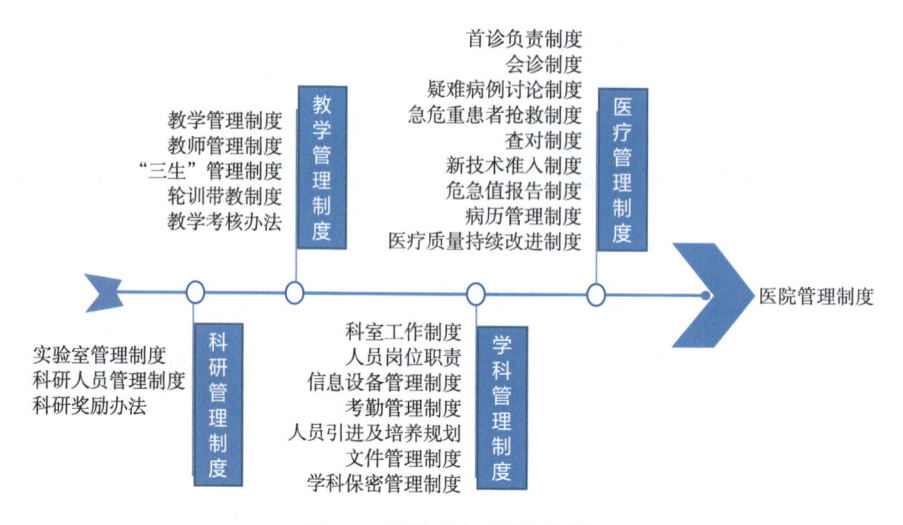

图 1-3 医院的各项管理制度

医疗管理制度确保服务安全、有效、高质量；学科管理制度促进学科健康发展，优化结构、加强合作；教学管理制度规范教学活动，确保培养具备扎实基础和高度责任感的医学人才；科研管理制度促进科研活动，鼓励创新

（三）整合管理原则

管理工作的有效整合，要遵循如下五个基本原则。

1. 一致性原则

在管理整合过程中，每个管理对象之间，以及其内部的各要素之间虽然存在内容和性质上的区别，但均需遵循一致性原则进行整合。管理的目的性决定一致性。管理的根本目的是通过有效的管理实现创造盈余的组织目标[33]。如果管理的所有方面都固守在自己的阵地上，管理活动就无法顺利衔接，管理的各个部分就会分散，组织内的管理就会变得松散。

2. 系统性原则

系统性原则强调组织和管理是一个相互关联、内在统一的有机系统。在整合管理中，必须进行全局性的系统思考，而非孤立地看待各个部分。以管理结构为例，如果仅从管理理论、技术和实践的单一维度出发，往往会对综合经营的质量和深度产生影响。以美国为代表的欧美发达国家企业的管理竞争优势，在于整合多个维度的管理。例如，企业重新调整自己的战略时，需要对组织结构、业务机构、人力资源结构、业绩管理体系、销售渠道管理体系等多方面进行调整，使管理系统和业务系统适应新战略。

3. 依据性原则

依据性原则强调整合管理要有坚实的理论依据和实践依据作为支撑。在整合管理中既要遵循科学、技术和艺术的基本规律，又要结合实际情况进行灵活变通，确保整合管理的有效性和适用性。例如，以管理理论研究为主的商学院和注重管理实践的公司，由于侧重点不同，其管理整合的思维方式和方法自然也会存在显著的差异。因此，在整合管理的过程中，组织不能盲目照搬其他成功的经验，而应当充分考虑自身的特点和需求，量身打造适合自己的整合管理方案。

4. 创新性原则

整合管理的核心在于推动管理改革与创新。因此，在整合过程中，组织必须坚守不断创新的原则。若整合未能实现管理、业务、组织层面的创新与突破，那么整合管理便难以取得成功，甚至可视为失败。经历这种失败的，大部分都是缺乏创新的整合，导致资源和成本的浪费、组织的收益减少。简而言之，无法为管理结构和运营结构带来实质性变化的整合是无法顺利推进的。

5. 过程性原则

整合管理是一系列动态的过程，只要组织存在，管理活动就持续存在。整合管理的过程性还体现在计划、组织、实施及反馈控制的过程，想通过一次整合就达成所有目标是不现实的。

医院管理本身具有多元性和复杂性，单纯从管理学的角度往往难以解决医院运营中遇到的各种问题。因此，整合管理成为实现管理质变的发展趋势和必要途径。

第三节　整合医院管理概述

一、整合医院管理的概念

整合医院管理是指将医院视为一个整体系统，运用管理的原理和方法，结合医学的理念和思路，对医院内部和外部的资源、信息、流程、决策和目标进行全面、系统、协同的管理。整合医院管理是一种全新的医院管理模式，它以整合医学和整合管理为主要指导，以患者为中心，以整体优化为目标，通过全面、系统、协同的管理，实现医院资源的优化配置和高效利用，提升医院的整体运行效率和综合效益，为患者提供更优质的医疗卫生服务。

二、整合医院管理的基本逻辑

医院管理中的整合至少包括两个方面：一个是"整"，一个是"合"。"整"是从整体的角度,从全局和战略高度出发,既对现有资源进行整理组合后再加工产生新的资源,又能主动开辟新途径以探索、利用新的资源,这是一个主动与连续的过程。"合"是发挥不同组成部分的合力,加以合理应用以达到医院高质量发展的目的,是要求、标准与结果。对于新时代医院管理工作而言,必须要把握新一轮医药卫生体制改革机遇、顺应医改潮流、攻坚克难、开拓创新,才能取得各项战略目标新进展、新突破。正确把握医院管理工作中的整合性,推进资源纵横互补、内外交错及上下联动,进而建立整合性战略管理体系,实现医院管理工作提质增效。

医院管理具有特殊性。我国医疗服务是具有一定福利性质的社会公益事业,要服从于国家卫生事业的基本性质,因此,医院管理活动需要在宏观上把握医疗供给与公共卫生服务的公益性质。医院整体发展的领导核心、管理核心以及各业务单元中的管理者、组织者等,都是推进医院发展的创新合作者,在创新过程中扮演着发起者、推动者和传播者等多重角色。尤其是对于医院院长而言,其工作的核心与追求就是办好令患者和员工满意的医院。医院员工满意度与患者满意度有着非常紧密的关系,医院员工满意度越高,就会对工作越积极,而员工工作的积极性会为患者带来更加完美的体验,从而提升患者的满意度。员工是将医院与患者进行联系的桥梁,员工在患者对医院满意度方面有着非常大的影响,员工对待患者的态度以及行为可以直接影响患者对服务质量的感知[34]。只有"跳出来管理,才能管得好、管得清、管得明"。因此,医院管理中要学会整合自己管辖范围内的人、财、物,懂得"把自己想要做的事变成大家一起做的事",在整合协同中使决策层、管理层和执行层充分理解医院的宗旨、愿景,明确什么重要、什么态度、什么行为值得期许和肯定,进而塑造明确清晰的医院发展目标,激发全院职工的内生动能,汇聚成医院建设与发展的磅礴力量[35]。

从现实维度看,医院兼具生产性、经营性的特征。伴随着现代化信息科学技术的发展,医疗服务与技术创新两者呈现出多主体协作、多学科融合的特征。其中医学科学技术属于生产力的范畴。而医院医务人员所提供的服务则是一种无形的劳动产品,如疾病的诊疗、日常的监护等。在分类、分级管理模式下,不同医院的级别、等级相对稳定,具有各自的特色与优势。通过整合理念的指导,各级医院管理者应坚持政策导向,利用多种媒介和手段获取先发优势,并通过损益、工作量、运营效率等数据进行综合分析,检测管理效能,发现管理中存在的问题,制定合适的改善措施,创新管理理念。

三、整合医院管理的理论基础

整合医院管理的实践需要运用多种管理理论和方法,以形成一套全面、系统、科学的管理框架。这些理论基础主要来源于公共管理、系统管理、流程管理、项目管理等领域,它们共同为整合医院管理提供了指导和支持。

(一)新公共管理理论

医院管理属于公共管理的范畴,公共关系是医院管理中的一种管理活动或管理职能。公共关系是指社会组织为了达到内求团结、外求发展的目的,运用信息传播手段,使自己与公众相互理解、相互协调、相互适应的一种管理活动或职能。依据新公共管理理论的核心思想,医院可以在公共医疗服务市场中引入竞争机制、实施企业化的管理模式和注重顾客导向性的公益性服务等有利经验[36]。这里讲的"公众",是指与医院提供医疗服务发生联系的特定群体或组织,主要包括患者及其家属、院内职工、与医院有业务往来的第三方单位、政府卫生主管部门、新闻媒介以及医院所在的社区等。由于主体的差异或特殊性,医院除了具有公共关系的一般特征外,还兼具有自身的特点。首先,医务人员的技术、态度和医德是直接影响患者及家属评价医院服务满意度和医患关系好坏的重要因素。其次,医院注重社会效益,除了借助网络平台宣传以外,还要依靠新闻媒体的宣传,尤其是依靠品牌特色技术、高新科研成果、优良医德医风以及各种正面典型事件的报道。最后,"患者至上"的理念是医院传播知名度的基础。因为医院的形象主要是通过各种媒体向大众公开。患者是医院"内在气质和外在形象"的直接受益者或受害者。新闻媒体可以从更客观的角度评价医院,所展示的信息对于关注医院的公众而言有一定的舆论导向作用。因此,把握适度、良好的公共关系,是医院管理活动中的重要任务。

从新公共管理理论的角度看,整合医院管理的前提就是要协调领导与员工、员工与员工之间的关系、组织内各部门之间的关系,以及组织与外部环境、外部公众、社会各方面的关系。

(二)系统管理理论

系统管理理论采用系统理论、信息理论和控制理论的原则,将管理视为一个系统,以实现管理优化。任何事物都是系统与要素的对立统一体,系统与要素的对立统一是客观事物的本质属性和存在方式,它们之间相互依存、互为条件。在事物的运动和变化中,系统和要素总是相互伴随而产生、相互作用而变化,系统的规范原则、服务原则、管理原则、公开原则、合规原则以及恒久原则都是不可缺少的组成部分。如果组成要素相互之间出现不协调、不适应的问题,就会破坏系统的平衡和稳定,甚至使系统衰退、崩溃和消亡。

系统管理理论在医院管理中体现在全局观念与服务最优化等方面。管理者与各医疗服务参与者要从整体角度出发,全面观察和解决问题,规划整个管理活动,以减少失误。在做出决策、制定计划、采取措施以及付诸实施整个过程中均要考虑各方面之间的联系和影响。例如,要考虑医院后勤各部门之间的协作,各个执行阶段的衔接,不同管理职能间的配合,组织成员间的互动,以及员工与患者之间的关系,使他们之间互相协调,追求医院服务的整体最优化。同时需要强调服务目标的一致性,强调总体的服务效果,而非个人的满意度最优[37]。

医院作为一个复杂的系统,由多个相互依赖、相互作用的子系统和要素组成。整合医院管理正是在系统管理理论的指导下,鼓励医院管理者将医院视为一个整体,关注医院内部各个子系统和要素之间的相互联系和相互作用。通过构建合理的组织结构、优化流程设计、加强部门间的沟通与协作,实现医院资源的优化配置和高效利用。

(三)流程管理理论

流程管理理论创始人之一,托马斯·H.达文波特认为流程是企业利用资源达到预定目标的一系列逻辑相关活动。流程管理理论认为，流程的定义中包含顾客、资源、输入、活动、输出、价值等要素。最新的流程管理实践中，反馈、改进等要素也日益得到重视。伴随流程管理理念在世界各地管理学界及企业界的普及盛行，医疗服务行业也开始应用流程管理的思想和方法。医院流程管理（hospital process management）是一种以规范化构建端到端的服务流程为核心，旨在持续提升医院绩效的系统化方法[37]。该定义中包括了几个关键词：规范化、流程化、持续性和系统化。这意味着医院流程管理将企业流程再造中的彻底性和根本性融入了规范和系统之中，表明不一定要完全重新设计所有业务流程，而是根据需要规范地进行设计或优化，需要重新设计的就进行重新设计，即流程再造；不需要的就进行改进，即流程优化[38]（图1-4）。医院流程通常可以分为行政管理流程、医疗服务流程和后勤保障流程。根据流程管理理论，医院需要改变不合理的流程以提供更令人满意的服务，在这一过程中可能是对流程"做加法"，也可能是"做减法"[39]。

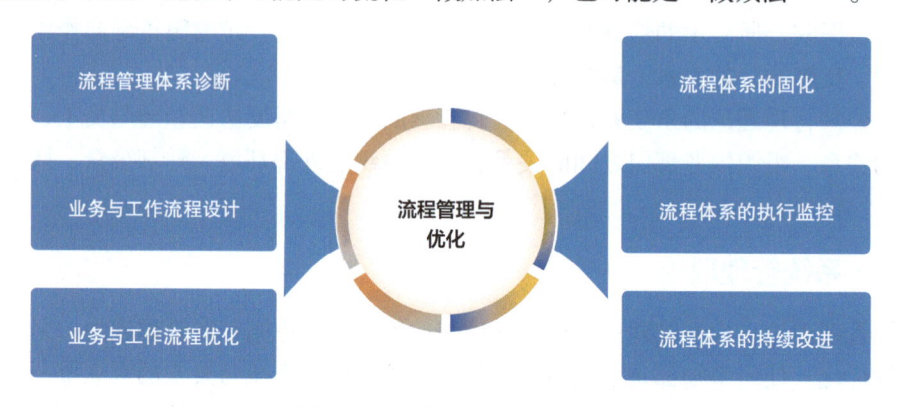

图 1-4 流程管理的过程和环节

从规划起点出发，经过精心设计，确保有效执行，不断进行优化，以实现持续改进的良性循环

流程管理关注流程的生命周期，从流程设计到流程优化，确保每个环节都符合管理要求。通过流程管理，医院可以识别并改进低效或冗余的流程，提高医疗服务的效率和质量。服务流程是医院运营的关键与核心，完善医疗服务流程至关重要，在整个医疗服务流程再造的过程中，需要重点审查现存的服务流程是否合理、是否冗杂、是否发挥了最大作用、是否有利于现存的管理方式，以及是否可满足患者的服务需求。因此，流程管理理论通过全面梳理和分析医院业务流程、标准化和规范化操作流程、强化跨部门协同与沟通，以及持续优化和改进流程等方式，为整合型医院管理提供了有力的指导。

（四）项目管理理论

项目管理体系兴起于20世纪80年代，起初多应用于设备维修、工程建设、企业管理等行业，之后逐渐推广到其他行业领域。随着医疗改革的深入，需要建立现代医院管理体系，因此，各级医院开始将企业管理项目管理方法应用于医院精细管理当中，并在具体运行过程中，不断优化医院的管理体系和服务流程以提高医院整体的运营效率。医院的日常运营依赖于多个部门之间的协作，通常由一个主要部门牵头，并组建一个专门的项目团队来负责管理和实施。这个团队需与各个部门紧密合作，确保项目顺利推进。医院项目管理的核心目标是提供以患者为中心、以患者利益为导向的服务，将患者满意度与医院的各项业务活动和管理过程紧密结合[40]。因此，项目管理理论以其目标明确、时间管理、资源分配、跨部门协作以及标准化和规范化等特点，为整合型医院管理提供了有力的指导。

四、整合医院管理的内容

医院中相互有联系又有区别的各要素构成整合医院管理的内容，这些要素包括人的管理（组织人员管理）、事的管理（医疗、技术、质量管理）、信息管理、物资设备管理、经济管理（财务管理、经济核算、成本核算及各种经济管理制度等）[2]。狭义的医院管理主要是指医院医疗服务的流程管理，主要范畴是对疾病的诊断、治疗以及康复过程的管理。例如，在医疗服务供给过程中的质量管理、护理管理、药事管理、临床实验室管理、医学影像管理、医学装备管理等[41]。本书综合医院管理系统中整合的可能性和必要性，从整合医疗管理、整合教学管理、整合学科建设、整合行政管理四个方面阐述整合医院管理的内容。

（一）整合医疗管理

医疗服务是医院的核心工作，涵盖了从患者入院到出院的全方位关怀，涉及各临床、医技科室以及行政职能部门的协同合作。在此过程中，明确临床诊疗和护理的主体地位是整合医疗管理的重要环节。临床科室和护理团队是直接与患者接触并提供治疗与护理的部门，他们的专业知识和技能对于患者的康复至关重要。因此，在整合医疗管理的框架中，需要确保临床和护理团队拥有足够的资源和自主权，以便他们能够根据患者的具体情况制定个性化的治疗方案。以整合理念为指导，整合医疗管理强调群体效能的发挥，将医疗服务的各个环节紧密衔接起来。管理的关键之一便是要建立有效的沟通机制和协作平台，确保各部门之间能够及时、准确地传递信息和交流经验。

（二）整合教学管理

专科细分使得临床知识日益细化，临床教学内容也随之"碎片化"，在这种专科化体制下，整合无疑是一种更符合医学发展趋势的新型医学体系，也是医学教学改革的路径之一。整合理念为改变医学知识的分散化和医疗实践的机械化提供了可行的思路。采用整合医学的教学模式将前沿知识理论与各个临床领域最有效的实践经验相结合，实现多种器官和系统疾病的综合教学，将临床医学、基础医学、预防医学相结合，甚至与人文科学、社会科学相整合，使医学生在学习过程中融会贯通、开拓思维，形成对人体健康和疾病诊断与治疗的全面认知，从而培养出以患者为中心、以人为本的医生[42]。

（三）整合学科建设

现代医院推崇医教研协同发展，医院学科建设与社会发展趋势、国家政策导向、技术发展水平密切相关，需政府、高校、医院等多方力量共同推动。医院必须结合内外部发展环境，构建跨部门、跨领域协调创新机制，逐步形成整合知识创新、技术创新、教学创新等在内的协作创新体系。此外，学科评估、学科交叉发展等工作也是学科建设中一脉相承的重点内容。

（四）整合行政管理

行政管理是医院管理的一项重要组成部分，在医院各项工作中发挥统筹指导作用，影响着医院的整体发展。医院行政管理内容广泛，具有权属杂、事项多、责任大的特点。在日益激烈的医疗市场竞争中，医院行政管理不仅要求管理人员具备熟练的专业能力、较强的责任意识和良好的心理素质，还要求医院领导和相关职能部门管理人员在行政工作中能够从系统观念出发，从战略层面统筹全局、整合利用资源，提升行政管理的科学性、专业性、智能化、精细化水平。

参考文献

[1] 罗杰·马丁.整合思维[M].王培，译.杭州：浙江人民出版社，2019：243.
[2] 黄明安，申俊龙.医院管理学[M].北京：中国中医药出版社，2015：394.
[3] 张鹭鹭，王羽.医院管理学[M].2版.北京：人民卫生出版社，2014：616.
[4] 王成增，张建功.现代医院管理理论与实务[M].北京：科学出版社，2018：454.
[5] 钱东福，鲁翔.医院管理理论与案例[M].北京：科学出版社，2019：240.
[6] 黄子俊，吕雅杰，罗雪琼，等.党建引领大部制改革助力医院高质量发展实践探索[J].现代医院，2024，24（1）：3-6.
[7] 许树强，张铁山，张丹，等.中国医院4.0：从改革视角看我国医院发展[J].中国卫生经济，2024，43（4）：1-5.
[8] 张琳.集团化战略导向下公立医院财务管理模式创新研究——以F医院为例[J].中国总会计师，2023（11）：122-125.
[9] 张海妍，陈淑婷，孙士伟，等.公立医院集团化管理模式现状分析与实践探讨[J].中国现代医生，2023，61（16）：126-129.
[10] 马恩祥.五年后再论管理医学[EB/OL].（2020-10-06）[2024-02-13].https://www.cn-healthcare.com/articlewm/20201006/content-1151188.html.
[11] 马恩祥.发展整合医学应把医院管理视为学科[EB/OL].（2018-09-19）[2024-02-13].https://www.cn-healthcare.com/articlewm/20180919/content-1034216.html.
[12] 侯书森.EMBA前沿管理方法 整合管理[M].北京：中国言实出版社，2003：313.
[13] 徐旭.整合发展：如何做强做大企业的学问[M].北京：中国经济出版社，2004：364.
[14] 薛可，陈俊，余明阳.整合营销传播学：移动互联网时代IM新论[M].上海：上海交通大学出版社，2019：350.
[15] 樊代明.整合医学——理论与实践6[M].上海：上海世界图书出版公司，2019：589.
[16] 樊代明.HIM，医学发展新时代的必由之路[J].医学争鸣，2017，8（3）：1-19.
[17] 高川，周俞余，郭旭芳，等.医学人文的过去，现在和未来[J].协和医学杂志，2022，13（1）：152-157.
[18] 张昊华.涵养人文精神为医学发展护航[N].健康报，2023-12-26.
[19] 唐秀华.医学伦理学案例教程[M].兰州：兰州大学出版社，2019：176.
[20] 常向荣，陈俊英.生物医学工程学[M].成都：西南交通大学出版社，2019：261.
[21] 李莉蓉，朱大龙.近年来国内外整合医学的研究热点与趋势[J].医学与哲学，2023，44（14）：25-30.
[22] 李勇，修燕，梁敏，等.整合医学研究进展与趋势分析[J].医学与哲学（A），2016，37（12）：

16-18，72.
[23] Snyderman R，Weil A T. Integrative medicine：bringing medicine back to its roots[J]. Arch Intern Med，2002，162（4）：395-397.
[24] 刘丽星，陆卫东，冯利. 美国整合医学在癌症幸存者中的应用研究现状及启示[J]. 中国中医药信息杂志，2020，27（7）：10-15.
[25] 应美珂，韩婷婷，王永晨，等. 全科医学与整合医学的现状与展望[J]. 中国全科医学，2018，21（23）：2895-2898.
[26] 杜治政. 关于医学整合的几点认识[J]. 医学与哲学（人文社会医学版），2009，30（4）：3-7，54.
[27] 孔悦佳，孔北华，付英杰，等. 整合医学与医患关系[J]. 医学与哲学，2019（6）：60-63.
[28] 赵美娟. 从哲学视角看：整合医学之"整合"意味着什么[J]. 中国医学伦理学，2017，30（6）：670-675.
[29] 张至轩，刘培楠，张涵芷，等. 我国整合医学研究文献计量学分析[J]. 中国医药导报，2022，19（27）：186-188，197.
[30] 张善红，朱宁. 老年病人特点与老年病人诊疗的思考[J]. 医学与哲学（A），2017，38（8）：15-18.
[31] 樊代明. 整合医学初探[J]. 医学争鸣，2012，3（2）：3-12.
[32] 徐会苹. 建立创新的整合管理体系[J]. 人才资源开发，2006（11）：82-83.
[33] 龚梅. 关于企业管理整合的原则和思路的探讨[J]. 科技致富向导，2011（11）：302，235.
[34] 张倩. 浅谈员工与患者满意度，提高医院服务管理水平[J]. 商业故事，2021（21）：187-188.
[35] 顾芳慧，仲西瑶，孙光宇，等. 整合医学模式在肿瘤专科医院管理中的应用实践[J]. 中国医院管理，2021，41（4）：91-93.
[36] 李蔚. 公立医院公益性产出提升路径研究——基于新公共管理理论的视角[J]. 河北经贸大学学报，2015，36（3）：87-91.
[37] 王福根. 应用系统论管理理念加强医院后勤管理[J]. 江苏卫生事业管理，2012，23（2）：105-106.
[38] 张丽华，蔡林. 医院运营管理：方法、实践、案例[M]. 武汉：湖北科学技术出版社，2021：357.
[39] 刘新勇. 某三级甲等医院药品购销管理业务流程优化研究[D]. 辽宁：中国医科大学，2011.
[40] 杨晓钟. 项目管理在医院精细化管理中的应用[J]. 现代医院管理，2021，19（4）：67-70.
[41] 肖艳宇. 公立医院管理的国际比较——对我国医院改革问题的思考[D]. 天津：南开大学，2008.
[42] 聂勇战. 整合思维理念在内科学本科教学中的应用及思考[J]. 医学教育研究与实践，2019，27（4）：704-706.

第二章　医疗管理与整合

医疗管理（medical management）指医院医疗系统活动全过程中进行的组织、计划、协调和控制，使之经常处于应有状态，并对变化了的客观环境有较快的适应性，达到最佳医疗效果和医疗效率的目的[1]。

医疗管理中的整合，从宏观层面来看，是以系统性、整体性的顶层设计和制度建设为支撑，建立激励约束机制，推进医疗服务体系的改革；中观层面可分为组织整合与专业整合，组织整合指的是不同组织之间的协作与整合，而专业整合则强调不同专业人员之间的配合与协同，以确保医疗服务得到有效整合和提升；微观层面是临床整合，主要围绕患者医疗保健链中的一系列服务活动进行有组织的持续协调，强调患者的授权、责任和支持，提供适当的激励和约束，引导患者共同承担健康照护责任。

医疗管理通过整合，确保多个环节、部门和专业人员形成一个有机整体，实现医疗服务的衔接和高效运作。这不仅有助于提高医疗服务的效率和质量，还能提升患者满意度，实现医疗资源的优化配置。本章将从医院门诊管理、急诊管理、护理管理、医院感染管理四个方面，阐述医疗管理整合的具体内容和策略。

第一节　整合型医疗概述

整合型医疗是通过管理、组织、协调，建立医疗机构内及医疗机构间协同分工的服务网络，向患者或目标人群提供"以人为本""量体裁衣""协同连续"的个体化医疗服务，改善患者的整体健康状况，提高医疗服务满意度，维系医疗服务的可持续性[2]。整合型医疗服务的首要原则是以患者为中心，包括实体整合（诊疗场所、操作技术、人员团队等）和非实体整合（学科整合、理念整合、文化整合等），其服务目标囊括了基本医疗服务、急救医疗、专科服务和医院系统，有些还包括社会照料和福利[2]。本节重点关注医疗机构内部管理，即"改善服务"与"强化管理"两个方面。

一、整合型医疗的发展

19世纪50～60年代，医疗卫生领域的"资源整合"概念最早出现在疟疾、天花和性病等传染性疾病控制项目中。1984年，"整合"理念开始应用于孕产妇与儿童保健服务，并逐渐被各国所关注。1994年，世界卫生组织（WHO）举办了"卫生资源整合会议"，呼吁各国重视资源整合。随着实践的发展，整合医疗在发达国家及部分发展中国家展开各种实践，管理式保健、病例管理、慢性病管理、医疗资源整合、医院集团化等多种整合模式不断演化。经济社会的发展，发展中国家健康问题的快速转变，如人口老龄化趋势加剧和慢性病的发病率和死亡率上升，对卫生服务体系提出了新的要求。2016年，世界银行等"三方五家"联合发布深化中国医药卫生体制改革联合研究报告，提出建立"以人为本的优质的一体化服务"。"以人为本"的核心是促使患者及家属积极参与到诊疗过程中，服务供方能够根据患者需求和偏好提供人性化、一体化的服务。"一体化服务"是指将健康教育、预防、疾病治疗、康复和临终关怀等各种医疗卫生服务整合在一起，其核心是满足不同类型居民的健康需要，协调各级各类医疗机构，为其提供连贯终身的服务。2019年，中国对医改十年进展进行了系统评价，提出了"面向未来，实现向以人为本的整合型服务转型，全面实现全民医保"的系统建议，并开始更广泛更深入的实践探索[3]。我国未来医疗卫生服务体系的整合模式主要是：同类型、不同层级机构以服务内容和流程为导向的纵向整合；不同类型、同一层级机构以服务内容和流程为导向的横向整合；同一机构不同部门的内部横向整合[3]。本书着重探讨医院内部的横向协作与整合策略。

二、医疗管理中的整合

为了更好地说明医院内部医疗管理中的整合理念和实践，下文通过一些典型场景进行具体阐述，展示整合型医疗服务在医院不同场景下的应用和价值。

（一）急救一体化

院前急救（pre-hospital care）是急诊医学的延伸和发展，是指危、重症患者入院前的医疗急救。院内急救是以综合性医院为主的医疗机构在院内对患者进行急救的整体过程。急救急诊服务是卫生行业的重要窗口，随着社会经济的发展，医疗急救日益受到政府和民众的高度重视，院前急救、院内急救是急诊医疗服务体系的两个重要环节。借助信息技术建立数字化急救平台，开展院前院内一体化，构建急救医疗服务体系绿色通道，是未来医疗急救的发展方向[4]。

目前较为成熟的院前-院内急救一体化服务体系，是急救中心与综合性医院建立急救资源信息网，通过将全球定位系统（GPS）、无线数据通信等多种技术结合，保障院前院内信息互通。建立救护车工作平台和终端无线电脑，将医院内数据库和专家指导信息平台连接起来，将现场生命体征、心电监护、动态心电图的变化、血气分析等参数通过电脑终端传送到院内信息平台。建立指挥调度人员、现场急救人员与院内急诊科三方通话系统，利用车内音频系统与远程专家通话，使院内医生在患者到达医院之前就已经了解患者的病情，医院内急诊科根据患者的病情组织相应的人员接诊，以缩短急救时间[4]。

随着国家优化医疗资源布局的逐步加快，公立医院更加重视区域内急救医疗能力的提升。例如：以三级公立医院一体化救治中心为依托，以突发、急发疾病病种为核心，按照城市医疗联合体、专科专病联盟的要求，以合作伙伴的形式建立地区应急协作机制；利用直升机以最快速度将专业救治力量、卫生装备及药品器材投送到急救现场或在最短的时间内将需要紧急救治的患者送到确定性医疗机构[5]，增强应急医疗救援能力、提高伤病员救治效率的"空中直升机医疗救援"和"空地一体化"急救站等区域联合救治模式等[6]。

（二）多学科诊疗

多学科诊疗（multi-disciplinary team，MDT）在现代医学中扮演着多学科协作先行者的角色，是现代国际医疗领域广为推崇的领先诊疗模式。多学科诊疗是一种跨学科会诊、治疗护理协作的模式，由两名或两名以上相关医学学科成员组成团队，通过预定或即时会议，结合患者疾病阶段、身体状况和承受能力等因素，针对某一器官或系统疾病提出个性化诊疗方案，兼具合作、平等参与、高质量讨论、多学科融合等优点。MDT更加关注"人的健康"而并非某种专业疾病本身，是一种致力于整合全人、全程、全周期的医疗服务模式。

以肿瘤这类复杂的疾病为例，引起肿瘤的因素多样、复杂，每个阶段的特征和治疗方式不同，无论是诊断还是治疗，都需要有整合医学的思维。2022～2023年，中国工程院院士、中国抗癌协会理事长樊代明担任总主编，组织13 000多位权威专家，集体编写完成我国首部《中国肿瘤整合诊治指南（CACA）》（简称《CACA指南》）。《CACA指南》覆盖53个常见瘤种和60项诊疗技术，贯彻了整合医学的理念。MDT促进了整个肿瘤学的发展，也在一定程度上扩展了医生的知识面，提高了诊疗水平。对疑难病患者来说，用单一的方法治疗常致治疗不足，很难取得最佳效果；将所有可用的治疗方式都运用在同一人身上，又可能导致治疗过度。所以，需要通过MDT对每一位患者"量体裁衣"，制定个体化诊治方案，实现最大化、最优化的整合诊治效果。从医院管理的角度，MDT有助于规范医疗管理，提高诊疗效率与患者满意度，促进医疗与科研融合，培养复合型人才，加强学科建设，提升医院的区域影响力[7]。

（三）全病程管理

全病程管理（whole course management）是指以单个患者为中心的照护模式，基于单个患者，贯穿患者院前管理、院内诊断、连续性治疗、院后康复追踪的整体病程服务体系。随着现代化发展加速，新的医学模式兴起，人们的健康管理观念也随之加强，"片段式、分散式"的传统医疗服务模式已经难以满足当下患者的诊疗需要。如何让医疗精准、连续地服务于患者，满足患者个性化需求，已成为国内医疗服务体系重点完善的方向。

近年来，许多医院着手推进全病程管理，利用互联网、大数据、人工智能等技术搭建信息平台，实现跨医院，甚至跨区域的互联互通。2020年5月，华西医院患者全程管理中心（Integrated Care Management Center）成立，实现患者全病程、可持续的规范管理。2020年10月23日，中南大学湘雅医院《全病程管理实现横向贯通》案例被国家卫健委办公厅作为"互联网+医疗健康"服务典型案例，并被《健康为民信息化技术发展实践："互联网+医疗健康"示范服务优秀案例集》白皮书收录。2020年，上海复旦大学妇产科医院全疗程管理妇科-妇科肿瘤领域全线贯通。全病程管理应用于医疗服务的理念开始逐步被各家医院所接受，这个概念逐步走上了历史舞台。

患者在不同医院就诊后共享电子病历、在线调阅健康档案都是全病程管理的基础，物联网技术加持下的血糖仪、血压计、监护仪等智能可穿戴设备也是推进全病程管理的重要技术点。最终用数据实现全周期的规范化治疗与体系化服务，覆盖患者预防、诊断、治疗、康复等所有环节的全方位疾病管理，通过建立诊前、诊中、诊后一体化治疗路径，依靠全流程指导，提高患者依从性，改善患者就医体验，使患者获得更好的治疗效果。

（四）智慧医疗

在大数据与人工智能技术发展背景下，各级医院开始运用5G、云计算、物联网等技术，实现各类资源的快速传递与联动，以提高医疗服务与医疗业务管理效能。智慧医疗（smart healthcare）是通过打造区域医疗健康信息平台，利用物联网技术，实现患者与医务人员、医疗机构、医疗设备之间的互动，逐步实现信息共享。在医疗大数据的背景下，智慧医疗的建设与发展是一个契机，旨在为大众提供精准的健康监测和分析。医疗发展的趋势特征是对生命与健康规律的认知整体化，逐步实现预防疾病、控制发展、健康管理的目标[8]。

例如，得益于医疗大数据和人工智能颠覆式的突破，医疗器械创新已不限于设备软硬件上的技术创新，而是与智能化生态系统形成了密不可分的关系。未来医疗器械创新将结合新技术，实现精准化、信息化、智慧化和数据互联。由医疗器械驱动的智慧医疗生态系统可将医疗器械打造成一个门户，将器械连接至数字化平台，为用户（患者、临床医生、医疗服务提供商和支付方）提供基于软件的产品和服务。由此可见，智慧医疗以大数据、人工智能、云计算、物联网等技术为基础，通过与医疗领域的融合创新和实践，助力医院实现医疗能力的智慧化，实现医疗效率提升、体验优化和服务延展等。

医院医疗管理涵盖了多个核心方面，包括诊疗组织的管理、医疗技术的细分化管理、医疗安全管理等。以公立医院为代表的医疗机构，其发展方式及服务模式要实行变革，以适应新技术、新服务模式的不断涌现。在发展过程中，必须坚持以患者需求为导向，优化服务流程和设计服务项目，确保医疗服务的高效性和针对性。同时，兼顾区域医疗卫生需求和社会经济发展的需要，科学配置和有效整合医疗资源，以提供更加优质、高效的医疗服务。

第二节　门诊管理的整合

门诊（outpatient）是直接接受患者进行诊断、治疗和开展预防保健的场所，是医院和患者接触时间最早、人数最多的部门。门诊作为医院的服务窗口，它的服务水平如何，在一定程度上反映着整个医院的管理水平。以患者为中心，提供以人为本的门诊服务，是医院创新运营和应对医疗市场竞争的关键。门诊服务管理应围绕门诊环境、门诊服务流程、门诊人员等几个方面进行，以达到患者满意为目标[1]。

现代医院的门诊管理模式是多元化的。自21世纪以来，医院门诊不断探求适应性好、运行效率高、管理成效显著的管理模式，致力于通过高质量的门诊服务及管理模式优化医疗资源配置、满足患者就诊需求、提高患者就诊满意度。由于门诊管理目前尚无成熟、固定的模式，国内多数大型综合医院实行门诊部"条块结合"的管理方式，即综合"左右结合"（各科室线条平行设置）与"上下结合"（不同层级间的组织管理）为一体。尽管这种模式条理清晰，但存在分界过清、患者来诊时"头痛医头、脚痛医脚"的弊端，与"以人为本"及"以患者为中心"的服务理念相悖。2021年国务院办公厅印发了《关于推动公立医院高质量发展的意见》，要求推进医疗服务模式创新，推广多学科诊疗模式，为现代医院门诊管理工作指明了方向。从政策驱动的角度来看，基于整合理念构建的门诊医疗服务模式将是医院高质量发展的创新模式。

医院门诊管理进行资源整合是为了优化服务流程、提升医疗质量、降低运营成本，并增强患者体验。通过整合门诊内部和外部的资源，如医生、护士、医疗设备、药品及医疗信息等，可以实现资源的共享和高效利用。这不仅能够提高门诊的整体运营效率和服务水平，还能够为患者提供更加全面、连续和个性化的医疗服务。

一、一站式服务模式建设

"一站式服务"（one-stop service）的理念最初诞生于欧美工商服务行业，其含义是"以客户为中心，从客户角度出发，将各种服务项目以及流程整合在一起，从而使服务流程简单化，用最短的时间提供最优质的服务，以提高服务质量和效率，增加客户满意度"[9]。将该理念发展引申到医疗卫生行业并运用在门诊管理中，即"以患者为中心"，通过建立一站式服务模式，打破科室、部门间的界限，实现门诊区域内医疗资源整合及合理配置，优化医疗服务流程及提高医疗质量，进而提升患者满意度[10]。据统计，传统门诊诊疗模式中平均每位患者在门诊停留时间为1～1.5小时，而医师接诊每位患者的时间却仅为10～15分钟[1]。这意味着在实际诊疗时间以外，患者的大部分时间花费在候诊、排队挂号、取药等事项上，无疑增加了患者就诊的时间成本。

从患者角度来看，若能从就医全过程中明显感知门诊医疗服务的便捷性、及时性、高效性，将有助于提高就医满意度。反映到具体的流程设计上，就是尽一切可能减少流程中的非增值活动，调整流程中的核心增值活动。其基本原则就是"ESIA"，包含清除（eliminate）、简化（simply）、整合（integrate）和自动化（automate）四个步骤（图2-1）。

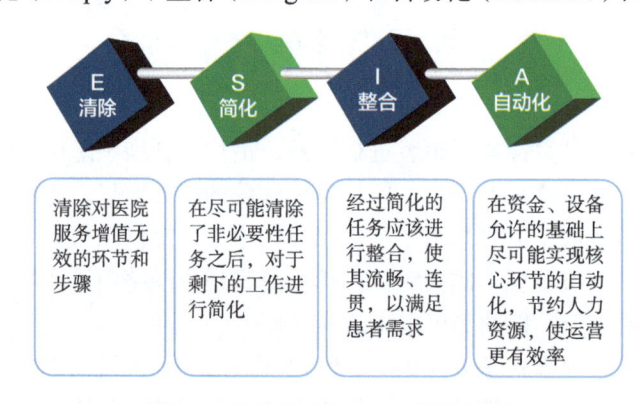

图 2-1 流程优化的 ESIA 设计方法
E：消除无效环节；S：简化必要任务；I：整合流程以满足需求；A：通过自动化提升效率与资源共享

ESIA 设计方法是减少流程中非增值活动及调整流程的核心增值活动的实用原则。一站式医疗服务网络主要包括门诊布局整合及服务流程整合，通过这两方面的整合，简化优化服务流程，高质高效开展诊疗，缩短患者的门诊停留时间，加快患者分流及流动，提升患者就医满意度，提高门诊业务量及业务运转效能。

（一）门诊布局整合

门诊布局整合是指将医院门诊区域范围内分散、无序的功能区域按照最便捷、高效的诊疗流程进行调整，避免患者过多跑动，缩短患者在门诊的停留时间，减轻家属陪护负担，为就诊患者营造最优质的就医体验[9]。目前，国内高水平医院门诊区域的布局普遍趋向便捷化、中心化和信息化。

1. 一站式院内外联通枢纽

有研究表明，交通便利性是影响患者就医选择的重要因素[11]，便捷的交通将有效提升公众对医院的知晓度，方便患者前来就诊。通过建立一站式院内外联通枢纽，不仅能为患者提供便捷、高效、多元化的交通方式，缩短患者到院时间，还能为医院带来人流量提升，促进门诊业务量增长，进而提升医院竞争力。如武汉华中科技大学同济医学院附属协和医院将门诊与地铁无缝对接，患者可通过地铁直达医院门诊，创造了地铁"生命通道"。

在医院内部交通方面，除关注及优化好院内各建筑物间的合理布局、规划入院通道以确保通道畅通、提供充足的停车位置外，还需要做好门诊区域内电梯的位置规划及数量配置，如门诊电梯应将客用电梯、员工用电梯、业务用电梯分组设置，业务用电梯和员工用电梯布置在门诊角落，客用电梯位于大厅中央，配合扶手电梯配置，实现门诊所有医疗区域的联通，通过连廊使得门诊、住院等楼群相连，便于转运、通行。此外，还可兼顾多期建筑改造的设计，形成院内外的整体联通。

2. 一站式便民服务中心

一站式便民服务中心通常设置在门诊一楼大厅的显眼位置。中心具备温馨化环境布局、多元化功能布局、信息化服务功能、人性化客户服务等服务特点，将导诊分诊、预约就诊、常规咨询、报告查询、信息发布、证明盖章、投诉接待以及其他人工办理等服务整合在一个区域内，减少患者办理业务的往返路程及时间[12]。此外，还有医院在门诊入口处增设"极速配药简易门诊"，患者无须进入门诊大厅，即可完成挂号、配药、取药、打印病历和发票等流程，全程"无接触"便捷就医，解决了患者配药"最后一公里"问题。更有结合医院诊疗特色将社区便民配置引入门诊，打造亲情化、温馨化的诊疗环境。如综合医院在门诊开设便于住院陪护及满足院内值班人员不定时饮食需求的 24 小时便利店、咖啡厅，儿科医院设置儿童游乐园、儿童托管中心、蛋糕烘焙坊，妇产医院设置移动母婴室等。一站式便民服务中心是医院站在患者角度进行换位思考的举措，基于患者需求，优化流程、改善环境，为患者提供更优质、便捷的服务[13]。

一个基础性的一站式便民服务中心建设方案至少包括如下方面：①基础设施建设。拓展和优化医院门诊空间，构建一站式便民服务中心，包括改建现有区域并增设接待、咨询、支付、导航等功能区，确保患者能够在一个集中区域享受到全面的服务。同时，配置必要的电子设备如电脑、打印机、导航设备和支付终端，以满足服务中心的日常运营需求。②信息平台建设。为了提供高效的信息服务，需要开发一站式便民服务中心的信息系统平台。该平台将拥有患者端和医院端两个应用，患者端提供挂号、预约、报告查看和缴费等便捷功能，医院端则用于管理和监控服务中心的运行。此平台应兼容多种设备（电脑、手机、平板等），并提供友好的用户界面，确保患者和医院工作人员能够轻松使用。③服务流程优化。针对各类服务制定并优化服务流程，引导患者依据流程就诊，确保患者在办理业务时能够享受到便捷和高效的服务体验。通过与医院各科室的紧密合作，整合医疗资源，为患者提供一站式、全方位的医疗服务，进一步提升患者的就医满意度。④人员培训。为确保服务中心的高效运行，需对服务中心的工作人员进行专业培训，增强服务意识和服务能力。同时，定期进行培训和考核，确保服务质量和工作效率始终保持在较高水平，并鼓励工作人员积极反馈问题和建议，以便不断完善和优化服务中心的工作流程和服务质量。

3. 一站式疾病诊疗单元

传统门诊布局大多"以科室为中心"，挂号收费室、药房、诊室、检验科等未充分结合患者诊疗需求，导致患者需要多区域流动才能完成就诊流程，影响就医体验，亦造成了医院人力和物力的浪费[13]。而一站式疾病诊疗单元主张以"系统疾病为中心"，围绕系统疾病服务需求，集咨询、候诊、诊疗、检查、预防保健等为一体，将系统疾病相关的专科诊疗空间整合在同一区域，辅以相应的挂号收费窗口、检验检查科室，以形成完整的就诊单元，有效整合门诊空间资源，为患者提供方便快捷的就医环境，减少患者就诊时的往返奔波（图2-2）。

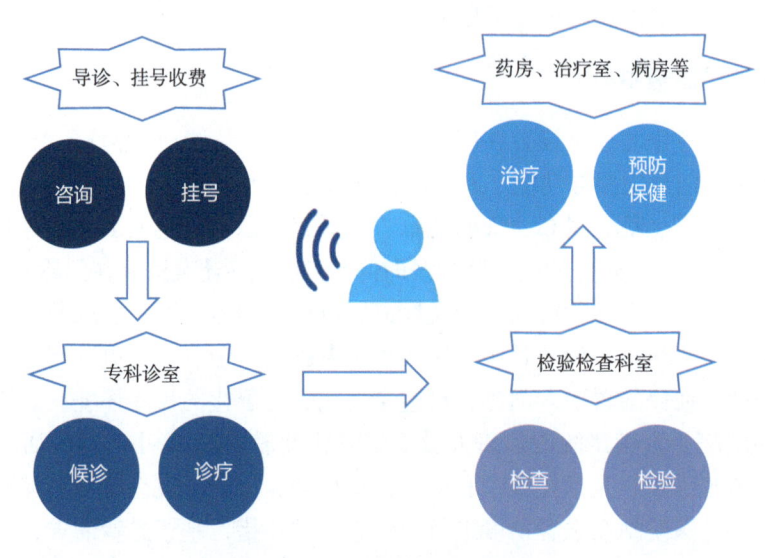

图2-2 一站式疾病诊疗单元

例如，"心血管病诊疗单元"包含心血管内科、心血管外科、心电图检查室、心功能检查室、心脏超声检查室、人工挂号收费窗口及自助服务设备等[14]；"神经系统疾病诊疗单元"包含神经内科、神经外科、脑电图室、肌电图室、人工挂号收费窗口及自助服务设备等。目前，一站式疾病诊疗单元的服务模式在设有健康管理中心的医院较为常见，已成为各医院在资源整合方面的竞争优势之一。

4. 一站式自助服务体系

随着经济条件的改善及生活质量的提升，人们选择就诊医院时考虑的因素也越来越多，除诊疗水平及设备的先进性外，医院的智能化、信息化水平也是重要因素之一[15]。在同等医疗技术水平前提下，信息化、智能化程度水平高、自助服务设备先进的医院更有优势，尤其是门诊自助系统的推广应用，为患者就诊带来了便利，在排队挂号人群的分流中发挥了重要作用[13]。除了在各一站式疾病诊疗单元设置集信息查询、预约挂号、自助缴费及退费、自助充值、自助报到、检查报告及电子发票打印为一体的自助服务功能区外，还应在门诊不同楼层、合适的区域配置不同类型的自助终端设备，实现自助建档、自助预约、自助打印化验单、自助打印影像胶片、自助缴纳药品费用、自助查费等功能，缓解窗口人员的工作强度，实现患者分层分流，减少患者扎堆拥挤。提升患者满意度与医院竞争力，同时提高医院人力资源的利用率[16]。

南昌大学第二附属医院通过强化自助设备和手机应用，为患者打造全流程一站式患者服务。医院在门诊、住院各个楼层部署了自助设备，每台设备高度集成挂号、预约、缴费、医保结算、打印查询医技报告及发票、查询诊疗信息、交住院押金、查询费用清单、出院结算等诸多功能，一站式处理患者在就诊中的大部分业务，帮助患者省去挂号、缴费、取报告、住院结账、交押金5个排队环节。同时，医院将相关支付和查询业务延伸到患者手机上，并根据移动应用的特点增加了院内导航和院后随访的功能，让患者在院前、院中、院后的全诊疗过程中都能感受到贴心的服务。对于年龄较大的老人等不习惯使用自助服务与手机应用的患者，医院在设备旁安排了充足的导诊人员，协助他们便捷地使用自助服务。通过多方面的便民服务，该院成功荣获全国改善医疗服务最具示范案例之一。

（二）服务流程整合

医院门诊就诊流程主要包括预检分诊、挂号、缴费、候诊、就诊、检查、治疗、结算、取药、离院或入院等[1]。以医院信息系统（hospital information system，HIS）为基础，建设医院信息管理系统，整合诊疗预约系统、患者主索引管理系统、支付缴费系统、排队叫号系统、智能采血管理系统、门诊输液系统、自动发药系统、自助终端设备、综合显示系统等功能模块，有助于实现"以患者为中心"的门诊诊疗流程[17]。通过各个系统的整合实现服务流程整合，关键在于理解如何通过技术手段将这些系统有机地结合在一起，以形成一个高效、协同工作的整体。

1. 诊疗预约系统

诊疗预约系统通过整合，向患者开放微信预约、电话预约、网站预约、人工预约、互联网医院等多种预约途径，并通过技术手段将各种预约渠道共享同一个号源池，实现号源统一管理及数据实时同步。同时，进一步设置分时段预约和排队叫号，为患者提供精确到具体时间点的预约服务，以满足不同患者的需求。

2. 患者主索引管理系统

患者主索引管理系统是一个集中存储、管理和维护患者基本信息的数据库，包括患者的个人信息、就诊历史、医疗记录等，是医疗机构中用于管理患者信息的系统。主要功能包括：患者信息的录入和更新、患者身份验证、就诊历史管理、医疗记录管理等。通过整合，该系统与 HIS 中的其他功能模块进行数据共享和交流，实现患者信息的快速获取、准确匹配和高效共享，有助于医务人员更全面地了解患者的健康状况，从而提升医疗服务的质量和效率。

3. 自动发药系统

自动发药系统与 HIS 功能的整合，实现了医嘱信息与药房自动化发药设备的无缝对接。医嘱信息一经下达，即发送给药房自动化发药设备，在患者缴费后，系统自动分配取药窗口，完成药品自动抓取及分拣等功能，简化人工操作流程。建立预摆药机制，患者缴费后行进至药房的途中，相应取药窗口准备好药品，减少患者取药等待时间。

4. 智能采血管理系统

智能采血管理系统由采血管贴标分配系统、自动传输系统、排队管理系统和数据接口系统组成，实现智能医院采血管理系统与 HIS、实验室信息系统（LIS）的对接，可自动打印条码、分拣试管、推送试管到相应采血窗口；护士通过叫号系统呼叫患者，避免患者与采血管的直接接触，提升采血精准性和作业效率[14]。

首都医科大学附属北京友谊医院通过改造门诊布局，优化门诊服务管理，进行门诊各个诊区标准化的配置，不断倡导"以患者为中心"的服务理念，为患者带来了更多的便利。具体措施包括：调整门诊布局，设立综合服务平台和统一服务台，关闭单一挂号窗口，推行智能收费服务，实现了从挂号到就诊的无缝衔接；利用多渠道预约、自助服务、电子病历和无纸化流程，个性化候诊时间和二次候诊模式，有效缩短了患者等待时间，提高了诊疗效率；优化门诊标识，设立电子导航和导诊机器人，确保患者快速准确地找到诊疗区域，改善了就医环境；践行"一管血"服务理念，延长采血服务时间，整合临床试验项目，实现自动化检测流程，减少患者多次抽血的不便，提升服务品质；设立专病专家门诊，知名专家团队和科室专病门诊，提供一站式服务，减少患者就诊时间和费用，同时发挥了专家的专业优势。这些措施的实施，使得北京友谊医院在 2017 年北京市医院管理局的患者满意度调查中位列第一，充分证明了优化门诊流程管理对于提升患者满意度和医院整体服务质量的重要作用[18]。

二、整合式门诊模式构建

传统门诊模式下，专科门诊设置越来越精细，将人体划分成了不同器官的"组合"，不同专业的医生，通常固定在各自的专业领域中工作，导致患者和疾病作为一个整体被忽略，这在一定程度上影响了疾病的诊断治疗及医学的发展。构建整合式门诊网络，可以避免单学科、单系统诊治疑难复杂疾病的局限性，进一步提升门诊服务水平。

（一）围绕重点打造整合门诊

围绕优势学科和重点学科，整合相关学科资源，设定整合门诊，以提升常见病、疑难病的诊疗效果。例如：以骨科作为领衔科室，将骨科常见的腰椎间盘突出症作为诊疗方向，联合放射科、针灸推拿科、康复医学科、疼痛科等相关科室，成立"腰痛病联合诊治中心"；以内分泌代谢科作为领衔科室，将常见甲状腺疾病、糖尿病作为诊疗方向，联合超声医学科、临床营养科、康复医学科等相关科室，设立"疑难甲状腺疾病整合门诊"与"糖尿病整合门诊"；以妇产科作为领衔科室，联合内分泌代谢科、临床营养科，以常见的妊娠期营养代谢疾病作为诊疗方向，设定"妊娠期营养代谢疾病整合门诊"等。通过重点学科常见疑难病种的整合门诊试运行，拓展到非重点学科疑难疾病的整合门诊，逐步实现全面的多学科诊疗门诊，为患者提供更加综合、连贯的诊疗服务。

（二）围绕系统优化门诊布局

以器官系统疾病为切入点，重组及整合相关门诊科室并成立联合诊区，打破专科壁垒，促进专科间知识共享、交流与整合，充分发挥多学科整合效应，进而提升疑难重症的诊治水平[19]。如将疾病种类较相近的普外科、消化内科诊室就近排列，成立"胃肠道疾病联合诊区"，将诊疗范围相近的心血管内科、心胸外科整合成为"心血管疾病联合诊区"。依此类推，还可设置"神经系统疾病联合诊区""血液肿瘤系统疾病联合诊区"等。

例如，为解决患者因多学科间转诊而导致就诊不连续的问题，北京协和医院西单院区自2022年11月21日起试行专病多科联合门诊，通过"同诊区、同单元"模式开启专病患者就诊"直通车"。如甲状腺肿瘤疾病联合诊区、乳腺肿瘤遗传疾病联合诊区等。不同科室在同一个诊区、同一个诊疗单元通过"首诊—转诊"的方式为患者进行多个门诊间的连续诊疗。

（三）围绕病情推广多学科门诊

实体的整合不仅仅是"形"，而是要建立"形神兼备、上下有序"的一站式医疗服务网络，并从医院的专科及学科层面进行有效整合。多学科门诊是由多个学科的专家对患者病情、治疗方案进行综合分析，为患者制定最适宜的、个性化的诊疗方案，并提供检查、诊断、药物治疗及手术治疗的一站式服务门诊。多学科门诊可以最大化地整合各科资源和优势，提高对疑难病症的诊疗能力，为患者开通高效、全面的综合治疗通道。多学科诊疗门诊患者标准化就诊流程见图2-3[20]。

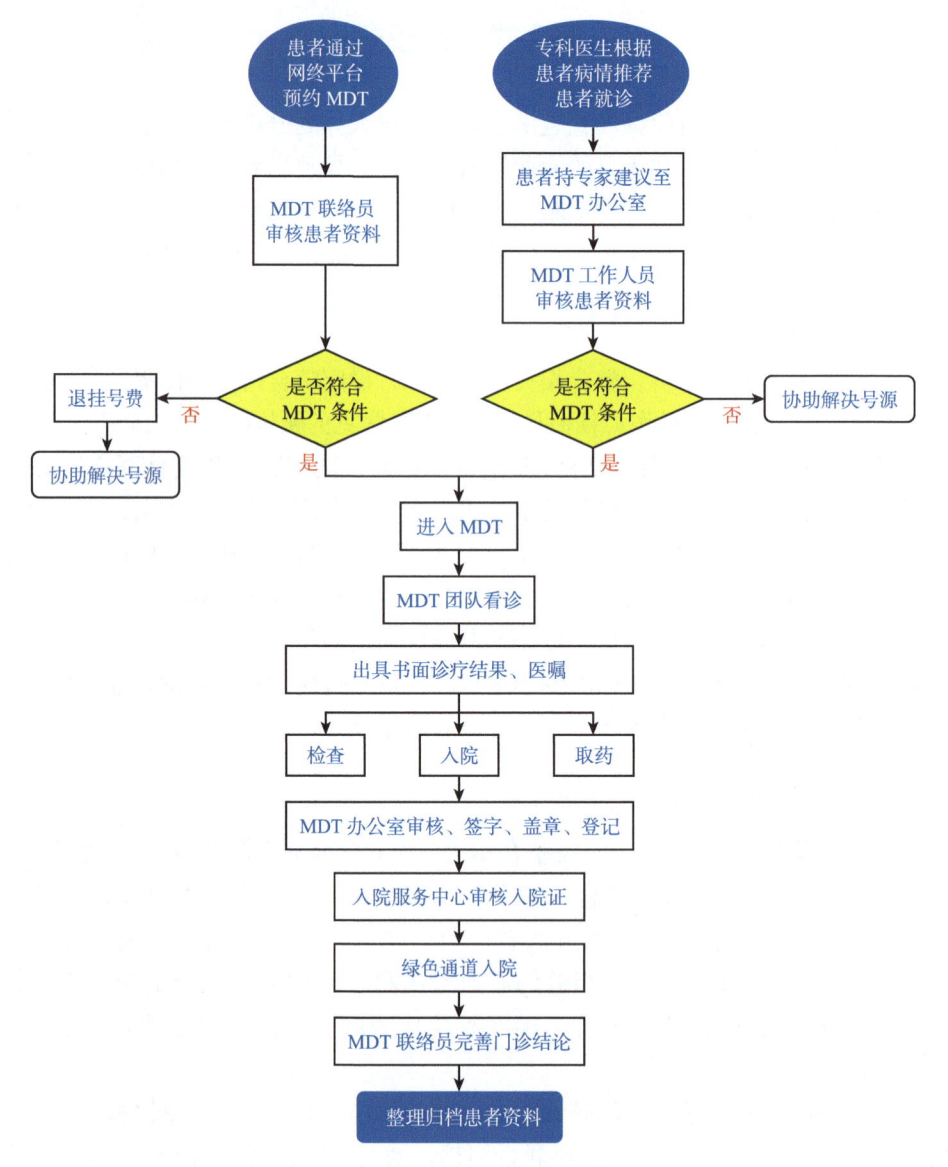

图 2-3　多学科诊疗门诊患者标准化就诊流程

多学科门诊的开设遵循以下要点：

1. 管理组织标准化

多学科诊疗门诊通常由门诊部统一管理，下设多学科联合门诊办公室，由专人负责。制定多学科诊疗门诊管理规定、工作职责等相关管理制度，把控患者准入条件、专家团队资质等，保证多学科门诊诊疗服务质量。门诊、医务、护理、信息、财务、宣传等职能部门与临床医技科室协同推进多学科诊疗门诊建设[20]。

2. 申请流程标准化

多学科诊疗门诊的开展采用"自下而上"的方式，即各学科根据病种特点及发展需要向医院申请成立多学科诊疗门诊。申请时需确定名称、牵头科室及团队成员、团队负责人及联络员、开展时间、开展地点及收费标准、患者准入条件等；参与多学科诊疗门诊的专家须具有一定级别的职称（一般要求具有副高及以上职称），多由临床医师、临床药师、营养师担任，通过医务科、门诊部审核后可正式开诊。

3. 就诊流程标准化

为了提高多学科诊疗门诊的诊疗效率和保证门诊诊疗服务质量，有必要界定患者的准入条件。一般情况下，患者需符合以下条件：高度怀疑或已被确诊患有相关疑难疾病；多个专科诊治3次以上，治疗效果不佳的患者；临床诊断较为明确，但病情涉及多系统、多器官，需要多个专科协同治疗的患者等。多学科诊疗门诊一般实行预约制，患者来源主要分为两种：本院门诊专科医生推荐和患者要求并自行预约。其中，以本院门诊专科医生推荐为主，可以由医务科、门诊部或相关科室的联络员负责组织并做好详细的记录，出具会诊结论。患者通过网络平台等途径自行预约，也必须符合前述条件，并由多学科诊疗门诊工作人员审核相关资料后，才能进入多学科门诊讨论。在审核过程中，多学科诊疗门诊工作人员需要仔细审查患者提交的证明文件和检查报告，核实其真实性和有效性，以确保门诊讨论的质量和效果。这样可以避免因患者信息不完整或不准确导致门诊讨论结果不准确的情况发生，提高门诊的运行效率和服务水平[20]。

首都医科大学附属北京潞河医院通过全面的组织变革，构建了以器官系统为基础、疾病为核心的多学科医疗服务模式，显著提升了医疗服务效率和患者体验。潞河医院将原有40个临床科室整合为28个临床中心，采用"诊疗区"模式，集中相关科室于同一层，如将内分泌科、血管外科等整合为"内分泌代谢免疫疾病中心"，实现患者就医流程的一体化，减少了患者在医院内的移动时间。还通过"整合式门诊"和"整合式住院服务"，实现内科和外科医师的联合会诊，设立必要的临床检验科，患者可在"诊疗区"内完成大部分检查、诊断和治疗，同时住院服务打破传统科室界限，实行"一张床"制度，多学科医师联合查房，提供连续性的医疗服务。在"诊疗区"内，多学科医师团队共同工作，围绕患者提供持续的医疗护理，必要时由心脏病学、神经学、营养学等多领域专家共同参与临床决策，确保患者获得全方位的优质医疗服务。这些改革举措不仅优化了医院的空间布局和工作流程，还促进了专家间的紧密协作，实现了从以科室为中心向以患者为中心的转变，极大地提升了医疗服务质量和患者满意度[21]。

三、非临床专科门诊开设

随着生活水平及健康意识的提高，人们开始追求全方位的疾病诊疗和健康保健服务。除了传统的临床专科门诊外，"非临床专科门诊"的新型医疗模式正在崭露头角，如诊疗过程中辅助性治疗或检查检验报告专业性解读的需求，促使医院相关医技科室、护理科室开设专科门诊[22]。在整合逻辑上，非临床专科门诊的设立体现了医院对医疗资源的优化配置与高效利用。通过开设专科门诊，不仅使得医技、护理、药学这些科室的专业技能得以最大化发展，还促进了跨科室之间的紧密合作与资源共享，实现了资源共享和优势互补，从而为患者提供更加高效、便捷的医疗服务。

（一）非临床专科门诊服务类型

为了满足患者日益增长的诊疗需求并改善医疗服务体验，国内一些大型医院尝试开设医技、护理及药学专科门诊。

1. 医技专科门诊

医技科室旧称辅助诊疗科室，是指运用专门的诊疗技术和设备，协同临床科诊断和治疗疾病的医疗技术科室。因为不设病床，不收患者，属于非临床科室之一。由于学科内涵的变化，患者临床需求的增长，技术的进步以及人工智能的发展等因素，医技科室的工作越来越向临床化方向发展。这不仅体现在报告撰写、治疗决策建议、手术治疗范围的评估、影像分析、疗效预测等方面。如今，越来越多的影像科医生在门诊诊室直接服务患者，参与多学科联合会诊。很多医院早就设有独立的介入治疗单元，这些都是医技专科临床化的具体体现。

2019年3月4日起，上海长海医院新开设影像医学科阅片特需门诊，由影像医学科知名专家教授坐诊，在腹部疾病（胰腺、前列腺、直肠、肝脏等）和血管疾病（脑血管、大血管、心血管）影像学综合评估及新技术临床应用方面，能够从专业的角度对影像资料提供会诊和分析。通过对患者影像结果的解读，最大程度上帮助临床医生解决患者关心的问题，并指导患者选择合适的影像诊断及治疗方案，提高诊疗效率。此外，由于近年来医疗仪器设备及检查技术的提升，人群中发现肺结节的情况越来越多。浙江省人民医院放射科与呼吸内科共同设立"肺结节联合门诊"，取得了良好的临床疗效，患者需求很大。同时，放射科还专门开设"影像读片门诊"，通过专家认真、细致、到位地解读影像资料，协助临床医生解决患者涉及诊断的核心问题和心中的疑惑，有效缓解了患者的焦虑，提高了治疗的依从性。

2022年3月，国家卫健委等多部门联合颁布的《医疗机构检查检验结果互认管理办法》中，第二十条明确提出：有条件的医疗机构可以开设检查检验门诊，由医学影像和放射治疗专业或医学检验、病理专业执业医师出诊，独立提供疾病诊断报告服务。由此可以看到，已有规范性文件为我国的医疗机构在开设医技专科门诊时的诊疗行为松绑，以适应形势的发展变化。

2. 护理专科门诊

护理专科门诊（nurse-led clinic，NLC）作为一种高级护理实践模式，是以护士为主导的、在门诊开展的正式有组织的卫生保健服务提供形式，指导患者掌握专科疾病及慢性病居家自我护理技能，拓展从住院至门诊、院内至家庭的连续服务，以满足就诊患者及其家庭的健康服务需求。北京朝阳医院牵头发布的一组调查数据显示，当前平均每个护理专科门诊有近3名出诊护士，人力资源相对充足。超过80%的护士具有本科及以上学历，近1/4的护士有高级专业技术职称，出诊护士的"高学历"和"高职称"比例均高于全国护士的平均水平[23]。

目前，很多大医院开设了经皮外周静脉置管（PICC）、尿失禁护理、生殖健康咨询、遗传咨询、淋巴水肿护理、糖尿病教育、伤口造口等门诊服务，主要集中在教育、指导和咨询方面，并侧重于慢性病、妇幼保健和PICC等方向，其门诊的护理人员整合了内、外、妇、儿多个专科的护理能力，并要求出诊护士获得相应的证书和专业资质，以更好地胜任该专科门诊的需求。浙江省人民医院自2010年开展"PICC门诊"以来，受到很多慢性病患者的欢迎，日接诊40～60位患者。门急诊部专门设置"PICC门诊"，对外独立预约挂号。近几年陆续开设"伤口造口门诊"和"淋巴水肿护理门诊"，分别挂靠在肛肠外科和乳腺外科下面对外预约挂号[22]。

3. 药学专科门诊

药学门诊（pharmacist-managed clinic，PMC）是指经过专业培训的药师对门诊患者提供用药评估、用药调整、用药计划、用药教育及随访的一种服务模式。2017年国家卫健委颁布《关于加强药事管理转变药学服务模式的通知》，提出"有条件的医疗机构可以开设药师咨询门诊，为患者提供用药咨询和指导"[24]。药学门诊作为临床药学服务的延伸，在提升临床合理用药水平、保障患者用药安全方面发挥了重要作用。

具备条件的医院，药学部可以开设医师与药师联合门诊、药学综合门诊和药学专科门诊等。如肾病用药联合门诊、药物咨询门诊、抗凝药学门诊等。这些服务在一定程度上解决了患者及家属在护理、治疗、医学知识方面的难题或疑问，受到患者欢迎。浙江省人民医院药学部与肾脏病科设立"延缓肾衰联合门诊"，同时又单独开设"咳喘药学服务门诊"、"抗凝药学门诊"和"肾病药学门诊"，患者就诊人数逐步增加[22]。成都市第七人民医院于2021年开设了药学门诊，主要服务内容包括：慢性病患者的用药管理；药品不良反应的鉴别与防范；优化用药方法（用药重整）；监护患者药物治疗效果，合理用药的咨询和宣教；建立个人药物治疗档案等，受到医护人员和患者的一致好评[24]。

（二）非临床专科门诊开设要点

1. 明确开设机构，逐步纳入规范管理

开设非临床专科门诊，并没有违背国家法律法规和现有政策。尽管有人误认为只有执业医师才能提供门诊服务，但实际情况是，许多医技和护理出诊人员仅提供专业知识的咨询或按照医生的医嘱执行治疗操作，并不独立开具用药、检查等诊疗医嘱。为确保服务质量和患者安全，建议开设此类门诊的医疗机构为二级及以上医疗机构，这些机构在人员素质、技术能力和应急救治等方面都具备更高的保障和优势。此外，开设医技、药学和护理专科门诊必须纳入编制内的核定科室，护理单元必须具备相应的专科护理资质[22]。

2. 明确出诊人员的资质和要求

一般而言，医技科室门诊，包括医学影像、病理、神经电生理、心电功能等，需要具备执业医师资格，以及相应专业副高以上职称方可提供门诊服务。护理人员出诊必须具有护理执业注册资格，有相关专科工作经验。药学人员必须通过临床药师规范化培训，获得临床药师岗位培训证或具备"药物治疗管理"资格证书，或者是具备主管药师资质，并从

事临床药学工作3年以上。这些人员都具备较为丰富的临床经验和专业知识,是门诊患者及家属所需要的专业人员,可以为患者提供高质量、专业性强的医疗服务。

3. 明确业务范围及诊疗规范

非临床专科门诊的业务范围应根据医技、药学和护理专科的特性进行明确。医技科室门诊可以提供专家级服务,解决疑难病例的判读和答疑解惑。药学门诊通常以联合门诊和综合门诊为主,只有个别项目需要单设专科门诊。护理专科门诊则主要解决护理治疗过程中涉及的技术突出、专业性强、治疗效果好的服务,需要与临床专科密切配合。为确保门诊医疗服务质量,所有医技、药学及护理专科出诊人员都需要按照行业规章、规范的要求对医疗服务过程进行记录,并作为法律文书留档保存。对于医技科室出诊的执业医师,门诊病历必须按规范书写;而对于护理专科门诊和药学相关门诊的出诊人员,需要将相关护理治疗经过、专科护理咨询、用药指导和用药咨询意见等以文字形式记录在患者的门诊病历中。

4. 规范收费标准

对于医技、药学及护理专科门诊的诊察费,应根据出诊人员是否具备医师执业资格来确定。如果出诊人员具有医师执业资格,则按照其职称收取诊察费。如果出诊人员为药学及护理专科人员等,则需参照普通门诊的方式收取诊察费,即咨询费或指导费。

5. 严格执行门诊管理制度

为了提供优质的门诊医疗服务,医院应将医技科室、护理专科、药学等门诊纳入统一管理,并对科室和出诊人员进行严格的管理。这需要各级卫生行政管理部门和医院制定相关制度并加以执行。通过执行规范化的管理措施,可以为患者提供更好的医疗服务[22]。

整合理念下的门诊服务的优点是多方面的。通过更好地协调和利用医疗资源,将避免不同科室之间资源的重复配置和浪费,提高医疗资源的利用效率,为患者提供更全面的医疗服务等。然而,门诊整合也面临一些挑战,例如医生之间的沟通和协作、信息共享的问题,以及患者对一站式、整合式等门诊的接受程度等。因此,医院在实施门诊资源整合时需要充分考虑这些问题,并制定相应的管理和沟通机制,以确保基于整合的门诊服务能够发挥其应有的作用。

第三节 急诊管理的整合

急诊(emergency)是对病情紧急、可能危及生命健康的患者实施救治和抢救,提供全面、紧急和便捷的医疗服务,以尽最大努力减少或避免死亡和伤残发生的医疗处置[1]。当今国际上很多国家在努力组建新型的急诊医疗系统,即急诊医疗服务体系(emergency medical service system,EMSS),旨在将院前急救的时间线前移到事故现场,即为突发疾病患者提供急救场所并进行初步处理,然后将患者安全转送到医院进一步治疗,这是目前比较合理的救治急性病、危急伤员的急救模式[25]。在患者进入急诊室后，需要经过一系列的检查、诊断和治疗，这就需要与其他科室共享资源。例如，急诊科需要一个快速的检验结果反馈机制，通过信息技术对医疗相关系统的数据进行整合，实现患者就诊信息和检查检验结果互通共享，提高工作效率和患者满意度。

因此，急诊管理应该整合人员、空间、信息等，实现资源共享、空间与信息互通，进而提高工作效率，保障患者的健康和安全。只有实现了整合，才能形成一个高效、协调、有序的急救体系，为患者提供更好的医疗服务。

一、医院急诊空间规划与整合

急诊科是急危重症患者到医院就诊的第一场所，24小时开放，不但需要接收、稳定和管理各种急诊的个体患者，为及时获得后续的专科诊疗服务提供支持和保障，还要应对各种群体伤、多发伤、突发公共卫生事件等紧急情况。为保证急诊科的功能得到有效实现，其建筑布局设计应该以更好地满足所承担的功能为原则[26]。通过对医院不同形式急诊空间布局的评估，可以了解急诊科的连接度、视域整合度、空间整合度等关键指标。其中，连接度反映了空间之间通达程度的高低，与周围空间关系的紧密程度以及空间渗透性等因素有关。为保证急救流线畅通无阻，对急诊科内交通空间的连接度要求较高。整合度则体现了到达空间的便捷程度和可达性等因素，整合度越高，患者转运及急诊抢救就越通畅、及时和高效。

（一）传统急诊科空间布局

急诊科的空间布局会对环境的安全性和舒适性带来一定的影响。空间布局决定了一个单元中不同空间及其功能的位置和配置，且会影响空间和功能的关系。近年全球医疗机构急诊科的布局可分为四种主要类型[27]。

1. 走廊式

急救区、专科诊室、护士站、留观病房等功能沿着走廊两侧布置，空间布局简单明了。缺点是容易造成流线交叉，影响救治和疏散效率，极大地增加了医护的工作强度和服务半径，也对急诊科的后续扩建不利。我国早期建设的综合医院的急诊科大多采用了走廊式布局（单一走廊或者双走廊）。

2. 厅廊式

以急诊和急救大厅为串联空间，将急救区、专科诊室、护士站、留观病房串联起来，空间布置合理，功能分区明确，有利于急诊科的发展、扩建。厅廊式是近五年来综合医院急诊科较多采用的空间布置模式。

3. 板块式

以急诊大厅为中心，各功能区块并列排布，空间布局紧凑，有利于环形流线的布置，空间与流线的连续性好。但该模式不适合小面积的急诊室，不利于视觉导向，会出现大量的"黑房间"，导致空间的通风和采光较差。板块式是国外医院急诊科主要采用的空间布局模式，近几年我国大型综合医院急诊科也常采用这种模式。

4. 放射式

在急诊大厅布置集中式护士站，各功能分区围绕护士站布置，很好地保证了护理人员对各功能区的观察，空间布局较为紧凑。放射式是现代小型综合医院急诊科主要采用的空间布局方式。

根据《综合医院建设标准》和《急诊科建设与管理指南》，急诊科的面积宜占总面积的3%，急诊科应当设医疗区和支持区。医疗区包括预检分诊处、就诊室、治疗室、处置室、抢救室和观察室，三级综合医院和有条件的二级综合医院应当设急诊手术室和急诊重症监护室；支持区包括挂号收费室、各类辅助检查室、药房、收费室等。大型综合性急诊科承担着较重的急救任务，内部功能设施完善，功能分区应包含救护车通道、车辆及直升机停靠区、预检分诊及候诊区、诊区、复苏抢救区、留观区、急诊ICU、急诊病房及其他功能支持区[27]。因此，急诊科室和空间布局要进行合理构建。

（二）现代一站式急诊布局

作为现代急救网络的重要组成部分，医院急诊科或急诊中心应合理使用现有急救装备，缩短院前院内急救衔接时间，如设置一站式转运到医疗区域的绿色通道，整合院内急救资源，对提高院前急救效能、为危重患者赢得抢救时间至关重要。现代一站式急诊布局应包括如下多个方面：在医院入口建立一条急诊专用通道，允许重症患者乘坐急救车或其他车辆直达急诊大厅门口；拓宽急诊大厅和走廊，利于患者安全转运；建立急诊和门诊之间的连接通道，便于门诊和急诊之间的会诊，以及在紧急情况下向门诊患者提供突发状况的紧急救治服务；此外，提供一站式急救服务，包括急救区［诊室、抢救室、抢救监护室（EICU）、留观室等］和辅助区（CT室、DR室、B超室、药房、挂号缴费处、自助打印区等），患者可以在急诊区完成挂号、缴费、检查、治疗全就诊流程，减少不必要的往返和转运不良事件的发生，提高抢救成功率[28]。

现代一站式急诊布局的整合，形成了一个高效、便捷的空间布局网络，确保患者能够快速到达急救区域。还进一步通过整合急救区和辅助区，以及服务流程的优化，使得急诊急救的工作效能达到最大化。

长沙市中心医院（南华大学附属长沙中心医院）急诊医学科占地5000余平方米，设七个医疗区，包括院前急救部、诊区、抢救区、留观区、EICU、急诊病房、急诊手术室（图2-4）。配备独立的急诊挂号室、药房、检验室、超声室、CT室、纤维支气管镜（纤支镜）室等功能区。在城市主干道（韶山南路）进入医院处设急救车专用地下通道，地铁七号线设专用站点直达医院停车场，门急诊前坪为救护车设立无障碍通道，急诊大厅配备自助缴费机、办理出入院机、自助打印检验结果机等，为患者提供一站式服务。

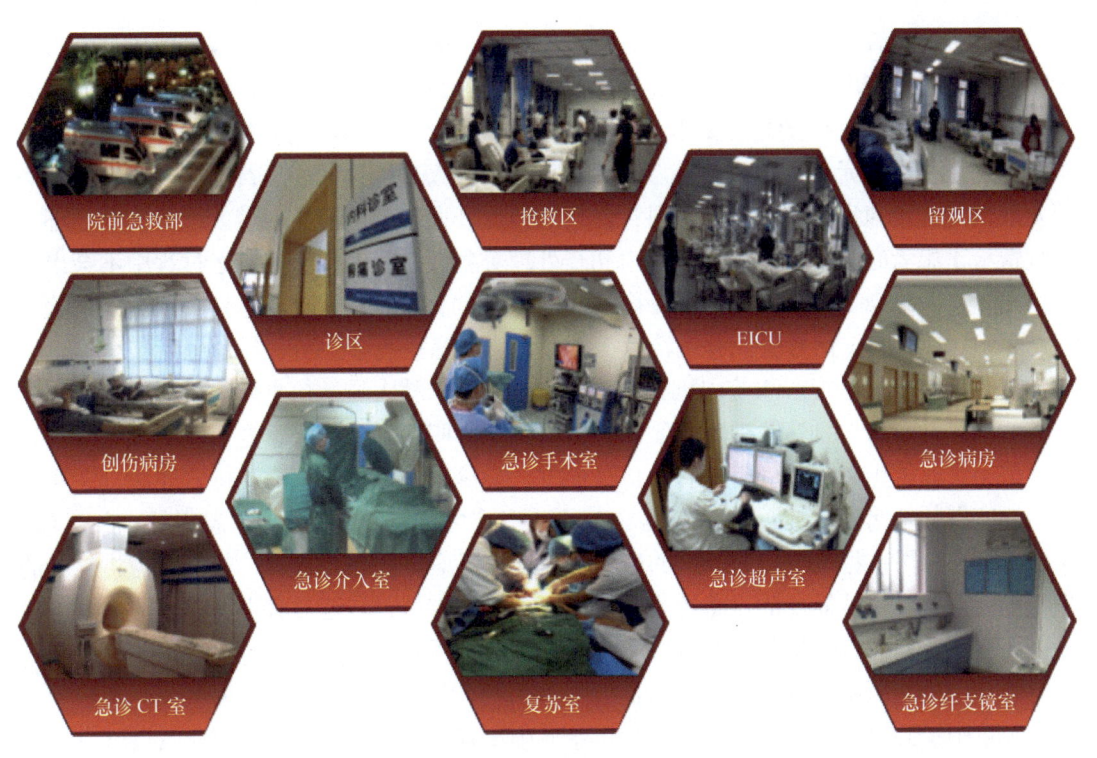

图2-4　长沙市中心医院（南华大学附属长沙中心医院）急诊医学科医疗区设置

浙江大学医学院附属第二医院按照标准和严重创伤救治需求，以患者为中心构建一站式创伤复苏单元[29]。单元内物资采用颜色加字母标签定位配置；设置数字X线摄片系统、创伤床、多模块监护系统、体外膜肺氧合仪、高流量加温加压输液仪、内镜、无创血红蛋白监测仪、智能药车及超声仪等，同时配备全景摄像机，以实现专家远程实时指导，使患者得到快速、高效的抢救，从而降低患者转运中的耗时和风险。

二、基于整合的急诊管理模式

基于整合的急诊管理模式旨在提升急诊服务的效率和质量，最大限度地赢得救治时间，保障患者生命安全。通过整合资源管理、优化急诊流程、信息化与智能化应用及人才培养与团队建设等方面的措施，可以实现急诊服务的升级，为患者提供更加优质、高效的医疗服务。

（一）一体化管理模式

将一体化模式用于急诊入院管理，能够根据病情严重程度进行快速分诊，进而采取不同的护理措施，使医疗资源分配更加合理，为患者争取更多的抢救时间，提高抢救成功率[30]。一体化急诊管理整合了急救团队、体系、设备和流程，实现了院前到院内的高效衔接，优化了资源配置，确保患者得到及时、专业的救治。同时，强化了团队协作和家属沟通，提升了抢救成功率。

急诊一体化管理至少包含以下几方面：①成立一体化急救团队，由急诊医生、急诊护士、ICU护士、麻醉师、呼吸治疗师等成员组成急救团队，负责医院各病区急危重症患者的紧急救治，确保医疗安全。②建立健全急救体系，配备急救设施设备。如移动ICU、救护车、创伤复苏单元、急救设备等。③院前急救医务人员抵达现场后，准确评估患者的病情发展情况并迅速反馈给医院急诊科；在现场迅速开通患者的静脉通道，维持有效循环；视病情给予患者心肺复苏、吸氧、伤口初步处理等急救措施，确保在转运过程中不会出现大出血、二次感染等不良情况；具备移动ICU条件的，可以在院前行急性心肌梗死溶栓、紧急手术、ECMO（体外膜氧合）治疗等，能为患者赢得更多生机，保证患者安全到达医院，接受进一步的治疗。④院内抢救人员接收到院前急救人员的信息后，立即做好检查、急救的准备；待患者抵达医院后，团队内人员各司其职、高效配合，进一步细致地评估患者病情，及时给患者提供气管插管、机械通气、急诊手术等高级生命支持；同时，注意安抚患者家属的情绪，告知急救情况及风险，与各科室之间保持联系；根据患者的CT、X线、B超等检查结果，将病情较为严重的患者快速转进对应科室进行抢救，转运前需将患者的病情发展情况、抢救需要的设备等物品告知相关科室人员，转运过程中密切监测患者的生命体征变化，确保抵达相关急救室后能快速进入抢救环节[31]。

长沙市中心医院（南华大学附属长沙中心医院）急诊医学科依托中国胸痛中心、国家级高级卒中中心、湖南省创伤中心、长沙市急性中毒救治中心、长沙市高危孕产妇救治中心、长沙市新生儿救治中心，搭建院前-院内急诊急救一体化大平台，构建了全流程"一站式"救治体系。以创伤中心为例，以急诊外科为主体，建立包括急诊医学科、重症医学科、创伤手外科、心胸外科、普外科、神经外科、脊柱外科、麻醉手术部、输血科等多个科室专家在内的创伤MDT救治团队。在多学科开展创伤救治的体系下，不断规范严重创伤院内救治流程，严格创伤团队启动标准，进一步强化创伤救治整体性和时效性的核心理念，紧跟国内先进的创伤救治发展理念，并将其运用于实践。积极开展群体伤救治等应急演练，提高急救团队的应急反应能力和整体素养，规范应急处置流程。

该院创建了院前-院内一体化救治模式。利用信息系统将创伤院前急救和院内救治有机结合，提前预警，打造高质量绿色通道救治生命线。以急诊抢救室为"主战场"，实施紧急伤情评估、处置以及损伤控制性复苏等。

院前急救人员到达现场后，先对严重创伤患者做初步评估，若为重度，则在现场对危及患者生命的情况进行紧急处置，保持患者生命体征平稳；同时通过院前-院内急诊调度平台，患者数据能够及时传输到医院急诊医学科，并在急诊分诊区给予语音警示。接到信息后，创伤急救组长根据患者病情，通过"系统一键式"电话和短信端通知创伤MDT团队成员来急诊科等待患者，启动绿色通道，为即将入院的严重创伤患者进行各项检查、评估，并在专科综合救治环节一路"开绿灯"，争分夺秒抢救患者。通过实施"呼叫即抢救、上车即入院、急诊技术向院前前移"的院前院内急救体系，将"患者被动等医生"转变为"医生主动等患者"。这种救治模式有效整合了院前急救、院内急诊及相关专科的人、财、物、时间等方面的资源，确保所有需紧急手术的严重创伤患者均在"黄金救治时段内给予了确定性治疗"，提高了创伤（尤其是严重多发伤）救治水平，减少了致残率，降低了死亡率。

（二）网格化管理模式

网格化管理模式起初应用于城市管理，依靠综合性的城市管理和数字化平台将城市管理区域分割成多个社区单元网格，每一个社区单元网格组成一个单元，促使每个网格之间进行资源、信息共享和交流，充分地发挥基础设施的效能，优化整体资源，提高管理效率[32]。伴随对网格化管理模式的不断深入研究，医学多个相关领域也逐步开始采用网格化管理模式，例如急救管理、医联体建设、慢性病管理、居家护理、肿瘤化疗安全用药、精神/心理疾病管理、妇幼保健管理等[33]。

网格化管理从纵向和横向两个维度协同开展急诊急救工作，强调多平台合作与专科化护理的结合。多层次、多维度的网格化管理，依托平台进行统一指挥、同步调度，有利于改变传统护理分割状态或分阶段状态，整体协调、高效整合院内各种资源，有效提高急诊处置的时效性，降低风险性，缩短绿色通道重点病种患者滞留时间，体现医院管理能力与综合技术水平[34]。

江苏省常州市武进人民医院急诊科针对严重创伤患者，创新性地采用了网格化护理管理模式，通过整合急诊科及相关科室资源，优化急救流程，显著提升了急救处置的时效性和成功率。医院成立创伤网格化管理专项小组，由院领导牵头，设立创伤中心主任及急诊科护士长为科室专项小组负责人，配合急诊护理平台，构建创伤专职护士纵向管理和专项质量小组横向管理的网格体系，实现严重创伤患者管理的精细化、高效化和平行化。同时，优化创伤救治流程与强化质控体系。纵向护理管理方面，设立创伤单元及专职护士，利用院前急救信息提前启动绿色通道，建立"零"通道，信息系统增设绿色通道标识，实施欠费抢救流程，确保救治流程顺畅。横向护理管理方面，成立信息、培训、流程、质控四个网格小组，分工负责信息联动、资源共享、创伤专科培训、流程优化和质控闭环管理，强化了创伤救治的质控体系。实施网格化管理模式后，武进人民医院显著缩短了严重创伤患者的急救时间，提高了院内创伤救治效率和成功率，优化了救治流程，为严重创伤患者提供了高效、整体的一体化救治服务，体现了管理模式在提升医疗服务质量和患者生存率方面的关键作用[35]。

（三）链式管理模式

链式流程管理是一种根据具体环节制定的管理理念，通过对管理内容的分析，找出其中存在的关键因素，并运用恰当方法来探查影响各个管理环节的相关因素，以此实现对整个流程的有效管控与优化。这种管理模式可通过整合专业性护理团队全方位负责急诊患者的急诊护理过程，院前、院内医疗救治与护理之间的有机结合，使得每个环节更加完美地对接，从而确保护理过程的连贯性、有效性，最终为急诊患者的救治提供有力和完整的保障[36]。此外，链式流程管理通过分组优化重叠程序，使团队成员同质化按照抢救步骤流程对患者开展抢救工作并进行职责分工，各环节衔接更加紧密，规范患者抢救过程、避免急诊救治薄弱环节，使救治工作有秩序开展，缩短患者救治时间，提高患者救治效率及救治满意率[37]。

针对急性出血性脑卒中患者，陕西省神木市医院创新实施了链式流程护理管理模式，有效提升了护理质量，缩短了患者在急诊科的关键救治时间，降低了并发症风险。首先，构建与分工链式流程相适应的抢救小组，依据护理人员的职称和经验进行分级，组建一级、二级、三级护士组成的辅助分诊组、次级抢救组和一级抢救组，明确各组的职责和站位，确保急救过程中的高效协作。设置辅助分诊组，快速判断病情，建立静脉输注通路，提供疾病知识讲解，评估并疏导患者的心理状态，增强患者及家属的信心。次级抢救组评估颅内高压等指标，紧急会诊制定手术方案，进行详尽的手术风险讲解，加强心理支持，确保患者以最佳状态接受治疗。一级抢救组则负责术后生命体征监测和对症护理，预防并发症。每月对链式流程护理管理进行考核，分析问题，总结经验，持续优化护理流程。通过实施链式流程护理管理，医院显著提升了急性出血性脑卒中患者的救治效率和护理质量，为患者提供了及时、专业、全面的医疗服务，体现了护理流程优化在提升患者生存率和生活质量方面的重要作用[38]。

三、科技赋能医院急诊急救

科技创新在医疗领域的应用与推广，为医疗资源的整合提供了新的可能性和途径。通过整合不同来源、不同层次、不同结构的资源，急诊医疗体系得以更加高效、有序地运行。例如，智能化医疗设备的使用可以减少人工干预，提高诊疗效率；大数据和人工智能技术的应用可以优化医疗资源配置，提高医疗决策的准确性；5G技术的应用使得医疗机构内部及跨机构间的信息共享和协作变得更加便捷，通过高速率、低延时的数据传输，为急诊抢救提供了更加迅速且精准的服务，包括远程医疗、远程诊断等。此外，对于偏远地区或缺乏资金或基础设施的地区而言，使用无人机可以有效地节约成本及提升便利性，特别适用于急诊医学领域。本节将以5G技术和无人机两大技术为例，介绍科技在急诊医疗中的应用价值[39]。

（一）5G技术在急诊中的应用

急救医学是一门治疗和研究各种急性病和创伤的综合科学，它要求在短时间内采取紧急救护措施，应对可能危及生命安全的意外伤害和疾病，如循环功能障碍引起的休克、急性创伤、急性心脑血管疾病、多器官功能衰竭、急性中毒等。在危重患者实时数据传输中，部分检查数据量极大，如基于时间序列的动态超声图像，能产生数GB的超声影像数据，因此对远距离传输的连贯性和延时控制提出了极高的要求。5G技术的出现解决了远程超声检查时网络技术的局限性导致的影像数据无法实时、稳定传输的问题。

2G、3G、4G时代，急救通常是"院前120、院内绿色通道"的模式，即尽快把患者送到医院急诊，再尽快将其收入相应专科病房，急救车只有简单的运载、心电监护等功能，车内无法进行高难度的抢救，急救时间过长将影响患者的预后，尤其是胸痛、脑卒中、创伤等与救治时间密切相关的疾病。进入5G时代以后，5G智慧急救医疗体系将在院前急救这一抢救生命的关键领域取得巨大突破。

浙江大学医学院附属第二医院在2019年4月建成国内首个基于5G技术的院前-院内急救服务平台（图2-5）。

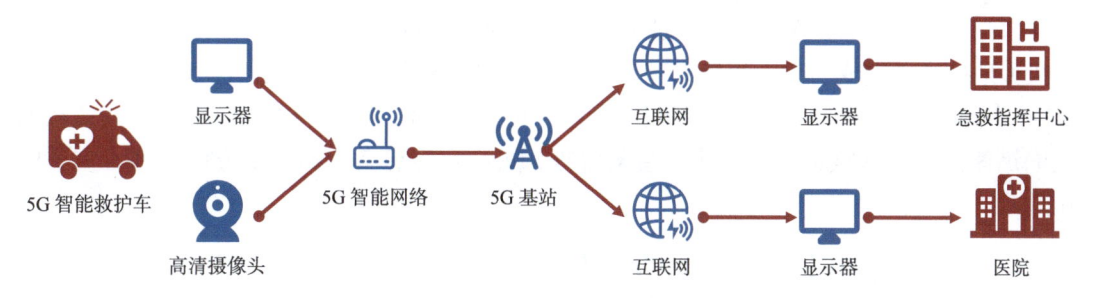

图 2-5 5G 急诊服务系统示意图

1. 5G 智能救护车

5G 智能救护车包括车载监护仪、呼吸机、便携超声等医疗设备,以及基于 5G 网络的高清视频通信系统、VR 系统、GPS 定位系统等。通过 5G 网络连接救护车与急救指挥中心;救护车内医疗设备数据实时上传至指挥平台;救护车内 GPS 实时共享位置;车内安装全景摄像头、扬声器、麦克风及相关应用程序,创建基于 5G 网络的高清视频通信系统和 4K+VR 虚拟视频诊疗系统,实现与急救指挥中心实时互动和专家远程急救指导。

2. 5G 全景 VR 实时显示系统

救护车上搭载 5G 网络和 VR 全景摄像头,并连接至虚拟视频诊疗系统,院内专家可通过佩戴 VR 眼镜实时查看救护车上的情况,对患者的病情进行初步判断,并指导救护车内医务人员对患者进行急救处理。5G 网络可以在短时间内上传、集成、渲染多个摄像头采集的数据,传输至院内,让 VR 眼镜的佩戴者"身临"救护车开展救援。

3. 5G 远程超声检查系统

5G 网络支持超低时延的触感回传,医生可以操纵机械臂控制救护车上的超声探头,超声图像通过 5G 网络实时传回院内医生端(图 2-6)。远程超声系统集成机器人技术、远程控制技术及超声成像技术,通过 5G 网络实现异地同步响应、点对点远程控制,保证专家临床操作体验和安全性[40]。

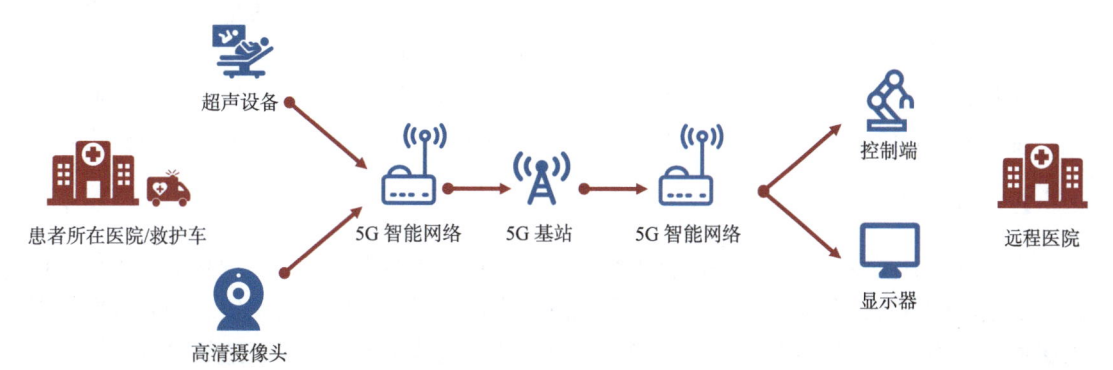

图 2-6 5G 远程超声示意图

医疗急救是 5G 技术可以"大放光彩"的领域，5G 技术能够显著缩短急救时间，从而极大地提高救治成功率，改善患者预后。通过医疗技术与通信技术的深度整合，尤其是 5G 技术的应用，将助力医院实现远程医疗指导的实时性、数据传输的高效性以及急救响应的迅速性。这种整合不仅优化了急救流程，更在保障患者生命安全方面发挥着重要的作用[41]。

（二）无人机在急诊医疗中的应用

随着无人机技术的日益成熟和成本的不断降低，其适用范围不断扩大，目前已常规用于农业、环境监测、公共安全、商业产品交付、娱乐等场景。国家卫健委医政医管局 2021 年 9 月 24 日发布《关于进一步完善院前医疗急救服务的指导意见》，提出"加强急救车辆等急救运载工具和装备配置。……车辆、担架等运载工具及装载的医疗、通讯设备符合国家、行业标准和有关规定，满足院前医疗急救服务需求，提高装备智能化、信息化水平。……加强院前医疗急救信息化建设"。基于无人机高时效、机动灵活、随到随发、点对点无接触配送、操作简单等优势，其在急诊医学中的应用尤其具有前景。目前，无人机已被广泛应用于院外心搏骤停的除颤器、创伤急救所需的血液和血液制品以及救援药物的快速传送等关键任务中。此外，将无人机技术应用于搜救行动、灾难和大规模伤亡事件的应急响应中，可以充分发挥其高速、高效、高精度的特点。例如，在地震、洪涝、山体滑坡等自然灾害中，无人机可以快速掌握灾情，及时向救援指挥部提供高清晰度图像和视频，帮助指挥部准确判断灾情、分配资源，实现全面摸清、精准救助。同时，无人机的飞行高度和视野角度还可以有效地避开空气污染等不良环境，为救援工作提供更好的保障。

1. 应急血液、药品、重要耗材运输

无人机有着飞行速度的优势，可以快速地将血液、药品等重要医疗物资输送到急救现场或灾区。无人机运输已经在国内的一些地区得到应用。例如，在抗击新型冠状病毒感染疫情期间，大量的医用口罩和防护服需要从生产地快速转运到各个医院或者其他收治点，满足疫情期间的紧急需求。而无人机可以通过空中转运，将关键医疗物资迅速送达目的地，缩短物资的流通时间，以保障物资的及时性和有效性[42]。需要注意的是，在无人机输送医疗物资的过程中，必须遵循国家相关政策和法规，确保医疗物资的安全和使用效果。此外，应根据实际需求，结合不同应急场景和医疗物资的特点，综合考虑选择无人机的选型、配备及运营模式等因素，提高无人机在应急血液、药品、重要耗材运输中的作用和效果。

2. 应急救援

无人机具有高度灵活性、高度自主性和高度信息化等特点，可以实现智能化控制和操作，以全新的方式参与应急救援工作。在地震、火灾、洪水等突发自然灾害的救援中，无人机通过空中巡逻、摄像和监测等功能，可以迅速、精确地对受灾地区进行勘查和评估，从而为救援行动提供实时情报和准确的信息，帮助救援人员做出更加明智的决策。在医疗救援方面，无人机可以用于输送医疗物资和紧急救援。例如，在偏远地区，无人机可以快速输送药品、疫苗、救援设备，满足医疗需求，缓解偏远地区医疗资源不足的问题。此外，无人机还可以在紧急救援场合下，将医疗器械携带到现场，为伤员提供及时且有效的医疗支持。

科技创新在急诊医疗中的应用与整合，为提升急诊效能提供了强大的动力。通过整合5G技术、无人机等先进科技手段，急诊医疗实现了远程实时诊断、快速响应和精准投放等功能，为患者提供了更加高效、便捷的急救服务。未来，随着更多创新技术的涌现和应用，急诊医疗的效能将得到更全面的提升。

台州恩泽医疗中心（集团）为了解决旗下多家医院间医疗物资运输的时效性和成本问题，引入了无人机运输服务，显著提升了物流效率。面对传统地面运输在转运及时性、成本以及应对交通和天气等不确定因素方面的局限，台州恩泽医疗中心开始使用无人机进行检验样本、试管制剂和医疗物资的运输。实践表明，无人机运输大幅缩短了运输时间。例如，原本台州医院本部至东院区约13公里的距离，地面运输至少需半小时，而无人机仅需10分钟，且不受交通拥堵和恶劣天气的影响。无人机运输增加了物流频次，确保了即使在不同院区，患者也能享受到同质化的检验服务，医生可以跨越院区设备差异，为患者提供全面的检验项目。此外，无人机还能在应急场景下快速运输血液、药品和重要耗材，以及在疫情封闭区实现点对点的医疗物资空运，极大地增强了医疗服务的响应能力和扩大了覆盖范围。这一创新举措不仅提高了物流效率，还优化了医疗资源配置，展现了无人机技术在医疗领域的巨大潜力。未来，无人机可能会成为我国公立医院的"标配"[43]。

第四节　护理管理的整合

护理管理（nursing management）是护理管理者应用领导与影响力对护理组织机构内的人、财、物进行科学、系统的分析与研究，促使护理工作人员进行高质量和高效率护理工作的过程[1]。

整合医学在护理管理领域的发展正经历一场革命性的变革，这主要得益于交叉学科研究的增强和专业领域间的融合。北京大学、天津大学等知名学府的研究团队致力于将护理学与材料科学、生物医学工程、医学影像学等多个学科相结合，探索光声成像、脑机接口等先进技术在护理领域的应用。这些前沿研究不仅打破了传统学科界限，而且为护理学带来了全新的技术和方法，极大地丰富和深化了护理管理的内涵和实践。同时，北京大学推出了国际英文期刊《跨学科护理研究》（Interdisciplinary Nursing Research），作为一个国际化、跨学科的学术交流平台，聚集了各领域的顶尖研究人员，共同面对卫生保健领域的复杂挑战。这些发展不仅标志着护理管理在学术和技术交叉层面的重大进步，也预示着整合护理领域未来更广泛的可能性和应用前景。

在临床实践中，将整合式概念引入到护理管理中，实现护理资源、医疗信息、跨学科团队等各方面的整合，可以提供更加协调、连续和个性化的护理服务，对于提高患者满意度具有重要意义。

一、协同合作促进护理管理

护理工作涉及与不同岗位、不同部门的协同配合，只有通过协同合作才能够实现医疗资源的最大化利用，能够提高工作效率，优化服务质量。协同合作也能够打破部门壁垒，促进沟通交流，建立更加紧密的团队合作关系，从而提高整个医疗机构的综合实力和竞争力。因此，护理服务者应该加强协同合作的意识，积极推进跨部门合作，促进医疗服务质量的提升。本节内容重点围绕护理管理的协同工作方法进行阐述。

（一）SMG 团队管理模式

SMG 健康管理的模式通过自我管理（self-management）、互助管理（mutual-management）、团体管理（group-management）的多级整合管理视角实施健康管理，力图实现健康管理的自主化、互动化和持久化，从而切实推动老年人的疾病预防与健康促进[44]。SMG 的模式与思路在医院管理中的应用，相较于传统的医学管理思路有着一定的区别，其中极其重要的一点便是其将自上而下的管理思路倒置，从而着眼于个体能力的不断提高，以推进整个团队的质量改进[45]。

SMG 团队管理模式整合了自主管理、互助合作与团体协作的理念，通过提高个体成员的自我效能、构建互助体系以及开展团体特色活动，实现患者护理管理质量的全面提升。具体步骤和内容如下：①团队成员自我效能养成。针对护理团队内的成员，对其展开自我效能的独立培养和养成，根据团队内成员的工作经验和实际情况，组织开展具有特色化的护理知识培训，实现自我效能的进一步提升。②团队成员互助体系构成。由团队内成员成立团队内互助小组，根据工作内容和成员擅长的方向将团队成员分为 4 个小组，分别为理论研究小组、护理改进小组、风险控制小组和生活护理小组。采用"老带新"的组织方式，由工作年限较长、护理经验丰富的护士带多个工作年限较短的护士进行分组活动。③团体特色活动管理。在团队内互助小组开展一定的前期准备和活动后，将互助小组的活动转向团体特色活动，由护理团队整体组织团体质量改进分享活动，活动由 4 个互助小组分别进行汇报，根据组内活动得出的成果并将其总结成为课程进行教学，将新的护理模式、护理方案、护理技巧应用到护理实践之中，并继续贯彻互助小组的理念，倡导团队内成员相互帮助、相互学习，以提升护理工作的最终质量。

（二）多学科协作护理模式

多学科协作（MDT）护理模式又被称为跨专业护理团队、多专科护理小组模式，是指由两个以上不同学科，建立固定的护理工作组，定期、有计划、有针对性地开展多学科护理讨论，以改善患者状况，预防和减少风险。MDT 护理模式实质上是护士主导的团队合作和多学科参与模式[46,47]，这种多元合作也是整合医学的特点之一。

我国 MDT 护理模式起步相对较晚，各医院各病区的运行模式也不尽相同。一般而言，MDT 护理模式和多学科门诊会诊类似，当患者病情危急或复杂时，涉及多学科、多个疑难点，为了确保护理安全，提高患者护理质量，可以邀请多学科护士与患者进行联合咨询。主要内容如下。①会诊标准：经过诊治后效果较差或疾病表现涉及多个学科的患者。②会诊人员：成立MDT护理会诊小组，组长由护理部主任担任，组员由各相关科室护士长担任。所有会诊均由副主任护师及以上职称护理人员参加，包括护理部主任及副主任、护理部督导专家、相关科室护士长及患者所在科室责任护士等。③会诊流程：主治医师全面评估患者病情并完成病历，责任护士收集患者的临床信息后向护理部申请。申请成功后，由护理部相应具有相关专业经验和临床经验的护士成立多学科护理会诊小组，及时提供会诊服务；多学科联合护理小组到达对应患者病房，责任护士报告患者情况和检查指标，提出护理问题、护理诊断及会诊目的，使小组成员对患者情况进行初步了解和判断；床前会诊结束后，由责任护士详细报告患者病情，包括查体结果、相关检查资料等。协作小组围绕患者病情及护理要点和难点，从专业角度提出专科护理意见和护理措施，制订准确、全面的诊疗护理方案；责任护士详细记录会诊经过，根据综合会诊意见对症处理，并将护理计划告知患者及家属，深入观察病情发展情况[48]。

（三）"一动力三循环"合作模式

与传统医学相比，整合医学更加重视疾病的长期管理和患者的持续关怀。"一动力三循环"运用管理仿生学，模拟人体生命系统的管理规律，最后形成一个周而复始、循环更新、向前推进的闭环[49]。该模式主要是围绕"团队协作-创新技术-决策实施-达到目标-再整改再实施"的主线，应用于医疗质量管理中，形成不断改进的质量管控闭合循环，从而促进医疗质量的持续提升。

福建省妇幼保健院借鉴"一动力三循环"医疗质量管理模式，采用"3I"方法，即改变服务理念（Idea）、增加成本投入（Input）、质量持续改进（Improvement），以提高产科门诊的护理服务满意度，收到较满意的效果。该合作模式具体包括四个方面（图2-7）。

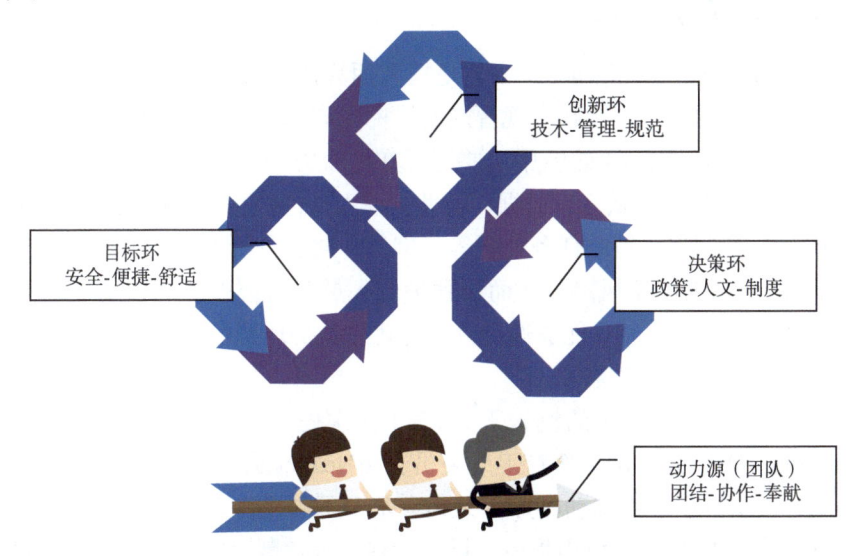

图2-7 "一动力三循环"合作模式

以具备"团结-协作-奉献"精神的"医疗团队"为动力源，"技术-管理-规范"为创新环，"政策-人文-制度"为决策环，患者"安全-便捷-舒适"为目标环首先是动力源，包括护理部的决策层、对应科室所有护士以及护理职业内训师团队。他们共同努力，相互合作，发挥各自的作用，以全面提升护理服务的满意度。其次是决策环，根据国家卫生健康委规定的人力资源配置原则，以医院制定的科室门诊管理制度及岗位职责、护理服务规范、护士礼仪等为依据，确立了决策的基本准则。再次是创新环，采用新型管理方法改变服务理念，增加成本投入，持续改进质量，从而提高护理服务的质量与效率。最后是目标环，以让患者"安全 - 便捷 - 舒适"为目标，通过提高护士职业素质，从而提高医院整体服务的满意度[50]。该院的实践表明，"一动力三循环"管理模式是发现问题、改正问题、评价决策实施的过程，能够促进门诊产科护理管理质量的不断改进。

二、数智健康科技助力护理管理

随着数字化、智能化等科技的快速发展，依托信息技术创新护理管理方法成为整合型医疗护理发展的重要趋势。近年来，移动护理系统迅速发展，通过整合患者信息、护理记录、医嘱执行等关键环节，实现了护理工作的信息化和智能化。这一整合不仅提高了护理工作的效率，还确保了信息的准确性和实时性，为护理人员提供了更加便捷、高效的工作工具。人工智能技术则在处理大量医疗数据、预测病情走势以及优化护理流程方面发挥着重要作用。通过对患者历史数据、实时监护数据等进行深度学习和分析，人工智能技术能够帮助护理人员更准确地评估患者病情，预测可能出现的风险，从而制定更加科学、个性化的护理计划。通过移动护理系统和人工智能技术的整合运用，医院能够实现对护理工作的优化和升级，为患者提供更加优质、高效的医疗服务。

（一）人工智能与移动医疗

人工智能（artificial intelligence，AI）是指利用算法从数据集中学习，使机器模拟、扩展和扩充人类智能的技术，旨在实现智能的目标导向的行为，包括学习、推理、自我修正等功能。在护理管理中，AI 的应用主要体现在两个方面：一是提高护理工作的效率和准确性。AI 技术能够处理大量患者数据，辅助护理人员进行精确的健康评估、疾病预测、病情检测、护理计划制定、行政任务处理等。例如，通过分析患者历史数据和实时健康指标，AI 可以预测患者的健康风险，从而帮助护理人员及时调整护理计划或采取预防性措施。二是提高患者护理质量。AI 能够通过算法优化患者护理路径，提供个性化的护理建议，从而提升患者满意度和治疗效果等。

移动医疗（mobile health）的概念于 2005 年首次提出，它是如今移动互联网时代下远程医疗应用的一种形式。国际医疗卫生委员会（Healthcare Information and Management Systems Society，HIMSS）将移动医疗定义为：基于不同操作系统的智能手机向用户传递各种医疗服务和信息的第三方应用程序。目前，移动医疗覆盖了基础护理、急救护理、慢性病管理、公共卫生研究、自助医疗服务等多个领域，其使用人群主要分为医学专业人员和患者两大类：一是面向专业人员的软件，包括药物信息数据库、医学信息参考手册、临床决策支持和医学生的教育工具、慢性病监测工具等，能够协助医学教育、科研、临床工作的开展。二是面向患者的移动医疗软件,分为医疗咨询平台、预约挂号平台、医药服务平台、健康监测工具等,涵盖整个医疗过程。由于移动医疗方便、智能且能够广泛应用,为延续护理提供了良好的方式和理念[51]。

NgＺＱＰ团队开展了关于人工智能改善护理实践范围的综述,其纳入分析37项研究,重点介绍了人工智能在护理记录、制定护理诊断、制定护理计划、患者监测、患者护理预测和伤口管理六个方面的潜在用途[52]。例如,人工智能将原始数据(如压疮图片或医疗记录)转化为对特定用途有用的数据,使得生命体征的收集和监测更加容易。护士20%~35%的时间用于记录患者的生命体征,而10%的时间用于检索生命统计数据,利用AI进行数据处理,护士可以腾出更多时间执行其他任务(如护患沟通或其他护理任务)。这减轻了护士监测生命体征的工作量,改善了患者护理质量。此外,根据过去的数据集,人工智能可以预测医疗或护理问题(如跌倒和压疮)的风险因素,从而更快地识别和诊断合并症(如压疮)以及相应的优先级别[53]。这有助于护理评估,使护士能够提前掌握相关知识,制订更好的护理计划,为患者提供更优质的护理服务。Kai Huang团队开发了基于人工智能的智能监控系统,以减少护士在护患互动中的工作时间,提高工作效率。他们的研究发现基于人工智能的智能监测可以为护士提供统计健康数据,更直观地掌握患者状况,将每位患者的平均护患互动时间从18分钟缩短至10分钟。此外,人工智能对患者异常健康状况的实时反应,不仅避免了患者遭受更严重的二次伤害,也避免了护士在发现突发事件时消耗精力[54]。

(二)移动护理系统的功能

智慧移动护理管理系统包括临床护理信息系统与护理管理信息系统两部分。临床护理信息系统收集数据,并利用临床护理实践大数据的优势为护理管理信息系统提供第一手数据;护理管理信息系统汇总分析临床护理信息系统收集的数据,并将分析结果通过信息化平台反馈给临床各科室,实现闭环管理;各科室通过护理部反馈结果,分析自身问题,并不断改善,实现小闭环管理[55](图2-8)。移动护理管理系统的主要功能如下:

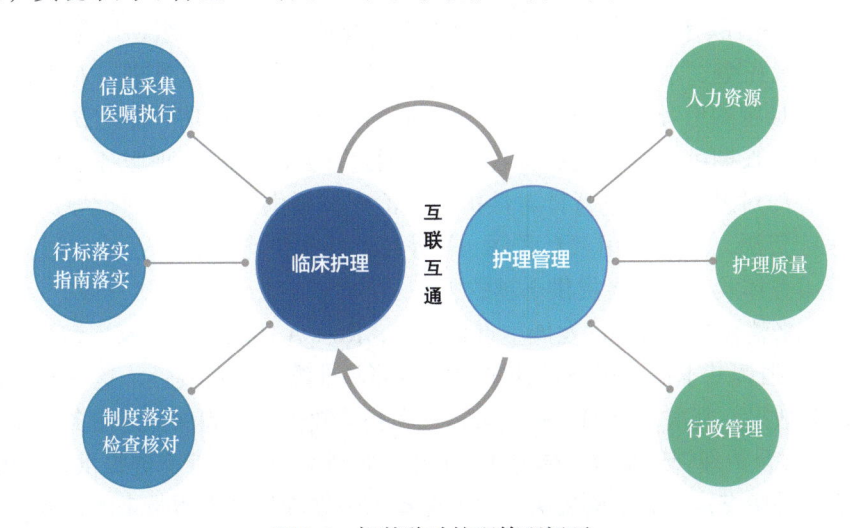

图2-8 智慧移动护理管理闭环

1. 检查核对

通过无线网络识别条形码、验证患者身份、确认药物和检验样本等，确保信息符合医嘱，包括在正确的时间对正确的患者进行适当治疗。

2. 处理医嘱

对接医院信息系统（HIS），自动提取并区分长期医嘱和未执行的医嘱；设置提醒功能，确保定期、及时执行医嘱。执行者收到医嘱信息后，点击移动设备，自动生成执行时间和执行者姓名，完成医嘱的提取和复制。

3. 信息采集

使用移动护理系统，可以实现床旁录入体温、脉搏、呼吸、血压等生命体征，还可根据实际需要调整录入的次数；查阅历史记录，并根据设计自动绘制图形和曲线。常规可录入体重、排便次数、尿量、导管等信息，或根据需要添加其他项目。自动累加出入量，并自动记录 24 小时的结果。

4. 记录过程

护士可在病房内随时记录对患者执行的护理措施、病情变化及入院评估、住院评估、各种风险评估、健康教育、出院指导等情况[56]。

5. 行政管理

精细化管理的实施有助于提高护理人员自身的创新服务意识，促进他们保持良好的工作心态，充分发挥员工工作的主观能动性，在工作中发现并思考问题，实现创新，做到真正意义上的"精细化"。护理部可根据事先的设计，进行电子排班，还可利用系统进行上下班考勤、护理患者及完成操作数量等工作量的统计，实现精细化管理。

长沙市中心医院（南华大学附属长沙中心医院）为患者提供全病程的伤口造口精细化护理，由护理部主任、护理专家、国际伤口造口师组成伤口造口小组，开设伤口造口门诊，提供造口护理及压疮、术后难愈性伤口、下肢血管性溃疡等伤口处理；对于住院期间涉及伤口等护理难题的患者，由伤口造口小组对伤口进行分级评估、制定伤口处理方案及措施；对于居家长期卧床有压疮的患者，可以通过"互联网＋护理服务平台"在线预约伤口治疗师上门对患者伤口进行针对性护理和治疗，提供压疮预防的指导及宣教。通过有效整合医疗资源，积极运用"互联网＋"等技术，提供全病程、延续护理，优化服务流程，改善服务体验，为患者提供卓越的服务。

在探讨未来整合护理管理的发展重点领域时，Ross A 团队通过专家咨询给出了一些方向[57]。首先，强调基于护理服务最佳实践的内部基准测试的重要性，这有助于提升护理服务的标准和效果。其次，更加重视质量指标和相关数据，以确保护理服务的持续改进和优化。同时，整合护理管理重视整体健康，并引入同伴咨询和医疗保健提供者的报销范围，以提供全面的健康支持。为了解决医疗保健劳动力短缺和地理障碍带来的挑战，远程医疗被整合到护理团队中，包括使用数字应用程序帮助患者更好地参与自己的健康管理。当前，卫生健康领域正迎来实施科学发展的新时期，实施科学的应用确保了整合护理的有效执行，同时为护理提供者提供培训，包括辅导模型和同伴学习，以支持整合护理模式的可持续性[58]。此外，还要注重儿科护理的整合，特别是与学校的合作，以及对劳动力进行文化和语言能力教育，以促进健康公平。对这些领域的强调不仅提升了护理管理的质量和效率，也为整合护理管理的未来发展指明了方向，确保能够适应不断变化的医疗保健环境和患者需求。

第五节　院感管理的整合

医院感染（healthcare associated infection，HAI）（简称"院感"）是指住院患者在医院内获得的感染，包括住院期间发生的感染和在医院内获得感染而在出院后出现临床表现的感染，但不包括入院前已存在的感染或入院时已处于潜伏期的感染。医院工作人员在医院内获得的感染也属于医院感染。医院感染管理（简称"院感管理"）是卫生行政部门、医疗机构和医务人员针对医院感染、医源性感染及其危险因素进行的预防、诊断和控制活动[59]。在医院管理内部，需要协调院感、医务、护理、总务、基建等多个部门，覆盖医生、护士、物业、陪护、患者等多类人群，综合运用临床诊疗、流行病学调查、大数据分析等多种学科技术，进行整合管理，才能实现有序和有效的院感管理。

院感管理引入先进管理理念和技术手段，有助于形成高效、协同、科学的院感管理体系，为医疗质量和患者安全提供有力保障。本节将从两个方面阐述整合理念在院感管理工作中的实际应用与价值：一方面是院感管理 WSR 方法论，探讨如何构建科学、系统的管理体系；另一方面是院感管理的智能化监测，分析如何利用先进技术手段提升监测效率与准确性。

一、院感管理 WSR 方法论

WSR方法论是由我国学者顾基发教授和朱志昌博士提出的一种解决复杂问题的工具，即"物理（Wuli）—事理（Shili）—人理（Renli）"，此"三理"构成一个重要的管理方法论——WSR方法论，其突出特点就是研究事物时注重整体性和层次性，对于院感管理有着重要的指导意义。在研究具有复杂特性的系统时，WSR 方法论能够化繁为简，将各类方法分类条理化、层次化，针对各级各类医务人员、各项操作分级评估，依据感染防控规范建立基于 WSR 方法论的院感管理指标体系，从物理、事理和人理 3 个维度凝练出医院感染防控要素（图 2-9）。通过应用 WSR 方法论指导以提高工作效率，最大限度地保障各种物品，完善医院诊疗流程，强化医院感染防控流程，保证医院的感染防控工作更具系统性、协调性。

这里主要从院感管理分区、防控举措及医护一体化三个方面具体阐述 WSR 的核心举措。

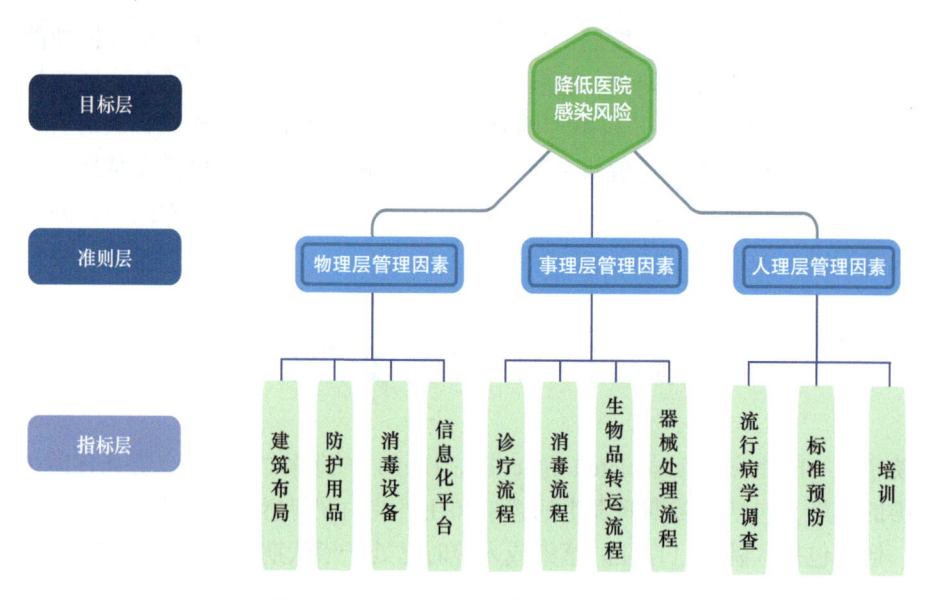

图 2-9　基于 WSR 的院感管理指标体系

物理层：包括建筑布局、医疗器械、信息化平台等基础设施系统；事理层：是基于物理层，寻求定点医院内各流程的最优方案，促进医疗质量、医疗安全、防控流程最优化，着眼于入院流程、诊疗流程、操作流程、消毒流程、废物处理、器械处理流程等环节；人理层：以调动成员的积极性（包括医务人员、患者、陪护人员等）为主

（一）物理层的院感管理分区

严格落实院感分区管理，要求所有诊区至少需要按照"三区两通道"设置。"三区两通道"是指为隔离患者与易感者划分出来的特殊区域和通道，三区就是清洁区、污染区和半污染区，两通道则是指医务人员通道和患者通道。用绿、黄、红三种颜色来填充清洁区、潜在污染区和污染区；用绿色和红色分别划出区域内的清洁路线（医护通道、清洁物品通道）和污染路线（患者通道和污染物品通道），规避交叉感染的风险。分区需要按医院、科室既有建筑布局调整院感防控的各个区域，科学的院感分区可以有效降低院感风险，尤其是应对重大突发传染性疾病。

2020 年 1 月，武汉暴发新冠疫情，武汉市政府参照 2003 年非典时期北京小汤山医院，建设了一座设置 1000 张床位、集中收治新冠感染患者的应急医疗救治场所——火神山医院。作为特殊情况下的应急工程，医院在院感分区设计上和气流组织的空间划分上相应将"三区两通道"细分为"四区三通道"，保证其压力梯度由医护辅助用房及清洁通道（清洁区）→医护工作区（潜在污染区）→联系病房的医护走道（半污染区）→病房（污染区）逐级递减，从而提高了医护工作环境的安全度，将病毒限制在最小范围。

（二）事理层的院感管理措施

1. 多部门协作

多部门协作是将全院临床科室与各行政管理部门有机协调起来，实施多部门分层细化管理，以降低医院感染率[60,61]。主要从以下几方面具体实施：①建立三级院感管理体系，建立协作机制，明确各自职责（图2-10）。②建立第三方院感防控监督管理机制，各科室的院感专员进行交叉监督。③PDCA循环模式工作，院感管理部门定期组织相关职能科室、临床科室对监测到的院感问题、特殊个案进行分析、讨论，统一认识并共同探讨提出解决办法和整改措施，采取PDCA循环模式持续改进管理。

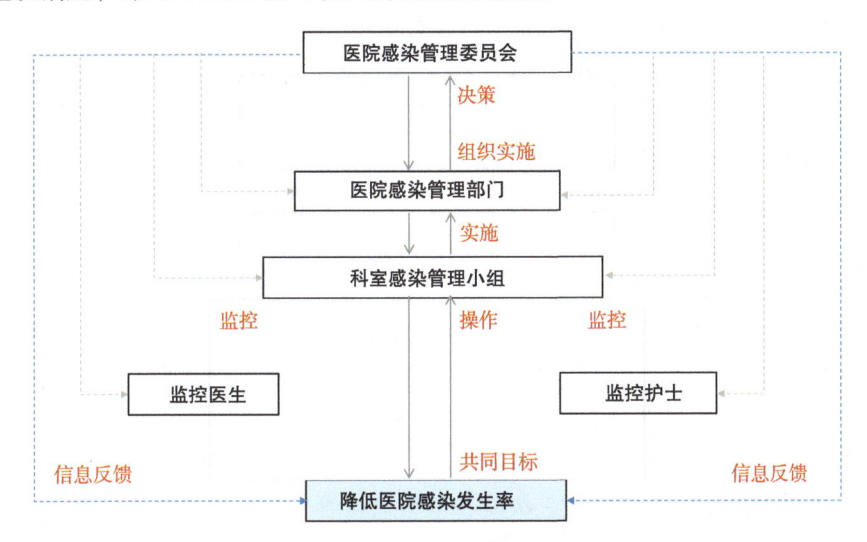

图2-10　医院三级院感管理体系
三级管理体系由医院感染管理委员会、医院感染管理部门、科室感染管理小组组成

医院感染管理委员会负责制定全院感染控制的总体政策和目标，确保这些政策与国家和地方卫生部门的法规要求保持一致；定期对医院感染控制工作进行监督和评估，确保各项措施得到有效执行；并根据医院感染控制的需要，协调全院资源，确保感染控制工作的顺利进行等。

医院感染管理部门负责医院感染控制的日常管理和执行工作，确保各项感染控制政策和措施得到有效落实；对医院感染进行实时监测，定期向医院感染管理委员会报告感染控制情况，包括感染率、病原体分布等；作为医院感染管理委员会和科室感染管理小组之间的桥梁，负责协调各科室之间的感染控制工作，确保信息畅通、协作顺畅等。

科室感染管理小组则需要根据科室的特点和需要，制定本科室的感染控制计划和措施，确保本科室的感染控制工作符合全院要求；定期对本科室的感染控制工作进行自查和监督，发现问题及时整改；组织本科室医护人员参加感染控制相关的培训和教育活动，提高本科室人员的感染控制意识和能力等。

通过实施三级管理体系，明确各自职责与有机协作机制，可以实现全院临床科室与各行政管理部门在感染控制方面的有效协同，从而降低医院感染率，保障患者安全。

2. FOCUS-PDCA 模式

寻找、组织、澄清、理解、选择、计划、实操、检查、执行（FOCUS-PDCA）模式是目前美国医疗组织管理中应用较多的一种质量管理分析模型，讲求持续的质量改进，同时基于问题本身的质量控制环节设置也显示出较强的科学性,对院感防控工作持续改进具有较高的参考价值[62]。①F为寻找问题(find),在改进工作开始前对院内各科室及护理部工作实际情况进行调查,观察院内现有院感防控工作中出现的环境卫生消毒、器械消毒、清洗包装、手卫生等问题。②O为组织支持(organize),由院内感染管理部主任联合其他科室和相关部门共同成立院感防控质量改进管理小组,小组由院内各科室主任及资深护士组成,一般包括8～10名成员,工作内容覆盖院内感染防控工作的各科室与各环节,对后期工作的开展提供较为全面的支持。③C为明确根源(clarify),整理归类已有的院感防控问题,如制度设置合理性、卫生要求落实情况、检查监督、感控意识等。④U为理解矛盾(understand),由质量改进小组对已有的问题及其根源进行总结,采用每周会议对院内感控工作问题进行汇报,会议上采用头脑风暴的形式对现有的院感防控问题进行剖析并提出解决根本问题的措施。⑤S为选择措施(select),根据前述环节的研究和总结,针对已有的问题选择具有可行性的改善措施,同时在后续工作中充分讨论各项措施的可行性,以确保在具体实施中可以有效推进。⑥P为计划拟定(plan),以院内的年度工作计划为基础,根据现有的工作进度拟定合理的持续质量改进计划,合理分配任务,组织学习新的消毒卫生培训。⑦D为具体实施(do),根据已有工作计划推进院感质量管理措施的落实,具体落实中注重各科室程序规范的确立。⑧C为检查监督(check),由感染管理部及院内质量改进小组共同构成三级院感卫生监督管理制度,每月不定时对全科室进行消毒卫生检查,最后由院内质量改进小组每季度进行一次汇总检查,观察各级消毒卫生落实情况。⑨A为反馈执行(act),于检查监督过程中收集各科室各部门存在的问题,整合完毕后由院内质量改进小组对防控工作落实不到位、科室监督及院内监督缺位等情况进行及时记录与上报,同时于次日向相关人员及部门进行质量整改意见反馈,以确保后续的持续质量改进,避免后续工作的脱位。

3. 网格化管理

基于院感管理维度广且复杂的特点,可以从全组织、全过程、全流程、全要素四个方面进行"四全"系统网格化的管理。①全组织所形成的管理网络,能够对各服务节点输入输出的信息进行有效响应,这是实现院内感染网格化防控的有力保障。全组织管理的核心在于制定从上至下的制度管理,完成院感事件防控中的顶层设计。以管理制度为导向,制定从下至上的应急预案,实现院内全员联动,医护人员、行政管理人员、后勤、安全保卫团队等全员参与。医院需综合进行医疗活动及院感管理,加强各级各部门、科室的紧密合作。②在全过程院感管理方面,严格落实院感干预措施,在院内建立早发现、早报告、早诊断、早隔离、早治疗、早康复的全过程预防与治疗体系[63]。针对诊断输入单元、诊疗系统、康复输出单元三个管理子系统的医疗过程进行控制与整合。建立能预防、可追踪、可持续化进行的医疗服务体系,将医疗节点功能与防控管理要求进行整合管理。③在全流程院感管理方面,秉持早发现、早报告、早诊断原则,以传播输入路径为切入点,进行动向分散管理。线下就诊建立"三通道""三级预检分诊"的门、急诊就诊流程,防止高传染性疾病的院内传播。如新型冠状病毒感染流行第一波时期,对医院的结构、功能和设置进行重组[64]。优化发热患者的就诊流程、实验室和影像学检查流程,按照"体温→流行病学调查→诊断→决策"的流程进行标准化流程运行管理。④在全要素院感管理方面，建立有助于核查"医院院感管理准备"的清单表，核心在于"人机料法环数据"的全面院感响应，重点涉及门诊、急诊、手术、病房、检查检验单元，形成对象要素、应对举措及管理原则三个方面的共识。在人员、仪器设备、材料、方法、环境、数据清单完备的基础上，进一步落实患者及公众健康宣传，如开展面向社会的科普专项健康大讲堂，增强全民健康意识，使院感防控应对由院内普及至全社会[65]。

（三）人理层的一体化管理

医护一体化，就是在院感管理的过程中，医生、护士从空间、时间乃至情感上，紧密协同，通过积极调动医、护、患三方人员的能动性，共同构建一支高效、协同的感染防控队伍。医护一体化院感管理是在精准监测的基础上，以健康安全为目标，制定和实施适当干预策略，是集风险管理、识别、干预、控制于一体的系统工作[66]。

1. 落实医护一体化院感防控模式

第一，建立一体化院感防控管理小组，科主任、护士长为组长，小组内成员包括院感护士、科室秘书、医疗和护理组长。院感防控兼职护士要求为参与过院感防控专业培训且拥有5年以上临床工作经验的护师。第二，制定一体化院感防控检查制度，创新院感防控模式，定期对病区进行医护一体化院感交叉检查，实时通报结果、有效改进存在的问题，并给予适当的奖励与处罚。

2. 强化医护一体团队合作模式

对新进人员、住院医生和护士、进修生、实习生等入科前进行院感岗前培训，考核合格后方可进入临床。培训内容包括院感诊断标准、预防措施、手卫生知识、医疗废物的处理、抗菌药物合理使用、消毒隔离原则、导管感染预防等，不断强化医务人员预防院感的意识，掌握院感知识、方法和技能。在科主任、护士长的带领和指导下，实现医护合作。医生提前了解院感高风险特殊疾病患者病情的严重性和发病影响因素，可以使护理工作更加有针对性。通过医护共同培训、医护同步检查、医护管理监督等实施医护一体化院感防控模式。

医护一体化管理的科学性在于医生在患者住院初期实施全方位的检查，为未来做好准备；护士的护理工作有明确的目的，能够及时发现问题，发现安全隐患，并提前采取措施预防感染，使患者从入院到出院得到全方位护理和治疗，以降低院感发生率。

上海中医药大学附属曙光医院在新型冠状病毒感染疫情期间，通过一系列应急改造和管理优化，转型为定点医院，有效应对了突发传染病的挑战，其医院感染防控WSR方法论的应用为公共卫生应急事件的处理提供了宝贵的经验。

医院因地制宜进行应急改造并建立相关流程，在分区与通道设置方面，按照"三区两通道"原则，将医院划分为红区（污染区）、黄区（限制区）、绿区（指挥部），并合理规划患者与医护人员的进出路线，确保物流与人员流动的高效与安全。病房楼内功能区明确，配备应急处置室，避免气流交叉，保障医护人员安全；缓冲区设计确保防护服的有序脱卸，避免交叉感染。同时，建立监控系统与远程视频会诊系统，实现实时监控与专家远程会诊，减少医务人员暴露的风险。

此外，进行专业化培训与科学管理，在队伍组建与防护用品管理方面，成立专业感染防控团队，制定不同风险等级的防护要求，规范防护用品的使用，确保物资的有效利用。在环境清洁与消毒方面强化重症病区环境清洁，监测消毒效果，降低医院感染风险。全员参与感染防控，实施动态培训与考核，建立退出机制，确保医护人员掌握正确防护流程，同时通过远程监控及时发现并管控风险点。建立跨部门沟通渠道，定期召开协调会议，运用WSR方法论持续优化流程，确保感染防控措施的有效执行[67]。

二、院感管理智能监测

院感监测是针对医院一定人群感染的发生、分布特征和影响因素，采用流行病学的方法进行宏观或群体分析和研究，探讨发病原因、流行原因及其发生发展规律。监控是为了制定防止感染的对策，对取得的数据、资料进行长期的、系统的、有计划的观察、整理并分析，评价院感管理的效果，力图控制和减少感染的发生[26]。随着医院信息化建设的发展，整合医院信息系统（HIS）、电子病历系统（EMR）、实验室信息系统（LIS）、放射信息系统（RIS）、手术麻醉系统等，为建立院感监测系统打下了良好的基础[68]。

院感管理的智能监测整合了医院各信息系统，通过实时收集和分析患者的诊疗数据，实现对院内感染的全面、实时监测。当前不少医疗机构基于自身数据平台开发了院感监测系统，均是通过医院数据平台直接获取在院患者的详细诊疗资料，比如病程、手术、用药、检查及检验结果数据，对医院数据进行专业性的挖掘、分析和整合，实时掌握院感及危险因素的动态信息，及时、准确、客观地提取院感相关信息，从而实现对院感的实时监测和风险预警[69]。

（一）实时在线监测

通过整合医院信息系统，实现临床医生在线填报患者感染信息，院感科实时确认感染情况，确保数据及时、准确。临床医生调出病历并打开申报卡系统，填写患者的感染情况和易感因素，省去了收集报案卡、重复录入病历的工作，还使得院感科工作人员能够及时掌握紧急报告的病历。临床医生在拟写病例报告时，根据主治医师的医嘱，详细记录手术过程、检查结果、护理措施、体温变化等关键信息，同时自动报告患者的易感因素、标本送检、细菌培养等情况。对于疑似病例，迅速上报，以确保及时采取相应的防控措施，保障患者安全。

（二）智能监测预警

基于整合的数据平台，系统自动分析疑似感染病例和易感因素，进行智能预警，减少人工干预，提高预警效率。院感科登录系统进入预警平台，系统根据疑似感染病例的可能感染情况和易感因素等自动预警感染情况，提示需要处理的相关工作和当事人的预警信息,包括感染病例、突发警报、临床医生可能漏报的病例等;根据医院内部数据进行分析处理后,对疑似院感病例、多重耐药(多耐)、泛耐药(泛耐)菌株感染等病例进行智能预警。

(三)智能前瞻性监测

整合医疗数据,智能预警疑似病例模块能够从医院病历中,根据管理人员预设的条件智能地搜索出疑似院感病例,从而发现临床医生可能存在漏报的情况,如疫情期间,医院筛查系统通过身份证号码、其他数据接口信息、流行病学问卷等信息评估并筛查全院人员的健康信息,避免人群聚集造成院内交叉感染[70]。重点是自动化的院感发病率监测,以便在监测网络内进行比较、预防和提高质量的举措[71]。发现疑似病例后,院感管理人员可以进行重点排查,提高院感工作效率的同时,还能够预防院感报告的遗漏。在查看到患者的医嘱、检查、手术、病程、体温等信息后,自动显示阳性菌和耐性结果、发热情况、有关院感的病程记录。

(四)生成院感统计报表

通过整合的数据生成全面、详细的统计报表,为医院管理者提供决策支持,优化院感管理策略。平台可以自动生成院感相关的统计报表和图像:按科室统计感染人数、感染率、漏报率等,了解不同科室院感管理现状;按感染变化趋势,分析不同时间、季节发生不同感染的差异及规律,便于针对性预防;按病原体统计不同科室、不同药物的耐药率及敏感率,作为抗生素用药调整的依据。此外,还可以对 ICU 等重点部门的感染率进行单独统计,实现更加精准的监测与管理。

(五)传染病上报及管理

整合医院信息系统,实现自动提示和关联患者信息,按条件自动提示医生进行传染病上报,有效地防止错报、漏报现象的发生。医生根据提醒,系统自动关联患者住院有关的资料信息,医生再加以补充和完善,就能快速完成卡片的上报,规范控制录入。

智能化监测技术的引入不仅能够实现对医院感染病例的实时追踪和快速响应,而且有助于形成一套项目制的管理流程与规范。

宜宾市第一人民医院于 2017 年 10 月 1 日起使用智能预警软件进行病例监测。该软件与 HIS、LIS、影像存储与传输系统(PACS)实现无缝链接,自动收集分析患者数据,包括住院时长、侵入性操作情况、生化指标、微生物检测结果等,精准评估感染风险等级(0~90%)。临床医生依据预警信息,结合患者实际,判断感染可能性并采取相应措施,系统追踪上报时效性和准确性,确保及时响应。为强化管理,系统向医生发送预警短信,促使其迅速行动,并自动统计处理延迟或遗漏情况,作为月度质控考核依据。使用智能预警信息系统后,每天的预警信息有 50~100 份,专职人员只需审核临床医生上报的医院感染病例及筛查是否有被临床医生错误排除的预警病例,而且智能预警信息系统将从 HIS 提取的病程记录、从 LIS 提取的检验结果、从 PACS 提取的影像学检查结果汇总到一个摘要界面,方便专职人员快速查看病历,大大减少了专职人员的工作量,提高了专职人员进行医院感染病例监测效率[72]。

在医院诸多的管理任务中，医疗管理始终处于各项任务的中心地位，其他管理活动通常服务、服从于医疗管理。由于医疗活动具有诸多不确定性，其随机性大、可控性小，往往伴随着各种不可预见的情况。因此，协调医院内部不同部门，整合院内及院外资源，以及促进医学与其他学科如理学、工学等的融合，变得尤为重要。通过这些整合措施，医院可以建立并维护一个稳定且高效的工作秩序，确保医疗管理能够适应不断变化的需求和挑战，实现与时俱进。

参考文献

[1] 张鹭鹭，王羽. 医院管理学[M]. 2版. 北京：人民卫生出版社，2014：616.
[2] 钟小红，杨辉，王颖，等. 城市公立医院改革背景下整合型医疗服务理论框架研究[J]. 中国卫生经济，2019，38（3）：9-12.
[3] 王书平，黄二丹. 面向未来的我国整合型医疗卫生服务体系蓝图[J]. 卫生经济研究，2023，40（7）：1-4，8.
[4] 金俊英. 院前院内急救一体化衔接的探讨[J]. 中西医结合心血管病电子杂志，2017，5（21）：20，22.
[5] 肖清滔，钟歆. 国外直升机应急救援体系现状与启示[J]. 中华灾害救援医学，2018，6（8）：455-459.
[6] 苏宇，李刚，陈琢，等. 院前与院内急救一体化救治体系构建与实践[J]. 中国医院管理，2022，42（5）：52-54.
[7] 郝婧灿，吴楠，贾茜，等. 综合医院多学科诊疗实践与探索[J]. 现代医院管理，2022，20（1）：31-33.
[8] 蒋帅，刘琴，方鹏骞. 智慧医疗背景下"十四五"我国医院医疗质量与安全管理策略探析[J]. 中国医院管理，2021，41（3）：15-17.
[9] 涂惠，马海萍，熊晓云，等. 一站式服务在冠心病就诊流程中的应用[J]. 现代医院，2016，16（9）：1339-1340，1343.
[10] 杨月芳. "一站式"服务模式在医院门诊中的应用[J]. 当代护士（中旬刊），2015，22（11）：165-167.
[11] 陈燕凌，穆云庆，陈黎明，等. 大型综合医院患者就医选择影响因素的调查研究[J]. 中国社会医学杂志，2012，29（2）：110-111.
[12] 李劲松，包清，徐卫国. 公立医院一站式便民服务中心建设及实践[J]. 中国医院管理，2009，29（9）：51-52.
[13] 徐建. 医院"门诊一站式"服务模式的探索[J]. 中医药管理杂志，2015，23（9）：39-42.
[14] 张新丽，贺巧玲，向莉，等. 医学人文关怀在门诊工作中的应用与思考[J]. 当代护士（下旬刊），2020，27（4）：125-127.
[15] 魏毅，姚迎春，何晓俐. 大型综合医院门诊患者就医行为的影响因素分析[J]. 实用医院临床杂志，2018，15（4）：240-243.
[16] 侯冷晨，金逸，徐英，等. 综合性医院门诊一站式自助服务机的运用[J]. 现代医院管理，2012，10（5）：48-51.
[17] 卫荣，宋益喆，郭健，等. 基于信息技术整合的门诊诊疗服务流程再造[J]. 中华医院管理杂志，2016，32（6）：465-466.
[18] 胡滨，郭欣，李茜，等. 我院创新门诊服务管理的实践探索[J]. 中国医院管理，2018，38（11）：67-69.
[19] 李少杰，李晖，孔霞. 公立医院多学科整合门诊服务模式的实践探索[J]. 中国医院管理，2017，37（2）：

39-41.

[20] 代佳灵, 何谦, 武永康, 等. 多学科诊疗门诊难点分析及建议[J]. 中国卫生质量管理, 2021, 28（6）: 31-34.

[21] Hou M, Gong X, Chang W, et al. Will multidisciplinary collaboration reduce the disability rate of diabetic foot（2009-2019）?-a study based on the perspective of organizational reform[J]. Front Public Health, 2021, 9: 760440.

[22] 王显荣, 王佳卉, 夏宇轩, 等. 医技、药学及护理开设门诊实践与思考[J]. 中国医院, 2022, 26（6）: 94-96.

[23] 高凤莉, 刘均娥, 丁舒, 等. 我国三级医院护理专科门诊建立与实践现状的调查分析[J]. 中国护理管理, 2017, 17（10）: 1297-1302.

[24] 王琳, 崔建蓉. 我院药学门诊发展现状浅析[J]. 中药与临床, 2022, 13（2）: 80-82, 91.

[25] 曹建文, 刘越泽. 医院管理学[M]. 3版. 上海: 复旦大学出版社, 2010: 409.

[26] 魏金涛, 张茂. 急诊科建筑布局的现状与展望[J]. 实用医院临床杂志, 2023, 20（3）: 18-21.

[27] Pati D, Pati S, Harvey T E. Security implications of physical design attributes in the emergency department[J]. Herd, 2016, 9（4）: 50-63.

[28] 张新丽, 贺巧玲, 向莉, 等. 医学人文关怀在门诊工作中的应用与思考[J]. 当代护士（下旬刊）, 2020, 27（4）: 125-127.

[29] 王钰炜, 周帅帅, 王飒, 等. 一站式创伤复苏单元整合5G技术的建设及应用研究[J]. 中华急危重症护理杂志, 2022, 3（4）: 300-304.

[30] 张慧素, 吴微微, 张秀平. 一体化模式在急诊入院管理中的应用[J]. 中医药管理杂志, 2021, 29（18）: 49-50.

[31] 马莉. 一体化链式创伤急救护理干预措施在急诊颅脑外伤中的临床应用价值[J]. 健康之友, 2022（18）: 205-207.

[32] 张莹荣, 张海风, 商琼琼, 等. 网格化管理模式在护理应急团队培训中的应用[J]. 齐鲁护理杂志, 2020, 26（16）: 46-48.

[33] 冯静, 毕东军, 钱卫央, 等. 基于信息化平台网格化居家护理服务模式的构建及应用[J]. 中华现代护理杂志, 2021, 27（8）: 994-999.

[34] 初喆, 张春艳, 熊文燕, 等. 急诊重点病种全流程网格化管理模式应用效果评价[J]. 护理研究, 2021, 35（10）: 1839-1842.

[35] 吴静, 湛孝蓉, 樊燕, 等. 基于网格化护理管理模式在严重创伤患者中的应用研究[J]. 岭南急诊医学杂志, 2024, 29（1）: 54-56.

[36] 韩锋. 链式流程管理在急诊严重创伤患者救护中的应用价值[J]. 基层医学论坛, 2024, 28（3）: 33-36.

[37] 巴雪, 裴理辉. 链式流程护理管理在急性出血性脑卒中患者抢救中的应用效果[J]. 国际护理学杂志, 2020, 39（23）: 4354-4356.

[38] 韩梅, 白妮妮. 链式流程护理管理在急性出血性脑卒中患者中的应用效果[J]. 临床医学研究与实践, 2023, 8（24）: 183-186.

[39] Johnson A M, Cunningham C J, Arnold E, et al. Impact of using drones in emergency medicine: What does the future hold?[J]. Open Access Emerg Med, 2021, 13: 487-498.

[40] 葛芳民, 李强, 林高兴, 等. 基于5G技术院前-院内急诊医疗服务平台建设的研究[J]. 中华急诊医学杂志, 2019, 28（10）: 1223-1227.

[41] 佚名. 宁夏经济社会即将迎来"千兆+5G"时代 宁夏回族自治区人民医院"5G+院前急救"展示引发热烈反响[J]. 宁夏医学杂志, 2019, 41（6）: 577.

[42] Weisfeldt M L, Everson-Stewart S, Sitlani C, et al. Ventricular tachyarrhythmias after cardiac arrest in public versus at home[J]. New England Journal of Medicine, 2011, 364（4）: 313-321.

[43] 郭潇雅. 医用无人机样本"打飞的"[J]. 中国医院院长, 2022, 18（11）: 82-83.

[44] Chen W C, Kuo C C, Lin C C, et al. A preliminary study on the effects of the peer-led self-management (PLSM) program on self-efficacy, self-management, and physiological measures in older adults with diabetes: a block randomized controlled trial[J]. Geriatric Nursing, 2021, 42(2): 386-396.

[45] 郑丽妮, 张慧君, 祝茂仙. 自我-互助-团体管理模式在中医药护理团队中的应用研究[J]. 中医药管理杂志, 2022, 30(15): 83-85.

[46] 和霞, 林梅, 杨清, 等. 我国多学科协作护理模式的应用现状[J]. 天津护理, 2021, 29(3): 375-378.

[47] 刘文燕, 李智. 多学科护理团队研究进展及质量控制[J]. 现代医药卫生, 2017, 33(13): 1985-1987.

[48] 门婷婷, 杜修燕, 王玲, 等. 多学科护理会诊模式在提升护士综合能力中的应用[J]. 齐鲁护理杂志, 2021, 27(7): 73-75.

[49] 张晓利. 一动力三循环, 打造管理闭环[J]. 中国医院院长, 2023, 19(2): 57-59.

[50] 池蓉, 江秀敏, 郭胜斌, 等. 基于"一动力三循环"的"3I"管理模式在提升产科门诊护理服务满意度中的应用[J]. 中国妇幼卫生杂志, 2020, 11(5): 90-94.

[51] 姚辉, 常红, 王晓娟, 等. 应用手机APP干预改善轻中度脑卒中患者生活质量的研究[J]. 中国护理管理, 2017, 17(1): 103-107.

[52] Ng Z Q P, Ling L Y J, Chew H S J, et al. The role of artificial intelligence in enhancing clinical nursing care: a scoping review[J]. J Nurs Manag, 2022, 30(8): 3654-3674.

[53] 高锦萍, 叶小婷, 李媛媛, 等. 人工智能在临床护理中的应用: 范围综述[J]. 循证护理, 2022, 8(22): 2996-3006.

[54] Huang K, Jiao Z Y, Cai Y J, et al. Artificial intelligence-based intelligent surveillance for reducing nurses' working hours in nurse-patient interaction: a two-wave study[J]. J Nurs Manag, 2022, 30(8): 3817-3826.

[55] 张营, 王晓萍, 田丽. 智慧化护理信息平台的建设与应用[J]. 医疗装备, 2021, 34(23): 154-156.

[56] 周嫣, 刘博, 张薇, 等. 国内外移动护理系统在临床开发和应用中存在的问题及解决策略[J]. 中国护理管理, 2012, 12(4): 67-70.

[57] Ross A, Greenberg P. Components of the next generation of integrated care[J]. NAM Perspect, 2020: 10.31478/202011e.

[58] Health T L G. Implementing implementation science in global health[J]. Lancet Glob Health, 2023, 11(12): e1827.

[59] 宋芝芳. 实用医院感染管理工作指南[M]. 2版. 长春: 吉林科学技术出版社, 2019: 169.

[60] 张珍, 赵云. 基于多部门协作与督导的院感防控模式在MDRO管理中的应用[J]. 现代诊断与治疗, 2021, 32(20): 3323-3325.

[61] 罗鑫, 刘利君, 郑劭, 等. 多部门协作在多重耐药菌医院感染防控中的应用与效果分析[J]. 国际检验医学杂志, 2019, 40(23): 2930-2933.

[62] 吴文娟, 郑水凤, 仲南, 等. 基于FOCUS-PDCA的院感质控管理措施对环境卫生学消毒效果和手卫生的影响[J]. 中国医药导报, 2022, 19(22): 160-163, 180.

[63] Ma H, Zhu J, Liu J, et al. Hospital biosecurity capacitation: Analysis and recommendations for the prevention and control of COVID-19[J]. J Biosaf Biosecur, 2020, 2(1): 5-9.

[64] Bessis S, Dinh A, Gautier S, et al. A restructured hospital into a one-building organization for COVID-19 patients: a resilient and effective response to the pandemic[J]. Front Public Health, 2022, 10: 709848.

[65] 何露佳, 何晓俐, 赵淑珍, 等. 突发公卫事件中医院"四全"系统网格化感染管理探讨及实践[J]. 现代预防医学, 2020, 47(16): 2994-2997.

[66] 阿丽努尔·阿不都热合曼. 医护一体医院感染预防与控制模式在医院感染管理中的效果观察[J]. 临

床医药文献电子杂志，2018，5（89）：188.
- [67] 张亮，吕莹，江珊，等.三级综合性医院转为新型冠状病毒肺炎定点医院的医院感染防控WSR方法实践探索[J].上海中医药杂志，2022，56（8）：7-10，14.
- [68] 周启志.院感实时监测预警系统及其应用效果[J].解放军预防医学杂志，2017，35（3）：283-286.
- [69] 刘卫方.基于医院数据平台的院感监测系统的构建与应用[J].江西通信科技，2015（1）：38-43.
- [70] Chen W，Yao M，Dong L，et al. The application framework of big data technology during the COVID-19 pandemic in China[J]. Epidemiol Infect，2022，150：1-11.
- [71] Behnke M，Valik J K，Gubbels S，et al. Information technology aspects of large-scale implementation of automated surveillance of healthcare-associated infections[J]. Clin Microbiol Infect，2021，27(Suppl 1)：S29-S39.
- [72] 雷曦兵，陈丽萍，肖亚雄，等.智能预警联合信息化管理在医院感染病例监测中的应用[J].现代医药卫生，2021，37（10）：1782-1784.

第三章 临床教学与整合

临床教学（clinical teaching）是医学教育的重要组成部分，是培养合格医学人才的关键所在[1]。在医学教育过程中医院临床教学阶段是不可或缺的重要环节，它将基础教学与其他各种形式的教学相结合，理论联系实践，是医学生转变成医生的重要过渡[2]。2008年，卫生部、教育部联合颁发《医学教育临床实践管理暂行规定》（简称《规定》），规定医学教育临床实践包括医学生的临床见习、临床实习、毕业实习等临床教学实践活动和试用期医学毕业生的临床实践活动[3]。

医疗机构是医学院校开展临床教学的重要基地，也是面向社会的服务机构，在教书育人和治病救人两个领域服务于社会。自2014年国家文件首次提出"医教协同"这一概念以来，很多临床医学院与附属医院合并管理，住院医师规范化培训制度得以确立，继续医学教育深入开展，附属医院作为医学人才培养主阵地作用愈发凸显[4]。2020年，《国务院办公厅关于加快医学教育创新发展的指导意见》提出，要以"大国计、大民生、大学科、大专业"的新定位推进医学教育改革创新发展，在优化医学学科专业结构，推进医学与多学科深度交叉融合，提升医学人才培养质量和医学科研创新能力等方面作出全面部署。这一举措将加强培养医学生的道德、仁爱、学术、技术和艺术等方面，推进医学教育的创新发展[5]。一所较高水平的医院通常融医疗、教学、科研于一体，呈现"以教学带动医疗，以医疗反哺教学，以科研提升实力"的良好发展态势。

推动医院医学教育、医疗服务和科研工作的协同发展，整合管理是一项重要的解决策略，以整合为基础的医学教学模式、临床师资队伍建设、临床课程体系改革等举措，在构建新型教学模式、提高教学质量、加强学生自主学习能力与创新精神的培养等方面具有明显优势。

第一节 临床教学资源整合概述

临床教学资源主要来源于高校与医院两方面。学校提供各种中英文教科书、参考书、临床医学期刊等学习资源；临床带教教师通过问题互动、启发、典型疾病介绍、临床操作示教、图片视频展示等多种教学手段实施教学培养。单从医院方面来看，以往教学资源已经不再满足现代医学教育的需求。

随着我国新一轮医药卫生体制改革（简称"新医改"）的深化，社会竞争进一步加剧，群众和医院对医疗人才的要求越来越高，不仅要具备扎实的专业知识，还要有过硬的实践能力和良好的沟通能力、团队协作精神等。医学生为了自身发展应不断扩大知识涉猎范围，努力成为跨学科的整合型人才。而高校与医院为提高临床专业人才培养质量，适应社会的需要，已不再是简单地由医院医务人员教学，而是积极探索最优的人才培养机制与路径。针对当前环境、行业、岗位需求共同制订人才培养方案，在教学资源和教学平台等方面进行有效的资源整合，满足人才培养的现实需求。

一、大学与医院的资源整合

回顾我国医改发展历程，体制改革释放了四波改革浪潮。第一波来自医改对社会资本办医的大力倡导和鼓励，一批优秀民营医院崛起，并涌现了不少上市公司；第二波来自企业医院改制，大批企业医院剥离，造就了一批医疗集团；第三波是军队医院改革，一批军队医院转隶、更名、合并、移交，进一步规范和强化了军队医院的医疗保障能力；第四波是优抚医院改革，2018年国家开始组建退役军人事务部，全国优抚医院陆续由民政系统整建制转隶到退役军人事务系统。医改历程中的亮点、难点越来越醒目地提示，公立医院体制改革绝不是简单地换一个管理部门或某种方式方法的改变问题，而是一场全方位的脱胎换骨似的医疗与管理观念的革命运动。

我国军队医院、企业医院与优抚医院改制具有相似的改革路径。如支持医疗机构合并重组、推进集团化运营、将医院纳入区域规划、整建制转隶地方政府或高校等方式。其中，医院深化改革模式之"移交地方政府"，是指将医院移交地方政府或高校，纳入地方卫生区域规划，与地方政府办公立医院一视同仁，政府对医院的运行和发展承担筹资和补偿责任[6]。例如，2004年，中国人民解放军第一军医大学附属第一医院和附属第二医院随第一军医大学整体移交至广东省，分别改为南方医科大学南方医院和珠江医院；2016年，南京中医药大学与中国人民解放军签署关于建立直属附属医院关系协议书，中国人民解放军第八一医院转隶为南京中医药大学附属八一医院。企业医院改制转隶为大学附属医院的相对较多（表3-1）。军队和企业医院改革的路径及成功经验对于探索改革发展路径的优抚医院提供了良好借鉴。2022年1月，湖南省退役军人事务厅与南华大学共建共管湖南省荣军优抚医院，将荣军优抚事业与学校优质医疗品牌融合发展，医院转隶为南华大学附属第七医院，加挂湖南省荣军优抚医院牌子，成为全国首个整建制转隶地方高校的省级荣军医院。

表 3-1 国企医院转为大学附属医院（部分）

前身	转制后
郑州铁路局中心医院	郑州大学第五附属医院
赣州铁路医院	赣南医学院第三附属医院
沈阳铁路中心医院	中国医科大学附属第四医院
铁道部北京铁路总医院	首都医科大学附属北京世纪坛医院
哈尔滨铁路中心医院	哈尔滨医科大学附属第四医院
广州铁路中心医院	广东药科大学附属第一医院

续表

前身	转制后
首都钢铁公司医院	北京大学首钢医院
太钢总医院	山西医科大学第六医院
广州邮电医院	南方医科大学附属第三医院
中国石化集团江汉油田中心医院	长江大学附属汉江油田总医院
齐鲁石化公司中心医院	北大医疗鲁中医院
青岛纺织医院	青岛大学附属青岛市中心医院
浙江省建筑工程公司职工医院	浙江中医药大学附属第二医院
中国铁道建筑总公司总医院	首都医科大学附属北京朝阳医院西院

医院与大学的结合全面增强了医教协同的协调度。大学与附属医院在医学教育中通过整合双方优势资源，促进了教育资源、学科资源和人力资源的高效融合与交流，还推动了医学教育的创新发展。在此导向之下，近年来，部分高校基于一定的教学与临床科研转化需求发展自身的附属医院布局；医院则通过拓宽自身的发展空间、拓展服务功能，积极争取成为大学附属医院。双方的协同合作为医学教育的发展注入了新的活力。

一方面，高校与医院的合作将有效缓解临床教学资源不足的困境，并为大学提供一个迅速发展的契机。应国务院办公厅《关于加快医学教育创新发展的指导意见》的要求，除了医科院校和综合性大学，还有不少理工和师范类院校也将附属医院作为医学学科布局中的重要一环。如杭州师范大学于2020年底与杭州市儿童医院等五家医院签署合作协议，纳入杭州师范大学非直属附属医院管理。而附属医院的增设对高校以及医院临床教学管理提出了新要求，为应对这些要求，高校和医院双方都应从宏观层面认识到整合资源的必要性，提升教学管理内涵，促进教育资源的有效利用和优化配置。另外，多数医学院校会与多家医院建立合作关系，包括直属附属医院、非直属附属医院、教学医院等，不同的模式拥有各自的优势和特点。因此，资源整合不仅是医院与学校之间，还包括不同附属医院之间的协作与共赢。通过构建教学交流平台，高校可以引导并协调各方资源，强化各附属医院之间的横向联系[7]。同时，在基本教学设施完善、人才培养体制机制创新、教学师资队伍建设强化、专业学科建设深化等方面深化合作关系，以期达到教学相长、相互促进、共同发展的合作共识。

二、临床教学资源科学配置

临床教学资源的科学配置，应当基于医疗需求、教学目标和可用资源进行全面分析。借助于信息技术进行资源整合的优势，可成立医院内部临床教学中心，这样不但可以充分利用教学资源，还可以实现教学资源共享，为医院临床教学资源的科学配置及应用提供保障[8]。例如，利用附属医院的临床资源及网络教学手段，充分整合临床常见与典型病例，并建立相应的网络临床学习资源库，为学生的网上学习提供便利，拓展学生的临床学习空间，形成全新的临床技能教学模式。通过影像存储与传输系统将临床各种病例的影片保存至教学中心的信息系统中，为影像诊断的实验教学提供便利，真正实现学校与医院、医院与医院之间教学资源的共享。手术教学及观摩系统通过采集手术室的语音视频信号，经处理后通过网络传输，使得学生能够远程访问观看，为多名学生在不同地点同一时间实时观看临床手术情况提供了可能。通过远程会议，指导教师可以对手术进行逐步讲解，与学生展开讨论，不但能使学生清楚地观看手术，还能加深他们对相关知识的记忆与理解，从而提高学生学习的积极性与临床思维能力。与此同时，还可同步录制图像和语音，并上传至实验中心的电脑，为师生收集与保存资料、社会学员短期培训及临床手术示范教学提供便利等等。这些措施共同促进了临床教学资源的优化配置和高效利用。

三、综合教学实训平台搭建

建立临床实验教学共享实训平台，将更好地实现教学资源共享及实验室教学资源的信息化管理，有利于教师开展科学研究及成果转化。医院可遵循"环境真实性、资源共享性、功能多样性、使用开放性"的原则，通过搭建智能化、现代化、多学科、多层次、综合性、创新性的医学仿真实验服务平台，促进"现学现考、实境引导、虚实结合"的教学组织方式的实现，让学生熟悉临床技能操作流程，在实际临床环境中认知职业道德、人文关怀，培养医学生的技能操作和知识协同能力，全方位提升岗位胜任力[9]。

例如，基础训练平台通常承担临床医学、中医学、口腔医学、医学影像学、医学检验等专业学生的体格检查、实验诊断、影像诊断、无菌手术、动物手术等教学任务，以及心肺听诊、肝脾触诊、铺巾消毒、切开缝合、妇科检查、产科检查、儿科检查、心肺复苏（CPR）、气管插管、除颤等临床各科基本操作的模拟训练内容。通过教师示教、学生操作、教师讲评、集体讨论等教学方法对即将进入临床实习的学生进行理论、实训操作的一体化教学。

综合训练平台运用现代模拟的理念和技术，创造临床思维训练的教学情境，使用高端智能模拟人或紧急事件处理软件等设备，建立虚拟临床情境，从而实现组织讨论式的教学，培养医学生的临床思维，提升他们的临床能力。在这个环节的学习中，学生能够比较准确地掌握临床常见疾病的诊治原理，以及一些紧急事件的处理方法。在整个教学过程中，主要是由教师来编写病例及情景、演示介绍病例、组织讨论等，着重于对临床疾病的讨论以及相应的操作处理。实习前强化训练平台对即将进入临床实习的医学生进行强化训练，包括临床基本技能的强化，了解和熟悉医院病历、处方、化验单的书写，以及在临床实习期间的一些注意事项。临床技能操作考核平台主要用于对学生的临床技能训练和临床实践教学效果的评估，使学生在目标时间内掌握分析问题和解决问题的临床能力[10]。

四、临床教育教学理念更新

2018年8月，为适应新一轮科技革命和产业变革的要求，中共中央、国务院印发关于新时代教育改革发展的重要文件，首次正式提出新医科——从治疗为主到兼具预防治疗、康养的生命健康理念，开设了精准医学、转化医学、智能医学等新专业（图3-1）。同年10月，教育部、国家卫生健康委员会、国家中医药管理局启动实施《卓越医生教育培训计划2.0》，对新医科建设进行全面部署。发展新医科是新时代党和国家对医学教育发展的最新要求。

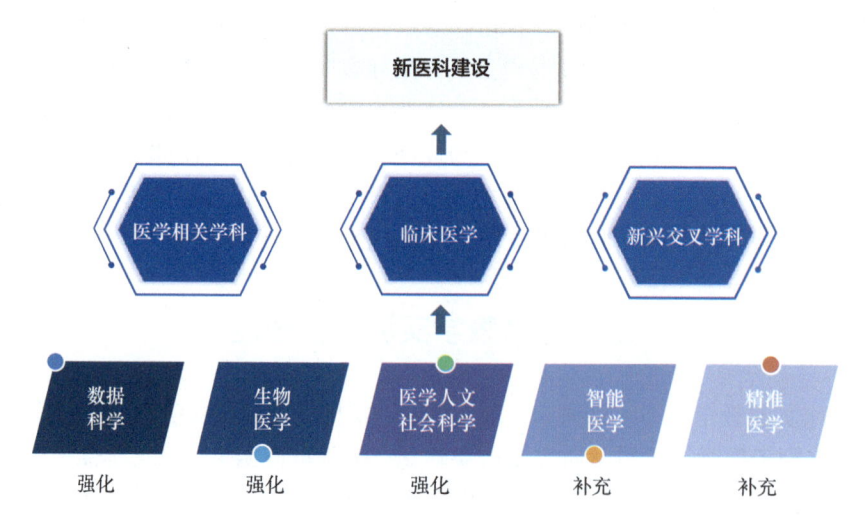

图 3-1　新医科背景下的学科构成

新医科建设的推进强化了数据科学、生物医学及医学人文社会科学等领域的建设；智能医学和精准医学作为新兴交叉学科，为医学领域注入了新的活力，成为其不可或缺的补充部分

时代在发展，技术在进步，未来医疗行业或将面临更多、更大的复杂性。同时医改、教改不断深化，相应的师资队伍、教学环境设备、临床医学专业人才培养方案和模式等也需要根据实际情况以及未来发展趋向进行论证修订[7]。例如，新型冠状病毒感染疫情促使我们反思，面对全国性、全球性公共卫生突发事件时，我们能否做到防患于未然？如何维护和推动全人类的健康？我们将如何进行医学教育和研究？作为推动医疗卫生事业发展动力源泉的高等医学教育，越来越与国家安全、社会稳定和民心所向紧密联系在一起。整合医学的整体观、整合观及医学观要求医院临床教学能从更新教育理念，改革教学方法，增强立德树人意识、育人能力及实践教学能力等方面，提升医学人才能力水平与人文素养。

因此，在现代教育技术教学理论的引领下，结合国家医改教改方针与政策，以及各学校、医院的教改经验，医院应聚焦于医学教育教学资源的整合，从带教师资、课程体系、教学模式、平台构建及人文素养等方面综合提升临床教学效率与质量，发挥好医院的教学功能。

第二节　临床教学管理体系的整合

所谓临床教学管理，就是临床学院的教学管理者对全院医学本科生和长学制医学生（7年制硕士和8年制博士）的临床教学通过计划、组织、协调、控制、领导等各种管理手段进行管理，以达到实现教学目标、提高临床教学质量的目的[11]。临床教学管理体系是以岗位胜任能力与形成性评价为理论指导，临床教学基地建设为基础，临床教学团队建设为重点，质量内涵为核心，涉及临床教学过程的各个环节[12]。

医学专业的综合性主要表现为两个层次：一是将基础理论和临床实践有机结合起来，

注重学以致用；二是将各学科知识进行综合，从总体上看待问题[13]。在医院临床教学管理体系中，教学目标、教学师资、教学内容及教学形式等被视为重要的要素。2006年西南医科大学冯志强教授率先提出整合医学教育思想。医学整合教育强调整体观、整合观和医学观。整体观是指医学教育从机体的整体性出发，引导学生从全局、全面、立体的思维高度去观察、思考和探究生命，避免认知的片面性。整合观即依据知识间的关联，采取串联、并联和交联等方式建构知识间的关联体，避免医学知识的"隔离"和"熔断"。医学观是将人文精神、哲学思想、创新思维融入医学育人活动中，培育有情感、有思想和有创新的现代医学人才，提升其为国为民服务的职业素养[14]。

整合管理在教育中的应用体现在教学内容的整合、教学方式的整合、教学资源的整合等方面。在"新医科"及"医教研协同"背景下，为更好地应对医学教育的快速发展和变革，医院应引入整合管理策略，深化医学教育、临床实践和科研探索三者之间的互动与共同进步。

一、卓越医生的培养目标

临床医学硕士专业学位研究生与住院医师规范化培训并轨模式，是我国借鉴国际医学人才培养经验，结合国内医学院校医学生培养模式及目前社会人才需求的转变，采取的双轨合一的医学教育，充分利用了国家社会教育资源，规范了专业研究生培养思路，有利于满足社会人才需求[15]。2012年，教育部和卫生部共同出台《关于实施临床医学教育综合改革的若干意见》《关于实施卓越医生教育培养计划的意见》，推出"卓越医生教育培养计划"，其核心在于提升医学人才质量，培养卓越医生。推进医院临床教学的整合式管理，其核心目标就是培养卓越医生，这涉及师资队伍建设、教育教学理念、人才培养标准等一系列内容。

2019年突如其来的新型冠状病毒感染疫情，使得医学教育工作者不得不反思当前医学人才培养中的短板，尤其是复合型医学人才的匮乏。2020年，国务院办公厅下发《关于加快医学教育创新发展的指导意见》提出，加快高层次复合型医学人才培养，健全以职业需求为导向的人才培养体系，设置交叉学科，促进医工、医理、医文学科交叉融合；推进"医学+X"多学科背景的复合型创新拔尖人才培养；推进基础与临床融通的整合式8年制临床医学教育改革。由此可见，卓越医生的培养体现了教育与培训、学科交叉与融合、基础与临床、理论与实践以及社会需求与人才培养等多方面的整合管理思想。这些整合思想共同构成了卓越医生培养的核心体系，为培养具备高素质、高能力、高创新精神的卓越医生提供了有力保障。

二、整合型师资队伍建设

教师队伍的职业素养直接关系到学生培养质量。医院临床带教教师往往有着教师与临床医生的双重身份，临床、教学双肩挑，肩负着更多的责任与使命。Waitzberg Ruth等的研究认为，医院的专业人员（包括临床医生和管理人员）扮演着"双重代理人"的角色，他们既为患者服务，同时受雇于自己工作的医院。这意味着，在面临系统性约束时，临床医生和管理者需要同时满足临床和业务方面的要求，加之临床教学与科研的职责，更体现了临床医生和管理者"为多个委托人服务"[16, 17]。卓越医生的培养，前提是要打造一支师德高尚、业务精湛、结构合理、充满活力的高素质专业化临床教师队伍。《国家中长期教育改革和发展规划纲要（2010—2020）》强调了推进"双师型"教师队伍建设的重要性。另一方面，就医疗管理活动的角度来看，多学科团队贯穿于整合型医疗服务的始终，因此，多学科师资团队同样是健全临床教学管理体系的重要内容。这里从"双师型"教师队伍建设和多学科师资团队建设两方面阐述临床教学师资的建设与管理。

（一）"双师型"教师队伍建设

"双师型"临床教师不同于临床医师，临床医师只参与医疗工作，而只有具备医疗、教学、科研综合能力的临床医师、高校教师才能成为"双师型"教师。"双师型"教师应秉承"医疗为中心、教学是基础、科研是动力"的理念，培养适应社会需求的应用型、复合型的医学人才[15]。在教学师资管理层面，师资的选拔和认定、培养与发展是管理的关键。

1. "双师型"教师的选拔和认定

培养临床教师要从优选开始，把好入口关。为了使"双师型"教师的培育、筛选和认证有章可循，医院应对临床教师候选人的选拔制定严格的质量标准，从源头上控制教师培养质量[18]。

首先，构建严格的临床教师选拔聘任制度，在入口把好质量关，是保证临床教师专业化的前提。医院要坚持"择优理念"，实行准入制度，提升教师的学历标准、品行和教育教学能力。

其次，制定符合实际的准入标准。对于临床教师的遴选，选拔标准尽可能量化，以保证选聘的客观性和公平性。

再次，搭建临床教师专业化成长平台。临床教师的专业发展是一个长期的过程，搭建教师专业化成长平台才能实现可持续发展。医院科教部门应为教师提供多元化发展渠道，为每位教师提供个性化、咨询化服务，最好建立基于教师个体专业发展的档案，借助教学工作报告与总结、教学研讨体会、课件、网络课程等各种教学活动资料，真实记录教师教学能力的成长过程，形成基于教师个体反思性教学和群体教师专业发展的氛围。同时，利用现代信息技术的优势和在教育方面的潜力，增强信息化环境下教师有效教学能力，推动信息技术与教师教育深度融合，建设教师网络研修社区和终身学习支持服务体系，促进教师自主学习。

最后，健全临床教师评价制度。临床教师评价制度的设计要考虑绩效性评价、发展性评价、个性化评价等。其中：绩效性评价是基于目标责任制的评价方式，即根据个人目标的完成情况来评价教师的绩效，为教师的专业发展指明方向并提供动力；发展性评价是注重教师的潜力和发展的一种评价方式，原则性和灵活性相结合，有助于优秀人才得到自由充分的发展，评价的主体包括教师自身、同行、学院管理人员及学生等，从不同的视角以发展的眼光进行综合、全面、完整的评价；个性化评价是基于多元发展的理念，为了促进临床教师专业发展的自主性和创造性，针对不同的教师提供个性化的评价内容，满足教师多元发展的需求，如根据教师的职称差异提供不同等级的基本要求，并且具体、量化，实现临床教师多元化发展和个性化发展。

2. "双师型"教师的培养与发展

医院"双师型"教师队伍建设集中体现了教育与实践、资源、学科交叉以及教师发展等多方面的整合管理思想。促进"双师型"教师发展是提高后续教学质量的重要保障，强调临床教师在医院所提供的资源或平台上不断强化医疗与教学实践能力。临床实践能力是"双师型"教师必不可少的素质，为提升教师临床实践能力，可采取各种措施强化教师教育临床实践环节。例如，设立临床实践项目基金，用于支持临床教师的继续教育以及实习生的临床实习[18]。同时，改革临床教师教育课程体系，建立理论课程与临床实践相融合的课程体系，并制订严格的教师实习计划，增加教师的实习时间。此外，培养"双师型"临床教师是一个系统工程，只有多部门协同合作才能够推动"双师型"教师培养体系的健全。针对医学教育中存在的"理论过多，实践过少"的问题，要协调医院、医学院校等单位联合开展实践场所培训、研讨等活动，增强"双师型"教师的实践部署和职业素质的运用。

在学科交叉的大背景下，医院还可通过与高校、医学相关协会或学会等单位开展联合授课、教研、学术交流等活动，促进临床技术和知识的不断更新，提高"双师型"教师的教学质量。再者，医院可以成立内部教育智库，整合医学教育领域的资源，包括国内外相关机构，如专业学会、高校等相关教育机构，以及相关教材、课件、研究成果等。整合这些资源，以及相关制定标准及政策建议，包括医学教育改革、"双师型"教师队伍建设、教学质量监管等方面，可以为医学教育领域提供有益的智力支持。

（二）多学科师资团队建设

"教师团队"起源于20世纪60年代，当时国际教育领域倡导让每一位教师都成为研究者，教师与教师之间加强"同伴互助"，促使每一所学校都能建设高绩效的教师专业团队。多学科教师团队的提出和实施充分反映出人们从关注教师自身的发展和自我的管理转向了关注教师专业成长的同伴协作和团队合作，将临床教学老师的独立角色转变为团队合作者。通过教师团队中的每一位教师积极追求团队目标的统一、思想的统一、规则的统一、行动的统一，彼此尊重，彼此信任，共同参与，协同发展，努力为学生发展服务，共享教师团队成果[19]。医院多学科教师团队体现了跨学科知识和技能的整合管理思想，通过有目的地组织不同学科背景的教师团队，加强彼此间的协作与交流，以优化资源配置，提升教学质量，并促进学生综合素质的全面发展。这里从临床多学科师资团队的组建与运行两方面阐述多学科师资团队的建设。

1. 组建多学科教师团队

从临床医学专业学生培养目标的角度看，临床教学师资不仅应具有坚实的基础理论和专业理论知识，熟悉临床教育规律和教学方法，更要对临床诊疗相关多学科交叉实践有足够的认识和亲身经历，可以在实践教学环节中充分展示出娴熟的技能，是"产、学、研"结合的高层次、"双师型"人才。多学科教师团队建设通常是指医学院校或医院在教师管理过程中遵循一定的教师团队建设理论，有计划、有目的、有意识地将具有一定专业知识结构和专业技能的教师组成一支相互协作、团结共进的工作小组，同一团队中的教师与教师不断交流，不断提升工作效率。这使得学生能够在多学科导师团队以及学科交叉活动中学习，掌握广泛的知识与技能，并通过定期的指导来评估教学成效，形成教与学的良性循环（图3-2）。

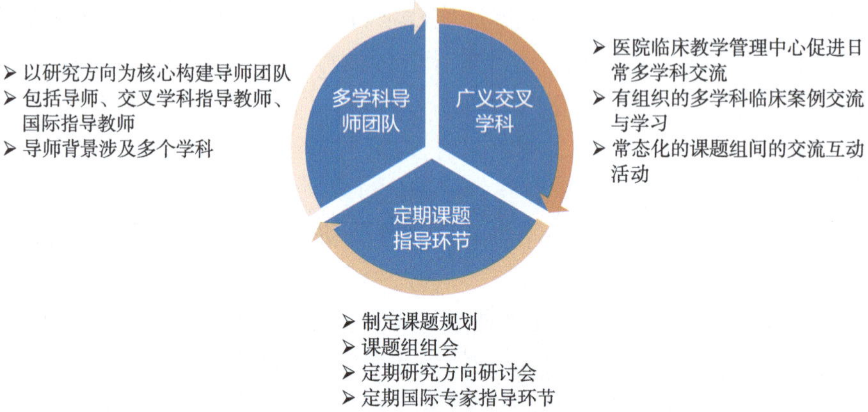

> 以研究方向为核心构建导师团队
> 包括导师、交叉学科指导教师、国际指导教师
> 导师背景涉及多个学科

多学科导师团队　　广义交叉学科

定期课题指导环节

> 医院临床教学管理中心促进日常多学科交流
> 有组织的多学科临床案例交流与学习
> 常态化的课题组间的交流互动活动

> 制定课题规划
> 课题组组会
> 定期研究方向研讨会
> 定期国际专家指导环节

图 3-2　多学科交叉研究生培养循环

2. 多学科教师团队运作

为使多学科师资团队更好地运行，医院要加强教学管理机构和组织负责对临床教学的全过程进行协调、监督和管理；建立完善的临床教学体系，包括病房轮转、门诊实习、病例讨论、病种讲座等课程，让学生逐步接触到不同的临床环境和案例。此外，通过配备先进的教学设施和设备，如模拟病房、影像中心、生理实验室等，为学生提供更加真实、全面的临床实践场景；加强现代技术手段的应用，让学生接触到先进的医疗技术和设备；通过电子病历、远程会诊等方式，让学生更好地掌握和运用现代医学技术，提高综合素质；同时，健全相关临床教学规范，鼓励教师以病例为中心，从实际案例出发，使学生能够直接接触到真实的患者病历、症状和医疗行为。

整合医学的临床思维要求有坚实的理论基础，包括基础理论、基础知识和基本技能，并强化学科间的纵向和横向联系，对相关学科知识进行优化整合。多学科集成的教师团队在教学过程中应适时调整教学策略，逐渐提升教学水平，进而促进学生独立学习能力的提升。

复旦大学附属肿瘤医院针对新医科背景下的医学影像学教育挑战，采取了一系列创新举措，加强师资队伍建设、深化临床科研实践、优化教育教学体系，全面提升医学影像人才培养质量。首先，医院夯实师资队伍建设与课程思政培育，在强化师资培训方面，提升教师思想政治素养与专业教学能力，通过课程思政教学研究中心建设和教育部产学合作项目，加强师资培训。拓展课程思政育人素材，鼓励临床教师参与学生德育实践，如"安宁疗护与人文关怀"实践，邀请资深教授解答医学影像伦理问题。同时，改进教学方法，基于各学科的特色，采用情景演绎、案例讨论等多元化的教学手段，激发学生的责任感，培养批判思维与医患沟通能力。其次，深化临床科教实践与"多学科+"导学团队建设。通过推进"多学科+"模式下的临床实践，鼓励研究生参与临床工作，特别是疑难病例的讨论等，促进理论与实践的结合。还与复旦大学多个院系合作，利用跨学科的优势，拓宽学生的学术视野，并加强创新能力的培养。驱动"多学科+"科研实践，支持学生跨学科学习，吸纳理工科背景人才，加速科研成果转化。此外，优化教育教学体系与"全影像+"人才培养。在院校教育阶段，开设特色本研课程，融入新医科特点，开展科研指导。在毕业后教育阶段，建立结对指导培养机制，注重"双跨学员"教学管理，确保培训质量。在继续教育阶段，打造具备全国影响力的品牌项目，推动专科影像标准化、同质化进程。上述这些举措提升了复旦大学附属肿瘤医院医学影像学科的教学水平，展现出新医科背景下医学教育创新的重要价值[20]。

三、多元化教学内容与形式

多元化强调的是在教学过程中实施多样化的教学内容与灵活的教学方法及形式，培养学生的综合素养与跨学科能力。教学内容与形式的整合不仅体现在教学内容的广度和深度上，也体现在教学方法和手段的多样性和灵活性上，旨在实现教学效果的最大化。

（一）临床教学课程整合

临床医学整合课程以"系统-疾病"为核心主轴，打破传统的"学科为中心"课程结构，将课程内容进行横向和纵向的整合。通过以疾病发展为导向，将"器官-系统"设为课程主线，构建了一个全面且连贯的医学知识体系。中国医科大学孙宝志教授把课程整合定义为：把内在逻辑、价值关联、现已分开的课程相整合；消除各类知识之间的界线，培养世界整体性及全息观念；养成对知识深刻理解和灵活应用的能力，从而整合解决现实问题；克服课程间内容重复，增强前后衔接，加强横向联系[21]。

课程整合的目的就是要淡化各个学科的界限，注重学科之间的交叉关系，把一些抽象的知识具体化，让学生更容易了解那些枯燥的基本概念，重视对转化医学的教学，将基础医学知识高效地转换成临床的应用，从而将基础与临床课程进行全面融合。在格鲁的阶段性自我指导学习模式中，学习者最初依赖教科书和教授的学习计划。随着学生的成熟，他们开始管理自己的学习，包括探索他们感兴趣的主题（表3-2）。在此过程中，会有多种因素影响学生在自主学习中的参与度，如对主题的熟悉程度、对学习材料的信心以及对学习材料的感知效用等[22]。自主学习是一种可教的技能，教师团队可以在学生新的轮转开始时指导他们拟定学习目标，使之更符合临床实际，并足够具体，可以实现。帮助学生识别学习问题,并在轮转过程中给予学生足够的时间去查阅答案。当有多个学习者一起工作时,要引导他们研究患者和病情,讨论证据以判断当前的诊疗措施是否适用于当前的患者情况[23]。

表 3-2 格鲁的阶段性自我指导学习模式

成长阶段	定义	教学策略
第一阶段 依赖型学习者	学习日程由权威人士制定,如教授或教务老师	授课、指导、观察 跟踪书面作业
第二阶段 感兴趣的学习者	积极的学习者,但对该学习内容的先验知识有限	讨论模拟讲座或基于案例/问题的角色扮演
第三阶段 参与型学习者	教师仍作为指导主体,但已具有学习主题的背景知识和指导学习的技能	促进小组讨论 基于案例的例子/问题反思活动 开展团队项目
第四阶段 自主学习者	独立学习者能够识别知识差距,创建并实施计划来弥补差距,并自我评估结果	同侪教学和演讲 开展独立的项目

德黑兰医科大学附属霍梅尼医院为提升医科本科生教育质量,创新性地设计并实施了基于器官系统的整合教学课程,有效促进了基础医学与临床医学的深度融合。医院整合教学课程设计与实施,设计了六门基于器官系统的课程,由多个院系的临床医生和基础医学研究工作者共同参与,确保课程内容的综合性和实用性。在 2014~2015 年间,开发了 21 个综合临床病例课堂讨论案例,用于两届医科学生的教学,旨在通过案例分析将基础医学知识与临床实践紧密结合,提升学生的学习质量。同时,注重课程评价与学生反馈,实施了多元化的评价体系,包括学生评价、教师评价和课程成绩评价,有效反映了课程的认可度和教学效果。大多数学生(78%)认为这种学习实践对他们的学习有积极贡献,能够更好地理解和应用基础医学知识(74%),并表示课程改变了他们对医学的看法(73%),加深了对医学跨学科性质的理解。学生们普遍认为,通过案例实践,他们的临床思维与问题解决能力得到了提升,超过 80% 的学生支持在未来临床教学中继续实施课程整合项目。这一创新的教学模式不仅提升了学生的学术表现和临床技能,还加深了他们对医学本质和跨学科特性的理解,展现了整合教育在培养未来医生方面的巨大潜力[24]。

(二)临床与科研培养整合

2015 年起,国家明确对于新招收的临床医学硕士专业学位研究生(简称临床专硕),在进行科研的同时参加住院医师规范化培训。确保合格毕业生可获得"执业医师资格证""住院医师规范化培训合格证书""硕士研究生毕业证"和"硕士学位证",简称为"四证合一"。临床专硕教育需以学术为依托,注重临床实践能力培养的同时,也应具备一定的临床科研能力,临床与科研的双重能力培养要将临床工作中产生的问题和科学研究结合起来,使研究生在临床培训的实践中用科学思维方法关注临床问题,解决临床问题[25]。

国家颁布的《住院医师规范化培训内容与标准(试行)》《临床医学硕士专业学位研

究生指导性培养方案》和《临床医学博士、硕士专业学位基本要求》均对临床专硕的科研思维及能力训练提出了明确要求：临床医学硕士专业学位研究生应具备一定的科研能力，能在临床实践中发现问题、分析问题并研究解决问题；能够熟练地搜集和处理资料，对临床信息进行科学分析和总结，探索有价值的临床现象和规律。在这一方面，医院可以通过制定临床实践与科研指南，为医生、学生提供科学、规范的指导意见；推广临床实践与科学研究两手抓的教学模式，如在课程设置和轮转科室安排上注意将科研培训及科研活动的开展融入教学内容及过程中；通过设立科研基金，倡导临床教师带领学生积极参与科研活动，提高师生的科研水平，推进医院科研成果的转化和产业化等。专业型临床医学人才的培养将在本章第五节具体阐述。

（三）临床教学形式整合

随着医学技术的不断进步和教育理念的不断更新，临床教学形式还将继续向更加多样化和个性化的方向发展。教学形式的选择应根据学生的实际情况和教学需求进行灵活调整，以达到最佳的教学效果。现如今国内外很多医学院已经在临床教学中使用人工智能虚拟现实设施在虚拟空间内全方位展示真实人体结构的解剖细节，模拟解剖和手术切除过程，成为临床教学的新模式。利用现代教学技术，如虚拟仿真技术、远程教育等，构建一个具有真实感的临床环境模型进行授课和演示。通过人工智能手段全息定量化地还原现实，让学生们看到诊疗场所中发生的事件，有助于理论与实际的结合，提高教学质量[26]。

以"网络课程"资源补足线下课程个性化、差异化不足等缺点。通过互联网、云计算、大数据、虚拟现实等技术，建设在线医学知识学习平台，收集并分析学生的学习数据及过程，不断优化学习情境，实时做出智能测评，为学生提供自适应学习服务[26]。整合不同形式的教学有利于提高教育教学质量和效率，为医学生培养健全的诊疗思维和操作技能提供有效的途径。教学形式的整合同样贯穿于整个教学过程的始终，具体的内容将在本章第三节阐述。

四、多维度教学质量监管

医院教学质量管理是指全员共同参与的、以教学质量为核心和最终目的以及对各种干预因素和过程进行全覆盖、系统化的管理，以期保障教学及持续提升临床教学质量[2]。临床教学质量受到许多因素的影响（图3-3），将教学质量的各个影响因素进行全面考虑、整体设计、系统计划和控制，以实现持续提升临床教学质量的目标，体现了系统思维和动态综合的整合管理理念。

新医科背景下，针对课程整合与临床教学形式整合的特点，教学质量评价应将教学过程与结果并重、主观评价与客观效果并重、定向和定量指标互相结合，着重考核教师对课程整合的理解和对学生学习能力的引导水平。医院应联合医学院校教师评价体系建立以教学设计、教学内容、教学方法、教学技能和教学组织为主体的新型教学评价体系，通过评价教学目标、教学理念、教学思路、课程思政、教学重难点、教学手段、教学互动、教态语态、教案撰写与教学实施等要素，全方位地进行临床教学质量评估[5]。另一方面，教学形式的整合为教学质量的过程性评估提供了更多的渠道和媒介。当下，很多医院已将临床教学评价与带教教师绩效考核相结合。在实际评价过程中，可以通过学生评教、同行评议、实地观察等方式对临床教师的教学质量进行评价；也可以设立专门的评估部门或评估委员会，对临床教师的教学质量进行评估和监督，全面提升医院的教学水平。

辽宁中医药大学附属医院自 2015 年起，持续优化中医临床实践教学体系，构建了一个以"培养应用型中医临床人才"为目标，以"培养中医临证思维、强化临床实践技能"为主线，涵盖"岗前培训、临证实践、综合考核"三个阶段的特色教学体系。首先，实施"一体两翼式"教学

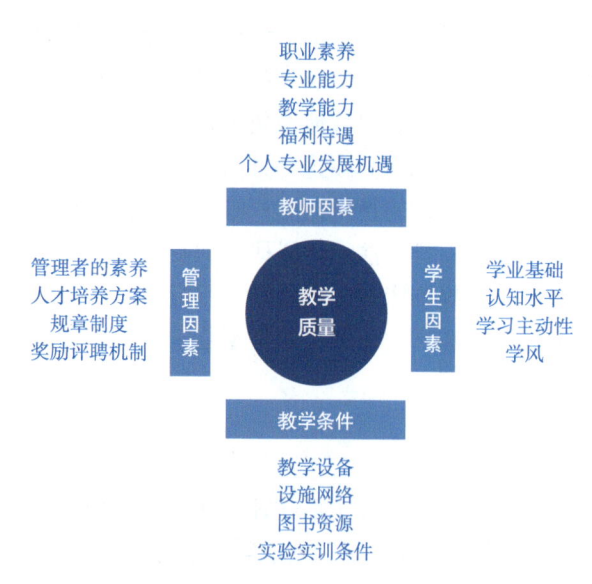

图 3-3 临床教学质量的影响因素
教学条件、教学内容和方法、教师水平、教学管理水平等因素共同影响着教学质量

管理体系与"四模块"岗前培训。成立本科临床教学领导小组，建立总带教教师、学士导师队伍，形成"本科临床教学领导小组"为主体，"总带教教师科室日常教学横向管理"与"学士导师个性化培训纵向管理"为两翼的管理模式，强化教学管理。"四模块"岗前培训包括思想道德、医疗法规、管理制度和专业知识教育，为学生进入实习岗位夯实基础。其次，开展个性化临床轮转与实践能力训练。根据专业实习大纲，制订临床轮转计划，确保学生在主干科室轮转，同时兼顾个性化发展，合理调配实习学生人数，保障临床科室工作正常进行，提升实习效果。通过床边接诊、疾病管理、典型病例分析等形式，训练学生的临床实践能力，强化中医临证思维，掌握沟通技巧和基本技能。最后，进行实践教学考核与平台建设。平时考核和三站式考核结合起来检验学生的实践能力、临床思维、沟通技巧和应变能力，并与执业医师考试接轨。辽宁中医药大学附属医院不断探索与实践，构建符合中医专业人才培养需求的临床实践教学体系，取得良好的教学效果和社会反响，为中医药教育改革与发展积累了经验[27]。

第三节　整合理念下的临床教学模式

纵观目前国内外诸多教学模式的改良，其目的大多是以更方便、更轻松的方法，更好地锻炼学生的能力、培养学生的思维、丰富学生的知识为主。因此，不必拘泥于某种教学模式，而应该博众取长，充分利用各种资源和设备，使学生在新的教学模式下获益更多。整合型临床教学模式在多样化的教学模式中逐渐崭露头角。

整合型教学模式是指将原有学科按照器官系统、形态与功能、正常与病变等内容进行重新整合，打破传统医学教育中基础教学与临床教学脱节的现象，使基础与临床之间、学

科和学科之间得到紧密融合。同时，整合型教学模式也强调课程计划应该将基础学科与临床学科整合，也包括课程组成部分横向的整合。这种整合型教学模式将整合医学思想融入临床教学，是医学人才培养模式的创新发展；将先进的教学方法和模式加以优化和组合，搭建系统、多样化的教学培养模式。本节通过探讨 PBL 教学模式、一体化教学模式、混合式教学模式，以评估整合式教学模式的价值与应用，探索更符合新时代交叉型医学人才培养的教学模式。

一、PBL 临床教学模式的应用

临床医学的教学模式多样，如传统授课模式（lecture-based learning，LBL）、基于案例的教学法（case-based learning，CBL）、以团队为基础的教学法（team-based learning，TBL）、基于问题的教学法（problem-based learning，PBL）等[28]。PBL 在国内外医学教育中应用广泛，以问题为基础，引导学生通过更多的自主学习，提高学生分析问题、解决问题的能力[29]。CBL 和 TBL 是在 PBL 的启示下逐渐探索出来的教学法。CBL 是以临床实际案例为基础，事先设计相关的临床问题，启发并引导学生围绕问题展开讨论的一种教学方法，其优势在于通过模拟临床实战环境，更好地帮助学生形成临床思维，同时大幅度提高学生自主学习的主观能动性，以及分析问题、解决问题的能力[30]。TBL 教学法强调以学生为中心，鼓励学生以小组团队的形式，进行互动、互助、互教的讨论式学习，以培养学生的创造能力、实践能力、语言表达能力、沟通能力，以及发现问题、解决问题的能力等综合素质[31]。PBL 是上述其他教学模式的核心基础，因此，这里以 PBL 教学模式为例，阐述临床教学模式的整合思维。

（一）PBL 教学模式的基本内涵

PBL 教学模式是 1969 年加拿大麦克马斯特大学医学院教育家霍华德·巴罗斯提出的一种学习方法。PBL 教学模式的核心是将学习置于具有现实意义的复杂问题情境中，通过学习隐含在问题背后的科学知识，培养学生解决问题的技能和自主学习能力[32]。在临床教学中，PBL 教学模式关注医学科学的系统性、基础性、完整性、逻辑性、循序渐进性等，对培养学生的临床思维具有明显的积极作用。如在临床病例的探究过程中，通过以学生为中心、以问题为教材、以小组为单位、以讨论为引导的全过程，为学生营造高度激励的学习环境，并注重临床学习过程的完整性及灵活多样，提升学生个人学习能力、合作协同能力和自信心。此外，PBL 教学模式还被广泛地应用到社会统计学、工程学、计算机基础教学、生态学、体育教育理论课等教学改革中，在多学科交叉运用中也显现出了良好的表现。

具体来看，PBL 教学模式在临床教学中的整合主要体现在知识整合、技能整合和思维整合几个方面：

1. 知识整合

PBL 强调围绕真实的、复杂的临床问题进行学习。在这个过程中，学生需要综合应用医学基础理论知识、临床技能和批判性思维，通过查阅文献、小组讨论等方式，深入理解并解决临床问题。这种学习方式促进了基础医学知识与临床医学实践的整合，有助于形成完整、系统的医学知识体系。

2. 技能整合

在PBL教学中，学生可以通过真实的临床活动，如病史采集、体格检查和实验室检测等，将所学的医学理论知识与实际操作技能相结合。同时，学生还需要在小组讨论中发表自己的观点，与小组成员沟通交流，从而培养团队合作和沟通能力。这种技能的整合有助于提升学生的综合素质和临床实践能力。

3. 思维整合

PBL教学模式鼓励学生从多角度、多层次思考问题，这有助于培养他们的批判性思维和解决问题的能力。在面对临床问题时，学生需要综合运用逻辑推理、归纳演绎等方法，分析问题的本质和关键所在并据此提出解决方法。这种思维的整合有助于提升学生的临床决策能力和创新能力。

（二）PBL教学模式的实施流程

1. 备课

PBL教学模式强调师生互动过程。因此，教师在备课阶段要提前构思互动的环节和内容。例如，那些能够激发学生思考的开放性问题。由于这类问题的答案不唯一，学生可能有各种回答。因此，教师需要预先调研可能的答案范围，以便能对主观性的回答作出合理的解释和反馈。

2. 确定教学目标

临床教学中PBL教学模式旨在提升学生的理论知识、临床应变能力和实际操作技能等。当在一堂课内同时实现这多个目标并不现实时，教师就需要明确重点，合理设定课堂的教学目标，注重把握教学目的与教学效果的平衡，只达到一个或两个教学目标也是可行的。

3. 分组及资料收集与整理

PBL学习过程以小组的形式进行，组员与组长随机分配或由小组成员自行决定。这样，团队成员和组长可以因共同的兴趣、动机走到一起，每个团队成员都有归属感和认同感，产生较强的团队凝聚力。要求组长对团队成员进行明确分工，用所学知识和收集的资料组织团队成员积极讨论，每位团队成员都能够发言；并在讨论结束后，由各小组组长总结并阐述该小组讨论的结果和分歧。

4. 学生能力评价

在小组讨论的基础上，各小组给出研究结果并有逻辑、有层次地进行说明。陈述结束后，他们将接受其他学习小组的提问，并给出合理的解释。教师在结束小组间展示与讨论后，组织学生分析和评价各组的调查结果和调查过程。一是评估学习小组对教师设置问题的理解能力；二是评估小组调查过程中采用的技术手段的合理性；三是评估学习小组的自主学习性。

北京市大兴区人民医院耳鼻喉科通过实施 PBL 联合思维引导式教学法，有效提升了临床带教的质量，增强了学生的临床思维能力和理论实践结合的能力。首先，医院规整典型病例与提出启发性问题，教师依据教学大纲设计教学流程，精选典型病例，提出引导性问题，通过微信群或 QQ 群提前发布给学生，激发学生自主思考，构建贴近临床的思考场景，增强问题的实质性和代入感。其次，教师引导学生通过网络资源、教科书和文献等多种渠道查找资料并进行组间讨论。教师在旁倾听并适时引导学生的思考方向。最后，教师会进行总结和点评，对讨论内容进行回顾，同时解答学生的疑惑，进一步挖掘教学重点，促进其知识体系的系统化[33]。

二、一体化临床教学模式的应用

一体化的教学体系将教师、理论课程和实践教学体系融为一体，实现了教学内容的整合，教学方法的整合，以及教师角色和教学场所的整合，使原本独立的因素在实践过程中相互包容、相互补充，从而保证总体目标的实现，从整体上培养学生综合实践能力（图3-4）。

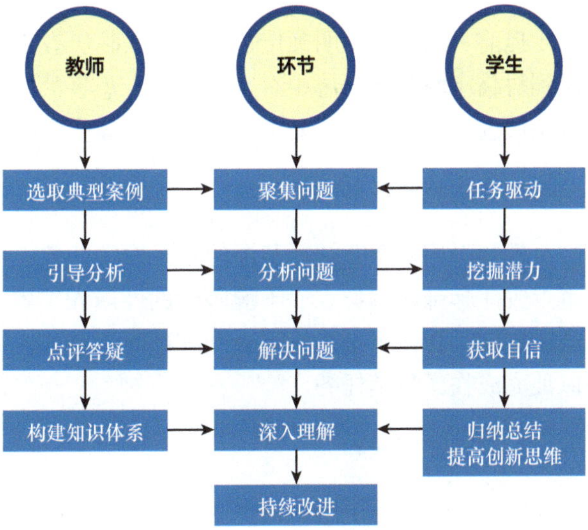

这种新的教学体系的出现，将医学生的专业理论知识和实践技能紧密结合起来，同时也能重视学生实践技能的提高，有利于培养医学生的临床综合能力，实现与社会实际需求的顺利接轨[34]。一体化教学模式同样注重教师与学生之间的互动，在一种递进式的互动逻辑下实现理论和实践的一体化，在这一过程中，使用 PBL、CBL 等教学方法，以使教学活动更加丰富。

图 3-4　一体化教学实施策略

教师作为引导者，精心设计教学环节，确保学生在积极参与中掌握知识，实现教学效果的最优化

（一）一体化临床教学设计

1. 一体化临床带教项目的安排

实施一体化临床教学，首先要把应该掌握的知识和必备技能安排到综合临床教学项目中去。此时的临床教学项目针对性强，规模小、内容少，相对简单易行[35]。

2. 一体化临床带教项目的选取

临床教学项目的选择直接关系到临床教学目标的实现和整体临床教学效果。一是临床教学项目应尽量结合理论基础和临床实践，根据临床教学大纲的需要进行教学。二是临床教学项目的选择要真正体现"综合性"，最大限度地涵盖针对性的临床教学内容，避免传统临床教学知识与实践相分离的弊端，使学生融会贯通、学以致用。

3. 临床教学的组织

一体化临床教学涉及诸多临床教学内容，需要严密的临床教学组织。要做好临床教学设计，包括能力目标、课程介绍、本课程任务和课时安排；然后 5～6 人分为一组，每组组长负责成员分工合作，在教师指导下完成临床教学项目。临床教学设计要做到：项目目标明确，工作思路清晰。

（二）一体化教学实施流程

1. 确定教学目标

提前一周向学生明确传达要完成的临床教学项目名称、目标和要求，明确学生的目标，做到对临床教学项目心中有数。例如，患者的系统体检要点，目标是运用所学知识根据患者疾病进行重点体检，要求操作规范、动作熟练。

2. 下达教学任务

教师引用病例介绍本节课的临床教学任务，要求学生做好准备，查阅资料备课。例如，重点关注肺部听诊特点、干湿啰音的性质和位置，解读肺炎、支气管炎、支气管哮喘等疾病的鉴别，让每组学生轮流查阅肺部听诊资料。教师准备临床教研室和临床教材，以基本保证完成临床教学任务。

3. 实施临床教学

临床教学任务下达后，学生通过查阅资料熟悉课程内容。在此基础上，以教师为主导、学生为主体、操作步骤为主线，对临床教学任务进行小组讨论、总结和再讨论。在这个过程中，教师可以向学生提问，学生可以向教师请教自学不懂的问题。教师示范操作，学生可以先模仿。采用床旁教学法、音像制品教学、人体模拟教学、病案教学、角色扮演等方法对不同层次的学生进行临床教学，保证临床教学效果。

成都医学院第一附属医院骨科通过实施理论实践一体化教学模式，结合 CBL 与 TBL 教学法，显著提升了骨科专业型研究生的学习能力和带教能力，激发了其学习兴趣与主动性。首先，课前准备与问题驱动学习环节，教师提前准备教学病例、任务和标准化患者，研究生需提出教学问题，内容涉及疾病分型、治疗进展等，提前查阅文献和书籍，制作 PPT，准备操作及手术视频，培养主动学习和资料整理能力。其次，在课堂教学与团队学习中，以 9 名研究生为一组，围绕课前准备的病例和问题，采用 TBL 教学法，研究生主导教学过程，教师辅助指导，分为疾病认识、研究生课堂教学、诊疗过程分析三大模块，分两次授课，首次侧重疾病认识和研究生课堂教学，第二次聚焦诊疗过程分析，利用医院影像系统辅助教学。在课后带教与实践能力培养环节，研究生完成专题学习后，承担临床医学专业本科学生的带教工作，讲解骨科疾病，指导病史询问和查体，将理论知识转化为实践技能，从而提升教学和临床能力。这一教学模式不仅强化了研究生的自主学习和团队协作能力，还通过实践带教环节，增强了其临床技能和教学能力，为培养高质量医学人才提供了有效的教学策略[36]。

三、混合式教学模式的应用

混合式教学，是将在线教学和传统教学的优势结合起来的一种"线上+线下"的教学模式，通过两种教学组织形式的有机结合，可以把学习者的学习由浅到深引向深度学习[37]。2020年9月发布的《国务院办公厅关于加快医学教育创新发展的指导意见》明确提出要强化现代信息技术与医学教育教学的深度融合，探索智能医学教育新形态等。因此，在医教协同背景下，如何建立规范、有效的教学质量监管体系的新教学模式，从而提升学业宽度、拓展课程深度，切实提高课程教学质量，应成为各临床医学院管理者、教研室及教学人员关注的焦点[37]。

（一）混合式教学模式内涵

"互联网+"时代教育课程的结构和形态发生了巨大的变化，翻转课堂、云课堂等各种资源共享平台和新的教学方式，极大地拓展了传统医学课堂教学的时间和空间意义。混合式教学模式是采取以线下教学为基础、网络教学为补充、理论与临床实践相结合的教学模式。它以不断增强学生基础知识，不断提高学生临床能力，培养学生解决临床实际问题的能力、批判性思维能力、管理能力和终身学习能力，促进学生全面发展为目的。混合式教学将在线教学和传统教学的优势相结合，构建一种"线上+线下"的教学[38]，这种模式在丰富课堂教学形式和内容、开展教学过程管理等方面优势明显（图3-5）。

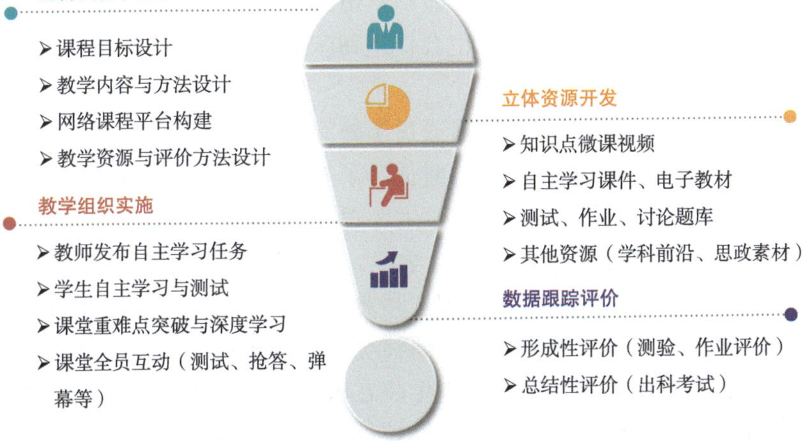

混合式教学设计
- 课程目标设计
- 教学内容与方法设计
- 网络课程平台构建
- 教学资源与评价方法设计

教学组织实施
- 教师发布自主学习任务
- 学生自主学习与测试
- 课堂重难点突破与深度学习
- 课堂全员互动（测试、抢答、弹幕等）

立体资源开发
- 知识点微课视频
- 自主学习课件、电子教材
- 测试、作业、讨论题库
- 其他资源（学科前沿、思政素材）

数据跟踪评价
- 形成性评价（测验、作业评价）
- 总结性评价（出科考试）

图3-5 混合式课程综合设计与实践

目前，终结性评估和形成性评估广泛应用于临床医学教育。前者有利于通过学生考试成绩反映教学效果，了解学生群体或整体理论知识，进行横向比较，但难以真实反映个体学习状况，评价周期长，效率低；后者注重教学过程、创新和实践能力的培养，使学生规范学习过程，启发学生学习，使学生产生成就感，增强自信心，培养合作精神，主动接受知识[39]。混合式教学模式的运用，将更有利于实现临床教学工作的过程管理，做出更加科学客观的教学质量评估。

（二）混合式教学实施流程

1. 课前

教师提前录视频，并将其上传到网络平台保存。学生在上课前通过网络平台进入课程学习，结合制作的 PPT 查看教师的知识点讲解。网络视频可以使学生更加便捷且可以反复地观看相关知识点。对于课堂上产生的疑惑，学生可以采取线上互动答疑或留言的方式得到解答。此外，教师可在线对课程学习以及任务的完成度进行数据分析，检查学生在各个部分存在的问题，并在课堂上进行重点讲解。

2. 课中

学生通过手机或电脑终端同步查看教师的讲义和 PPT。课堂上通过软件进行随堂检测，根据数据分析的结果显示作业的回答情况，以便教师对每个问题进行详细的解答。医学课程理论知识与临床实践密切相关，因此将相关知识与临床病例相结合是教学的重点。通过智慧医院平台，可以导出患者的病历信息、检查结果和治疗过程，让学生分析获取的信息。还可以与患者进行在线视频咨询，让学生了解如何与患者接触，提前感受临床过程，便于了解和加深疾病记忆，丰富课堂教学形式，提高学习兴趣[40]。

3. 课后

学生可以根据自身掌握的情况灵活利用网络平台的资源进行复习和强化学习，填补知识漏洞，解决学习中遇到的问题，完善个人的知识体系。教师则可以通过分析学生的学习情况，总结经验，改进教学内容和方法。教师队伍的素质提升和新兴信息技术的发展推动了混合式教学形式和内涵的丰富发展，也会促进临床教学质量评估朝着更加精细、程序化和规范化的方向发展。

德国亚琛工业大学医院口腔颌面外科通过实施混合式教学模式，有效扩展了课程的广度和深度，提升了学生的学习自主性，同时促进了教学资源的优化与共享。首先是课前电子学习计划与自主学习，教师提前 5 天向学生发送电子学习计划和课件，内容涉及局部麻醉注射，学生可以自主选择时间地点进行学习，随后通过 20 个选择题的测试，检验电子学习计划的效果，促进知识吸收和理解。接着是线下研讨会与实践操作，在完成电子学习计划后，将学生分组举行 6 人一组的研讨会，教师现场回顾电子课件内容，并演示下颌牙槽神经和眶下神经的麻醉技术，学生将在教师的指导下相互练习局部麻醉，教师记录并评估学生的表现，确保学生掌握操作技能。然后是课后反馈与持续学习。研讨会结束后，学生反馈混合式教学体验。电子课件持续开放，便于复习和补充临床实践所需知识。教师根据学生表现和评估结果，进行评分和指导，通过问卷或讨论收集学生意见，持续优化教学。这一混合式教学模式不仅提高了学生的学习效率和自主性，还通过线上线下结合，丰富了教学资源，加强了实践操作能力，为学生未来的学习和职业生涯打下了坚实基础[41]。

第四节　整合理念下的医学人文素养教育

医学人文素质修养（以下简称"医学人文素养"）是人文素质修养的一个分支，它在包含人文素质修养共性的同时，由于其独特的关注视角而有着鲜明的个性。医学人文素养的内涵集中体现在对患者的价值，即对患者的生命与健康、权利与需求、人格与尊严的关心、关怀和尊重。从内容看，医学人文素质修养是一种更加强调"尊重人性"和"职业道德性"的特定状态下的人文素质修养[42]。

世界卫生组织卫生人力开发教育处 Boelen 博士于 1992 年提出未来医生应是卫生保健提供者、医疗决策者、健康教育者、社区领导者和服务管理者，人称"五星级医生"。随着时代的发展，我国医疗科技发展迅速，医疗教育也有了很大的进展，但也面临着"市场化"、"技术至上"和"科学主义"等"场域异化"的新常态[43]。医学教育除了认知与研究生命的进程之外，还要对医学伦理学进行阐释，认知与了解死亡的生命与科学特性。要做到这一点，人文教育是重中之重，将临床教学看作是人文教育与科学教育的有机融合，以传授学生专业技术和医学知识为前提，提升学生的人文素养，强化学生的人文精神，才能培养出具有高超医术和高尚品行的医生[44]。

整合理念下的医学人文素养教育强调整合医学专业知识与人文精神，强调尊重患者的价值，培养医术与医德兼备的医学人才。本节阐述人文素养融入医学教学的底层逻辑，并在医学发展、医患关系以及医生职业道德多方面提出临床教学人文素养提升的途径，以期加深医院临床教学中人文教育的思想与实践。

一、医学人文素养教育的底层逻辑

临床医学人文素养是一种临床技能和岗位胜任力，尤其是当下科学技术在疾病预防、治疗、康复等领域广泛应用的背景下，将医学人文素养融入教学是医学实践的应有之义。医学人文素养教育的底层逻辑在于强调医生除了具备专业技能外，还需具备"以人为本"的思想和关怀，注重患者的体验与需求，同时提升自身的职业道德和伦理意识，为患者提供更好的医疗服务。

（一）医学发展促进人文学科发展

医学具有强烈的人文属性，人文理念、知识和方法渗透到医学门类各一级学科，医学人文已经成为现代医学体系不可或缺的组成部分。医学技术与人文的融合，使得医疗服务能够更好地满足人们的多层次需求，更加人性化和多元化。医学人文一级学科的设置可以促进医文交叉与融合，有助于完善现代医学学科体系，把控医学研究和实践的发展方向，促进医学模式转变[45]。

中国现代医学体系的演进可以大致分为四个阶段：第一阶段是西方医学的传入（1643～1911年），第二阶段是现代医学体系的初创（1912～1949年），第三阶段是现代医学体系的建立与发展（1950～1978年），第四阶段是现代医学体系的改革与完善（1979年至今）。医学人文学科是医学教育体系的重要组成部分。以往，医学人文人才的培养依托于医学、哲学、教育学、历史学等若干个一级学科，学科的归属感较差，难以形成合力。为此，2022年，国务院学位委员会、教育部发布了新版研究生教育学科专业目录，同时发布了急需学科专业引导发展清单，清单中就有医学人文学科[46]。

为了更好地理解医学人文学科，这里需要区分"人文医学"和"医学人文"的概念内涵。人文医学源于医学实践，是当代医学为完善其功能的内在需要而形成的学科，其落脚点是医学，旨在填补生物医学缺乏的心理、社会部分。与之相对的医学人文则是现代医学与人文结合的产物，多理性反思，属于医学人文学科的范畴，落脚点在人文，侧重于人文实践而不是诊疗和护理等临床实践。因此，医学人文是以人文的观念和视角，借助人文社科相关理论方法来反思、批判和阐释医学领域相关现象问题的学问，涉及医学活动主体的认识、价值、伦理、审美等精神领域[47]。医学人文学科正是要培养医学生的人文关怀、伦理意识和沟通技巧，提升医学生的综合素养，培养其处理医患关系的综合能力。

（二）教育改革推动人文素养培育

20世纪90年代初期，为了适应现代高等教育发展的要求，适应国家快速发展的需要，高校开始以"共建""调整""合作"和"合并"为核心的办学模式变革。其中，医科院校与综合性大学合并，是我国高等教育改革的第一步[48]。高校合并的趋势推动了大量地方医科大学的重新整合和重组。国内的医科大学"形式单一，学科狭窄"的状况得到了改变，医科大学的办学形式更加多样化，一家独大的局面被完全打破。院校合并助推学科更加紧密地交叉发展，医学学科与人文社会学科的融合发展也在这种大背景下有了纵深发展。2020年9月17日，国务院办公厅下发《关于加快医学教育创新发展的指导意见》，提出了以医学创新人才培养应对未来不确定性挑战的战略目标和举措，其中核心就是推进医科与多学科深度交叉融合。

医院如果要构建与政策导向相匹配的、完备的高层次人才培养机制，就要着力培养"双高""双优""德才"的新型医学人才，并对学科的发展趋势进行进一步的整合和凝练，着重打造出数字医学、5G+远程诊疗前沿医学交叉学科等与新医科需要相适应的前沿研究领域，在产学研新型人才培养方面取得新的突破。

（三）科技进步推动人文素养提升

21世纪医学发展的主题是提倡医学的人文关怀，它不仅是对医生的要求，也是对整个卫生保健服务的期望[49]（图3-6）。科学技术进步的好处之一就是科技可以辅助推进文化育人、课程育人、实践育人、网络育人、组织育人,构建起培养具有良好道德情操、人文情怀,具有创新思维、创新精神、创新能力的医学人才的新模式。

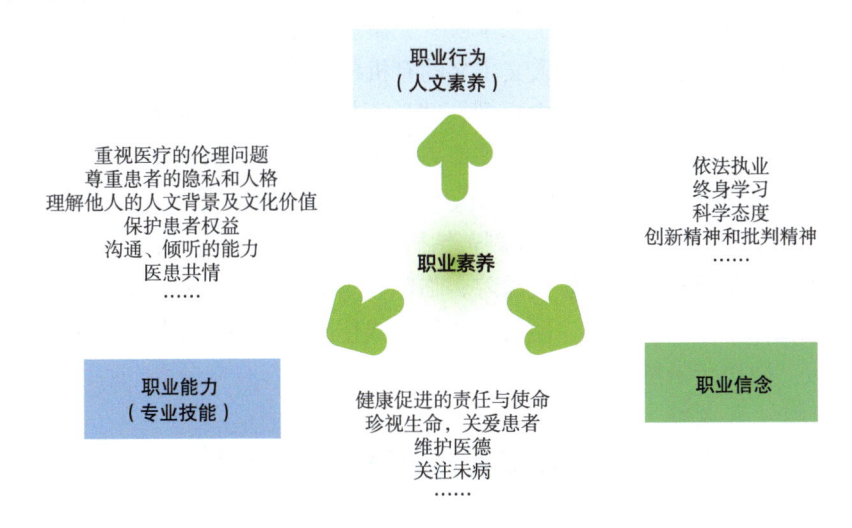

图 3-6　医生职业素养的综合体现

医生的职业素养是其职业行为、职业能力和职业信念的综合体现,它们共同构成了医生专业、敬业和以人为本的核心价值

当前,现代化医院装备了多种诊断仪器和设备:从 X 射线机、心电图机、电子显微镜、内镜、示踪仪、超声诊断仪,到自动生化分析仪、CT 扫描仪、正电子发射断层成像仪(PET)、磁共振成像仪(MRI)等。有了这些设备,医生可以对疾病进行精确、动态、自动化的诊断,分析病因,以及身体功能的改变。现代化诊断、治疗技术的出现,使得医师的目光从聚焦于患者,转向了寻找病因,分析偏离正常值的数据,以及发现细胞或分子的结构与功能改变。医学领域的机器人手术、精准医疗、移植和微创手术、靶向治疗等技术都在不断进步。但是,患者所要求的不仅是治疗,还有被尊重、被安慰、被理解。医疗技术本身无法满足患者的精神需要,因此,在医疗实践中,要教会学生主动当"机器的主人",注重与患者的沟通与互动,关注患者的心理健康和情感需求,并倾听他们的心声[49]。

(四)中医文化夯实医药人文素养

中医人文素养扎根于中华优秀文化的沃土,具有自然科学和人文科学两方面的属性,是科学与文化的共同载体;从中医理论依据、思维模式来看,中医的"人本"属性正是中医的"本源"。中医认为先有整体,后有整体的部分。西方医学的整体观念是一种观念下的整体论和系统论。所谓整体是结构论者的整体:由亚细胞到细胞,再到组织、器官、系统、人体,其关注的中心不是结构完整的统一体,而是此种结构下的无限可分的细节和局部。中医学的整体,也是中医学最关注的,是生命本身的生生之气。这个生生之气可以在每一个部分、每一个局部,在人之整体乃至自然界,无处不在、无处不有,这是不可分割的。所以,中医学的整体观是不可分割论,而不是各个部分之间,部分与整体之间,整体与自然之间的关系论。例如,谈到卫气、营血的时候,很难说四肢、手或脚上的卫气,谈卫气的时候肯定是整体。讲卫气的时候,其实没讲的营气也在,所以卫气和营气不可能相互独立开来。同样,讲气的时候就不能离开血,讲血也不可能离开气,讲气血就不可能离开经络,讲经络就不可能离开脏腑,这才是中医学的整体观[50]。因此,巩固和强化中医学的人文主义,应在处理现实问题上"求实"、解决科学问题上"求真"、处理病患问题上"求善",使中医学达到科学与人文主义的有机统一[51]。

明代裴在所著的《裴子言医》中提到:"学不贯今古,识不通天人,才不近仙,心不近佛者,宁耕田织布取衣食耳,断不可作医以误世!"强调了医家学识、医术和修养的重要性,启示医者不仅应该具备高超精湛的医术,还需要具有渊博的学识、谦逊谨慎的态度、宽仁慈爱的品行、廉洁淳良的品德以及刻苦钻研、学无止境的献身精神等医学人文素养[52]。因此,对于承担教学任务的各级各类医院,临床教学活动都应重视人文关怀教育,并在医学教育中注重弘扬中华文化精髓,使每位医学生或住院医师始终保持"仁爱""达理"等品质,落实好"防患于未然"的预防医学观念[51]。

二、医学人文素养教育融入临床教学

现代医学人文素养至少包含三个层次的整合:法律层面、教育伦理层面以及人性层面。医学人文素养的基本要求是医学人文的法律层面;坚守道德规范是医学人文素养的教育伦理层面;人文素养更高的要求是人性层面。一个重要的标志就是,由被动人性化向主动人性化转变,让人性化贯穿在患者的整个诊治过程中,提高患者对医务人员的信任程度,从而建立起一个良好的医护形象[52]。

(一)法律层面的人文素养

为规范医学教育临床实践活动的管理,保护临床实践过程中患者、教师和学生的合法权益,保证医学教育教学质量,2008年卫生部、教育部制定了《医学教育临床实践管理暂行规定》,明确了临床带教教师和指导医师在安排和指导临床实践活动前需告知患者并获得其同意,且应牢固确立教学意识,增强医患沟通观念,尊重患者的知情同意权和隐私权,保证患者的医疗安全和合法权益。同时,规定医学生和试用期医学毕业生参与医学教育临床诊疗活动必须由临床带教教师或指导医师监督、指导,不得独自为患者提供临床诊疗服务。在该过程中,所有关于诊疗的文字材料必须经过临床带教教师或指导医师审核签名后才能作为正式医疗文件。法律法规以及医院内部相关教学管理规范是维持人文教育不脱轨、不跑偏的基础。这要求医院内部要制定相应的临床实践教学规范,明确临床教师需要遵守医疗行业的相关规定,并指导学生遵守医学伦理规范,如尊重患者隐私、保护患者安全、拒绝非专业操作等,以提高学生的专业素养,培养规范化的医学观念[53,54]。

(二)教育伦理层面的人文素养

从教育伦理层面来看,临床教学老师应当积极传授和引导学生尊重生命、关注患者、保护隐私等人性化的医学伦理观念,培养医务人员的职业道德和责任感。引导学生在临床实践中遵循"自主学习""能力导向""有效合作""情境适应""择优评价"的原则,构建一套多形性、可操作性、实用性强的"人文科学知识"与"技能训练"的教学系统。医院还应向学生提供医学伦理学讲座、医学人文系列讲座、医患沟通课程、法律法规课程、病例讨论、社会实践等，将课程与实践结合起来，构成一套人文教育系统，以实现人文教育的教学效果，从而提升医学和人文学科的整体水平。

（三）人性层面的人文素养

在人性层面，医务人员应坚持"以人为本"的原则，对患者的病情、治疗过程中的各种问题进行耐心、仔细的解答，充分了解患者的心理状态，在为患者诊治的过程中，给予患者更多的关心与协助。在对医学生人文素养和能力进行培训的过程中，注重培养学生做到对患者的尊重和理解，获取患者的信任，进而推动医患关系的和谐发展。而在评估时，也要把人文因素融入其中。比如，在对穿刺手术的评价中，除了对手术的评价之外，还有对患者人性化的评价；在教学查房的评分中，主要包括对教师人文素养的评分和对学生人文关怀的评分。评价体系从综合性评价转向形成性评价，比如在临床实践的学习过程中，教师对学生的评价、患者和标准化患者对学生的评价、学生对教师的评价、学生对学生的自我评价等。

下图展示了人文素养融入临床教学的有效途径，涵盖了四个关键方面，旨在提升医学教育的人文关怀和综合素质（图 3-7）。

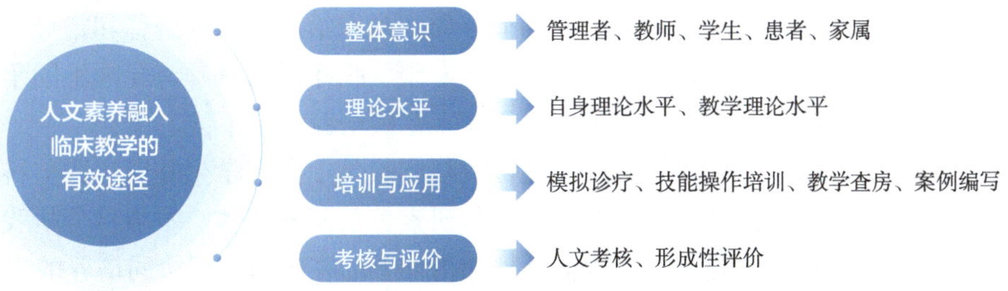

图 3-7　人文素养融入临床教学的有效途径

首先，强调整体意识的重要性。在人文素养融入临床教学的过程中，需要管理者、教师、学生、患者及其家属共同参与，形成一个紧密协作的整体。这种整体意识有助于确保人文素养教育在临床教学中的全面渗透和有效实施。其次，提升理论水平是关键。这包括教师自身的理论水平，以确保人文素养教育的深度和广度；同时也包括教学理论水平，通过不断探索和创新教学方法，使人文素养教育更加贴近临床实践和学生需求。再次，培训与应用是人文素养融入临床教学的具体实践环节。通过多种形式的实践活动，包括模拟诊疗、技能操作培训、教学查房和案例编写等，学生能够在实践中感受和理解人文素养的重要性，并将其应用于临床实践中。这种培训与应用相结合的方式，有助于提高学生的综合素质和临床能力。最后，考核与评价是确保人文素养教育质量的重要手段。通过人文考核和形成性评价等方式，对学生的学习成果进行全面、客观的评价，及时反馈和调整教学方法和内容，确保人文素养教育的质量和效果。

韩国首尔大学医院通过创新的临床医学人文教育措施，旨在全面提升医务人员的专业素养与人文关怀能力，具体举措包括：多元化人文教育与心理健康支持，即医院与大学合作，定期举办讲座、研讨会、辩论会，涵盖伦理培训、医患沟通技巧等专业内容，同时引入乐器演奏、舞蹈等艺术形式，有效缓解医务人员的工作压力，增强其心理韧性和自我调节能力。设立"心灵之谷"，提供静谧的空间供医务人员进行冥想、阅读、绘画等放松活动，促进同事间围绕临床挑战的深入交流，强化个人修养与专业成长。促进团队协作与知识共享，定期安排阅读和写作时间，鼓励带教教师与医务人员分享医学经验与感悟，构建互助互学的团队文化，提升工作效率和服务质量。组织志愿者服务、户外活动等，增进团队凝聚力，培养医学生将人文关怀理念融入日常行为，内外兼修，为患者提供更温暖、更专业的医疗服务[55]。

第五节 临床与科研协同培养的整合

对比《住院医师规范化培训内容与标准（试行）》和《临床医学硕士专业学位研究生指导性培养方案》，科研能力的培养是区分临床医学硕士专业学位研究生（以下简称临床专硕）和住院医师规范化培训生（以下简称规培生）的重要依据[56]。尽管国家政策与学校文件在宏观层面对临床专硕科研能力培养有所提及，但关于其具体定位、目标设定以及科研对临床工作能力提升的具体作用等细节方面，尚未给出详尽的解释和指导，导致在研究生培养过程中医院、科室、课题组以及临床专硕、临床带教教师、导师不同角色之间存在认知偏差、政策执行不到位的问题，导致临床专硕培养效果不佳。

整合理念下的临床专硕培养模式，强调在临床教学中实现学生临床实践与科研能力的协同培育，从而培养既具备临床技能又拥有科研素养的医学人才。本节将分析我国现有临床专硕培养模式存在的问题，并探索整合理念指导下的临床与科研协同培养的策略。

一、临床专硕培养现状分析

我国教育、卫生等部门遵循医学人才培养规律，逐步建立了院校教育、毕业后教育、继续教育三阶段有机衔接，以"5+3"为主体、8年制为探索、"3+2"为补充的具有我国特色的规范化人才培养体系。三个阶段的特征如下：一是院校教育阶段，以培养基本能力为主，学习基础医学、临床医学、预防医学、相关人文社会科学的基础知识和基本理论，为开展临床培训打下基础。二是毕业后教育阶段，在毕业之后进行临床实践训练，着重培养学生在临床中发现、分析和解决问题的实际能力，逐渐积累起临床经验，并熟练掌握操作技术，培养学生的多种临床技能。三是继续医学教育阶段，继续医学教育是一个终身学习的过程，其目的是不断更新知识，不断提高专业水平。以上三个阶段是一个周期较长的连续性过程（图3-8）。临床医学专硕的培养属于毕业后教育阶段，这一阶段不仅强调对临床执业能力的深入锤炼，更要求在科研与学术能力的培养上倾注心力。通过大学与医院的合作，致力于培养出既具备扎实临床技能，又拥有卓越科研与学术素养的优秀医学人才，从而全面提升医学专硕的综合素质和竞争力。

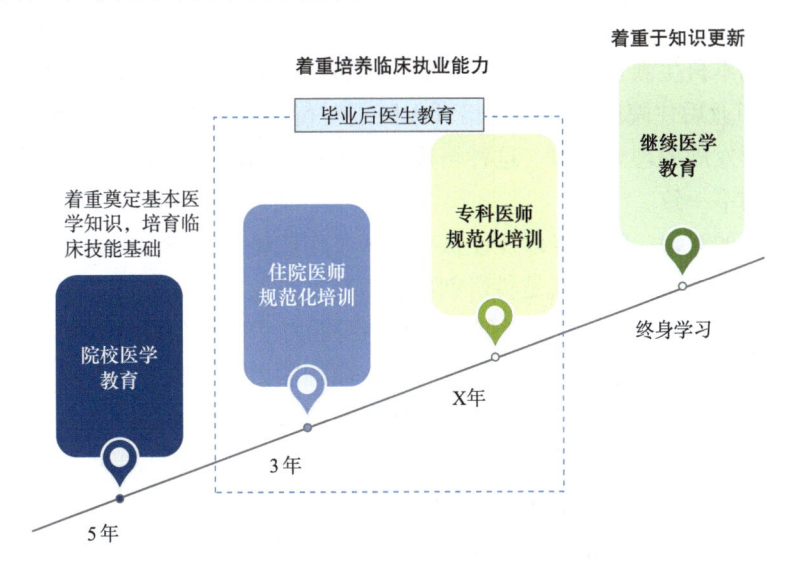

图 3-8 我国"5+3+X+继续医学教育"临床医学人才培养体系

医学生先要在学校接受至少 5 年的教育，然后进行 3 年的住院医师规范化培训，之后再根据不同的专科标准，进行 2～4 年的专科医师规范化培训，并持续学习更新知识

2015 年国务院学位委员会制定了《临床医学硕士专业学位研究生指导性培养方案》，对临床专硕采取"双轨制"培养模式。该模式将教学与医疗实践相融合，强化了临床专硕的临床技能培养。同时，该方案也对科研能力提出了具体要求，包括能够熟练地搜集和处理资料，在临床实践中发现问题，科学分析和总结，研究解决问题，探索有价值的临床现象和规律。但在执行层面容易出现偏差（图 3-9），主要体现在以下几个方面：

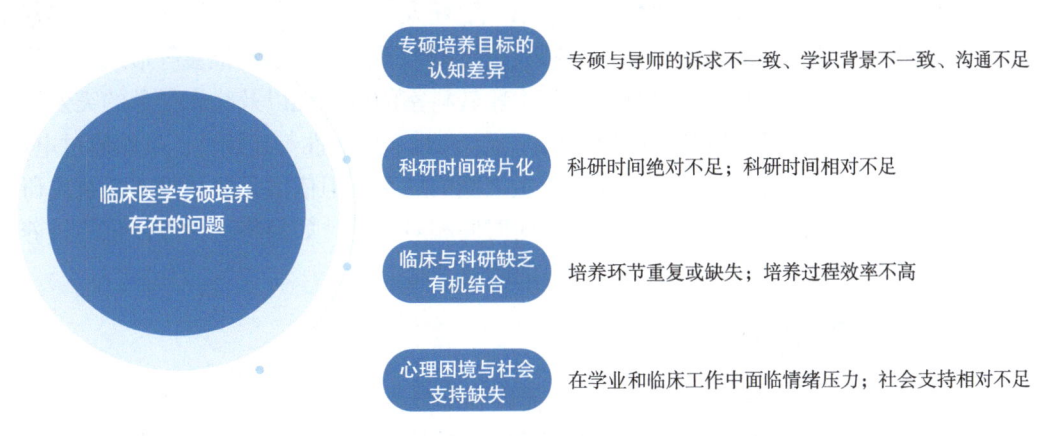

图 3-9 临床医学专硕培养过程中存在的问题

- 专硕培养目标的认知差异：专硕与导师的诉求不一致、学识背景不一致、沟通不足
- 科研时间碎片化：科研时间绝对不足；科研时间相对不足
- 临床与科研缺乏有机结合：培养环节重复或缺失；培养过程效率不高
- 心理困境与社会支持缺失：在学业和临床工作中面临情绪压力；社会支持相对不足

（一）专硕培养目标的认知差异

首先，国内部分医院和带教教师为提升本单位科研水平和高质量论文数量，用学术型研究生的培养模式去培养和要求临床专硕，会使临床专硕缺少时间和精力去完成相关科室

的临床轮转培训，造成临床实践技能操作水平和诊治能力低下，这有悖于国家要求其达到能够胜任临床医疗工作、解决临床实际问题的专业型人才的培养目的。其次，把研究生教育等同于大学的本科生教育，把临床专硕的临床教学等同于普通的规范化培训，使临床专硕教育与本科毕业后住院医师规范化培训无区别对待，有悖于学生考研深造的初衷[57]，也与医院可持续发展的理念不符。这种培养过程中存在的混乱主要归因于不同角色认知差异和心理预期的不一致。

作为被培养的对象，临床专硕往往认为临床工作依赖的是临床医学技术而不是科研能力，很少能意识到科研经历尤其是科研创新能力对自身发展和未来学术或职业生涯的重要性，导致其无法脚踏实地磨炼自身科研素养和创新能力[58]。科研能力包括进行课题设计、实验研究、数据分析、文献检索、论文撰写等方面的能力，这些技能有助于临床专硕在未来的临床实践中遇到复杂病例或新的诊疗方法时，能够有更好的判断和处理能力。但由于临床专硕、临床带教教师和导师在培养过程中对科研能力和临床工作能力培养的目标和方式方法产生的认知偏差，影响了临床专硕的综合培养效果。

（二）科研能力的系统性训练缺乏

临床专硕的科研训练主要是开展临床研究，探索有价值的临床现象和规律，然而无论是基础研究还是临床研究，都需要一个系统性的训练过程。这个过程包括文献阅读、创新点发现和课题思路的确立以及研究方案的制定等，需要固定的、充足的、连贯的时间来思考和实施。33个月临床轮科之后所剩余的3个月时间对于系统性的科研训练而言太少，临床轮科过程中碎片化的时间又不连贯，是临床专硕科研训练难以提升所面临的主要困境[59]。

目前，我国临床医学专业型硕士研究生培养多采用通科培训形式，研究生在自身专业中学习与培养的时间相对较少。虽然导师是第一责任人，但在通科培训期间，绝大多数研究生游离于导师有效管理的边缘，通常导师通过定期与不定期课题汇报会等形式，对研究生的科研和临床工作进行督促与管理。研究生轮转科室的流动性以及临床任务的突发性和不确定性，也影响了研究生培养工作的计划性、方向性、层次性与连续性。虽然通过电话、微信及网络会议等形式可以加强导师与研究生之间的联系，但依旧无法从根本上解决研究生在导师团队内时间碎片性的问题，导致科研时间相对不足。如何将这种碎片化的培养工作串联成有机有序整体培养计划是值得深思的问题[60]。

（三）临床实践与科研结合不足

现行的培养模式下，医院与科室存在培养内容部分重复、轮转科室时疾病讲解不充分、电脑操作系统缺乏统一培训等重复建设或培养缺失的环节，这些问题占用了研究生大量时间去学习和掌握。同时，科室人员安排不合理，体现在科室排班、支持科研方面以及人员分配不均等，这些待优化的环节进一步压缩了临床专硕的科研时间，导致临床实践与科研培养之间缺乏有机结合。在培养过程中，临床专硕应该在临床科室轮转中寻找科研课题的灵感，带着科研意识去开展临床工作，例如临床药效的评价、临床疾病数据的分析、疾病发病机制等等，并利用科研结果直接阐明或解决临床问题，才能实现临床与科研的有机连接[61]。

此外，只注重结果不注重过程的放养式培养并不罕见，临床专业导师常承担繁忙的临床工作，可能疏于对研究生进行必要的管理[59]。同时，研究生心理建设和主观能动性的培养易被忽视，导致研究生遇到科研困难时产生自我怀疑情绪，或仅按部就班跟随导师的要求进行实验，逐渐逃避独立思考和创新思维。长此以往，不仅影响课题进展，研究生自身创新能力的提升也无从谈起[62]。

（四）心理困境与社会支持缺失

临床专硕在完成学业和应对未来临床工作的能力方面容易受到情绪的影响。一方面，临床专硕在读期间，不仅需要进一步深入学习医学基础知识、参与实际临床工作（包括收治患者、书写病历、查房等）、参加各种技能培训和病例讨论及准备考取职业资格证书，还要提高科研创新能力与水平，属于自己支配的时间较少，因此容易出现工作与生活的时间冲突，这不仅导致身体的疲劳感，也无形增加了心理压力进而导致焦虑、抑郁情绪[63]。另一方面，婚恋问题也是困扰他们情绪的一个原因，他们往往因找不到合适的伴侣，面对父母乃至亲朋好友的催恋、催婚而倍感烦恼；而已经处于婚恋状态下的临床硕士，由于工作的忙碌、异地婚恋、家庭关系问题、对未来工作的不确定性，也会导致情绪的不稳定。此外，尽管每位学生的补助由国家助学金、医院补助和导师发放补助等几部分构成，但与真正的住培学员相比，差距甚远。除日常生活外，临床专硕还需要缴纳学费、住宿费等费用，加重了学生的经济压力和心理负担，影响其学习工作的积极性[64]。

社会支持是来自周围环境在心理或物质上的关心与援助，与焦虑、抑郁情绪关系密切，不但可以缓解心理压力、改善精神状态，还可以起到稳定情绪、减少或避免焦虑抑郁情绪发生的作用。研究显示，临床硕士的社会支持水平显著低于平均水平，这可能与他们所处的特殊年龄阶段有一定的关系。由于年龄的增长，来源于家庭的关注要比中学、大学时期减少[65]。关丹等[66]对浙江某省属高校硕士研究生群体进行的心理压力状况分析结果表明，硕士研究生阶段仅有9.21%的学生表示在学习和科研方面压力较小或者没有压力，90.79%的学生均存在不同程度的困难。

二、临床专硕培养的对策探索

医学研究"源于临床、高于临床、回归临床"，临床与科研是相互促进和补充的关系。科研思维是解决临床问题、提升诊疗能力的前提条件，科研成果是为了解决临床困惑而存在的。因此，临床是开展科研的基础，科研成果则为临床提供改进和提高的方案[67]。整合理念下，应从"内外兼修"（人、环节、平台、模式等）的角度寻求解决办法。

（一）双导师与多基地资源整合

2020年9月25日，国务院学位委员会 教育部关于印发《专业学位研究生教育发展方案（2020—2025）》的通知，强调要推动培养单位和行业间的人才交流，开展产业调研实践；鼓励各地各培养单位设立"行业产业导师"，健全行业产业导师选聘制度，构建临床专硕双导师制。临床医学教育可采取"双导师三基地"培养模式。"双导师"是指临床导师和基础导师，"三基地"包括研究生学院、住院医师规培医院和基础实验室，导师分工各有区别又相互补充，重在培养学生临床实践技能和理论知识[68]。医院应建立由负责临床专业知识理论培养和临床操作实践技能指导的临床型导师，联合负责科研培训的基础医学专业的研究型导师的双导师体系。临床型导师负责临床专业知识理论培养和临床操作实践能力指导，研究型导师联合临床型导师负责研究生开题、中期和答辩等全流程指导。临床专硕从课程设置的选择、课题的制定、实验室运作、研究生开题、预答辩及答辩等研究生教育的全程，都至少有负责不同方面的两位导师同时指导。通过双导师制联合培养模式，加强学校和医院的双方合作，对学生整体综合素质的提高有重大意义[59]。

同时，在大学及医院层面，要加强对研究生导师的遴选，选择一批具备较强科研能力的研究生导师，对研究生导师开展"双轨培养"模式的宣传和学习，加强指导教师的带教能力。此外，学院还可以为研究生配备1～2位副导师，并采取导师及副导师联合培养的机制来强化研究生的培养。传统的高级导师是主导师，往往具有丰富的临床经验和较强的科研能力，能指导和督促研究生在临床、教学及科研能力等方面全面发展。副导师可以是医学院或医院中从事科研的老师，主要负责传授科研理论知识和指导科研实践[61]。

导师的科研管理能力包含其对课题的把控能力以及对学生科研能力的培养。通过推进"双导师制"，尤其鼓励具有临床医学背景的导师搭档擅长基础医学研究的第二导师，整合不同学科的优势，弥补各自的短板。具有临床医学背景的导师负责锻炼研究生理论联系实际的能力，引导其从临床发现问题并提出合理假设；擅长基础研究的导师负责指导研究生科研实践过程中的技术难题并着重培养学生课题设计和时间规划的能力，保障实验的顺利实施[62]。

（二）人工智能辅助临床科研思维培养

通过人工智能、大数据技术对海量医疗数据、医学文献和临床指南进行采集与分析，打造及时、丰富、全面的人工智能辅助医学教学数据中心，模拟患者就医场景，使其在学习中经历实践、认识、再实践、再认识的过程，贯穿全程培养临床与科研思维，改善原有的教学模式，缓解教师医教研的压力，加快人才培养进程。

基于人工智能培养临床与科研思维的实现路径。首先，医院可以基于海量真实病历挖掘生成教学数据中心。整合真实病历和学生学习数据，建立包括标准临床提问数据库、虚拟病历数据库以及学生学习记录库在内的教学数据中心。在教学数据中心的构建中，加入科研方法论的培训内容，如实验设计、数据分析、文献综述等，使学生了解并掌握科研的基本流程和方法。其次，依据不同科室和疾病，构建标准、规范的问题库，以统一问题数据来源，规范问题表述，为后续的虚拟病历生成奠定基础。利用人工智能和大数据技术，可以构建虚拟科研实验环境。在这个环境中，学生可以选择感兴趣的科研项目进行模拟研究，包括数据收集、实验设计、数据分析和结果解读等步骤。通过模拟实验，学生可以在没有实际实验条件的情况下，体验科研的全过程，培养科研思维能力和实验操作能力。再次，基于人工智能与专家智库双引擎打造虚拟病历库，虚拟病历数据中包括问诊、体格检查、辅助检查、诊断、鉴别诊断和处置等完整的诊疗过程，全过程学习有助于培养学生连续的临床思维。由虚拟病历数据延伸建立科研案例库，指导学生利用教学数据中心的海量真实病历数据进行科研分析，如疾病的流行趋势、治疗效果的评价等，培养学生的数据分析和科研实践能力。最后，为了更贴近临床实际，可以开发基于自然语言处理技术的沉浸式语音交互系统。该系统能够实时解析学生语音，并转化为文本数据，再通过机器学习算法返回匹配的问题回答。同时，系统还能实时收集学生的提问和回答数据，通过对这些数据的分析，教师可以洞察学生的思考路径和兴趣点，从而有针对性地引导学生进一步探索和研究相关科研问题。

人工智能辅助的教学方式，深度结合了医学生的临床水平和学习需求，不仅涵盖了所有预设的核心知识点，还精准地剔除了可能导致误解的干扰因素。这种培养方式在注重临床真实感的同时，也系统地总结了疾病的普遍特性，真正实现了临床与科研的协同培养。结合人工智能技术改变教学理念，使医学生能切实增长知识、提高临床技能、提升科研思维能力，最终成长为既懂临床又懂科研的合格临床医师[69]。

（三）临床科研一体化平台支持

现代医院重视医、教、研的有机结合，通过高效的教学促进临床质量改善，同时为学科发展培养后备力量。整合和优化院内院外的临床医疗资源，构建一个支持临床多学科深入科研的平台，为研究生培养提供了一种较新的模式和探索[58]。临床科研一体化平台结合了医疗信息系统和临床科研系统，该平台立足于临床和科研的实际需要，通过相关技术，对临床诊疗的真实病历信息进行整合、清洗、存储、分析，成为院内临床数据资源的中心，最终建设为供临床科研使用的一体化科研平台。该平台实现了数据质控与导出、专病管理、队列分析和统计分析等功能，解决了临床科研人员在专病库建立和管理，以及统计建模等方面的难题，优化了传统科研工作中获取数据、处理数据、构思研究思路、统计建模等复杂耗时的流程环节，有利于医院或相关科研人员高效、高质完成科研工作。随着我国医疗体制的深入改革，越来越多的医院已经意识到传统临床医疗系统的不足，以及科研能力建设的重要性，陆续建立了整合院内院外海量临床医疗资源、支持临床多学科进行科研的临床科研一体化系统[58]。

临床科研一体化平台融合与处理全院信息化建设以来的多源异构数据，为临床专硕生开展临床研究、临床试验，学位论文撰写等科研实践活动最大化地提供医院宝贵的临床数据资源。在此基础上，临床专硕生可有针对性地对大样本做临床回顾性研究，或是开展创新的临床前瞻性研究。基于临床科研一体化平台，科研数据有了固定的来源，科研过程不再大量耗费研究者的时间和精力，科研项目和科研课题的申请有了巨大的优势。这必定能激发医院医务工作者和科研人员的科研热情，从而营造浓厚的"人人科研"学术氛围。处于浓厚的学术环境中，对研究生良好的科研意识、科研态度、科研创新精神等科研素质的培养有着积极意义。另外，平台对烦琐复杂的传统科研工作流程进行了优化，解决了临床专硕生开展临床研究时构思难、数据获取难、数据处理难、不会统计建模等问题，减轻了科研负担，这在一定程度上有助于临床专硕生主动尝试科研工作，提高研究生的科研主观能动性[58]。

虽然临床专硕的临床轮科时间长达33个月，看似没有多余的时间脱离临床去完成科研课题，但如果有平台支持和引导，研究生可以在临床实践中寻找科研课题的灵感，带着科研意识去开展临床工作，建立"在临床实践中完成科研课题"的观点。例如，发现手术技巧的改进、临床药效的评估、临床疾病数据的分析、某些疾病临床进展的机制等等，让科研结果能直接解决或说明临床中的实际问题，才能真正让临床与科研紧密相连，并给科研课题带来许多亮点[61]。

（四）心理健康与社会支持相维系

医院在提升临床专硕的心理健康与社会支持方面，需要综合运用多种策略，从心理健康教育、心理咨询服务、社会支持网络建设等多个方面入手，为临床专硕提供全方位的支持和帮助。一方面，医院相关部门和科室应建立定期心理压力测试制度，成立心理疏导小组，及时了解学生的心理动态并进行心理疏导。根据测试数据分析结果，重点关注心理压力问题，对于测评处于焦虑、抑郁、紧张、失落等不良状态的学生，可由导师或者心理疏导小组成员进行一对一心理谈话，了解学生的心理动态，寻找关键原因，制定应对策略，定期追踪回访。同时，定期开展心理健康知识普及宣传活动、举办研究生心理健康沙龙、邀请心理专家来校开展讲座等，营造良好的心理健康氛围。另一方面，可创新临床专业硕士培养模式，注重硕士研究生人际交往水平提升，以"双导师制"代替"单一导师制""外单位联合培养制"等，使同一名学生能够获得多位导师的学业指导和生活帮助。通过举办各类社交活动，如学术交流会、文体活动等，为专硕搭建一个良好的交流和互动平台，促进不同学校、不同导师之间硕士研究生的相互接触和交流，增进学生彼此之间的友谊和信任，扩大学生交际范围，提高交际能力[71]。

在医院临床教学中，通过精细化的管理和高效的团队协作，医院能够实现教学与医疗的深度融合。充分考虑现代医学的发展潮流，包括新技术的广泛应用和多学科团队的协同，医院可以更好地适应不断演变的医学环境。这种融合不仅有利于提升医学教育的灵活性和适应性，促进医院为社会培养出更多卓越的医学专业人才，还能够为人类的健康事业作出更大的贡献。

参考文献

[1] 王坚.综合医院临床教学改革以及管理对策[J].中国保健营养，2021，31（15）：229.

[2] 王静波，肖文苑，孙瑜琳，等.医院教学管理体系与临床教学档案管理模式创新[J].中国社区医师，2016，32（22）：196-197.

[3] 向清平，杨良枫，张绍凤，等.医学临床教学管理与实践[M].武汉：华中科技大学出版社，2015：180.

[4] 曾亮.1992—2020年我国高等医学教育政策历史进程的文本分析[J].医学与社会，2022，35（12）：120-125.

[5] 董沫含，丁晓琛，栗艳，等.新医科背景下关于临床整合课程教学改革与教学管理思考[J].医学教育研究与实践，2022，30（5）：551-554，561.

[6] 左欢，陈智毅，唐泽旗，等.新时代下我国优抚医院借鉴国企医院改革的思考[J].现代医院，2023，23（7）：996-999.

[7] 许礼发，侯长浩.临床医学校院合作共建共联机制的研究[J].锦州医科大学学报（社会科学版），2019，17（5）：25-27.

[8] 童明. 临床实验教学中教学资源的整合优化与应用[J]. 当代教育实践与教学研究：电子版，2015（2）：108.
[9] 武燕，田利民，马燕花，等. 校院共建背景下临床医学专业人才培养的探索[J]. 医学教育研究与实践，2022，30（3）：261-265.
[10] 郑桂银. 临床实验教学中教学资源的整合优化与应用[J]. 中国现代医学杂志，2010，20（19）：3027-3029.
[11] 范学工. 临床教学的管理与运作[M]. 长沙：中南大学出版社，2008：200.
[12] 孙茂才，刘继永. 以质量内涵为核心的临床教学管理体系的建设[J]. 教育教学论坛，2022（14）：141-144.
[13] 张航，王强. 基于短视频的TBL和PBL教学法在超声科带教中的应用[J]. 中国继续医学教育，2019，11（24）：17-19.
[14] 刘彦，古雪，周云刚. 医师法背景下的医学整合教育"三圆互交"模式探析[J]. 教育教学论坛，2023（43）：37-40.
[15] 王炎强，李香玲，王益光. 医学临床研究生"双师型"导师队伍并轨后教学研究[J]. 现代职业教育，2021（31）：117-119.
[16] Waitzberg R, Gottlieb N, Quentin W, et al. Dual agency in hospitals: what strategies do managers and physicians apply to reconcile dilemmas between clinical and economic considerations?[J]. Int J Health Policy Manag, 2021, 11（9）: 1823-1834.
[17] Ewert B. In need of renewal rather than reconciliation: why we cannot be satisfied with hospital management's status quo comment on "dual agency in hospitals: what strategies do managers and physicians apply to reconcile dilemmas between clinical and economic considerations?"[J]. Int J Health Policy Manag, 2022, 11（10）: 2340-2342.
[18] 赵振红，于兰. 如何使教师卓越？美国的经验与启示[J]. 教育科学，2021，37（5）：64-71.
[19] 盛群英，丁军民，苏斌，等. 综合性教学医院临床教学管理的改进对策与思考[J]. 中国继续医学教育，2023，15（1）：162-166.
[20] 尤超，李金辉，何珂，等. "新医科"背景下医学影像学教学的探索与实践[J]. 中国卫生资源，2023，26（6）：809-812.
[21] 樊代明. 整合医学教育之我见[J]. 医学争鸣，2018，9（1）：1-8.
[22] Rich M E, Lamiman K. Five concepts for collaborative clinical teaching[J]. Clin Teach, 2019, 16（3）: 177-182.
[23] Beach RA. Strategies to maximise teaching in your next ambulatory clinic[J]. Clin Teach, 2017, 14（2）: 85-89.
[24] Peiman S, Mirzazadeh A, Alizadeh M, et al. A case based-shared teaching approach in undergraduate medical curriculum: a way for integration in basic and clinical sciences[J]. Acta Med Iran, 2017, 55（4）: 259-264.
[25] 刘红兵，李俐华，杨春平，等. 耳鼻咽喉头颈外科专业学位硕士研究生临床与科研并重培养的探索与实践[J]. 中国医学文摘（耳鼻咽喉科学），2022，37（4）：212-217.
[26] 林连捷，曲素萱，王东旭，等. 人工智能时代的医学人文教育探讨[J]. 中国继续医学教育，2020，12（6）：55-59.
[27] 张兰，黄丽霞，金红艳，等. 适应创新人才培养需求完善中医临床实践教学体系[J]. 教育教学论坛，2015（25）：93-95.
[28] 何国林，张志. "LBL+PBL+CBL"三轨教学模式在肝胆外科临床教学中的应用[J]. 中国继续医学教育，2020，12（31）：4-8.
[29] Xu H, Li Q, Xie D, et al. Performance of PBL-based image teaching in clinical emergency teaching[J]. Comput Math Methods Med, 2022, 2022: 6096688.
[30] Zhao Y, Liu W, Wang Z, et al. The value of CBL-based teaching mode in training medical students'

achievement rate，practical ability，and psychological quality［J］. Contrast Media Mol Imaging，2022，2022：2121463.

［31］宗开灿，李世颖. CBL+PBL+TBL联合教学法在基层医院临床实习中的应用［J］. 中国继续医学教育，2021，13（25）：27-31.

［32］Uddin G，Uddin J. Students perceive skills learned in pre-clerkship PBL valuable in core clinical rotations［J］. Med Teach，2021，43（4）：481-482.

［33］李倩. PBL联合思维引导式教学法在耳鼻喉科临床带教中的应用［J］. 中国病案，2023，24（1）：63-67.

［34］刘瑜，周艳，操传斌. 临床医学实践课程一体化全程化教学体系建立的研究［J］. 中国卫生产业，2018，15（8）：102-104.

［35］张旭东. 一体化临床教学在儿科学临床教学中的应用［J］. 现代医药卫生，2010，26（8）：1272-1273.

［36］黄鑫，邹良轩，贺军. 理实一体化教学模式在骨科专业型硕士研究生培养中的应用效果［J］. 广西医学，2023，45（3）：371-373，377.

［37］王晓媛，崔英迪，张弘，等. 混合式教学模式在眼科临床教学中应用效果分析［J］. 中国医院管理，2023，43（3）：78-80.

［38］李静. 线上线下混合式教学在儿科学临床教学中的应用［J］. 中国继续医学教育，2022，14（10）：9-12.

［39］Burgess A，Bansal A，Clarke A，et al. Clinical teacher training for health professionals：from blended to online and（maybe）back again?［J］. Clin Teach，2021，18（6）：630-640.

［40］许静，童睿，崔巍. 混合式教学模式在临床医学教学中的改革探讨［J］. 医学教育研究与实践，2020，28（1）：164-166.

［41］Bock A，Kniha K，Goloborodko E，et al. Effectiveness of face-to-face，blended and e-learning in teaching the application of local anaesthesia：a randomised study［J］. BMC Med Educ，2021，21（1）：137.

［42］张廷建. 医学人文素养基础教程［M］. 上海：上海交通大学出版社，2013：194.

［43］万旭. 医学哲学的奠基与生命伦理学的方向——佩里格里诺如何为美国医学人文学把脉［J］. 东南大学学报（哲学社会科学版），2015，17（2）：27-32，146.

［44］陈冬，孔广起. 浅谈医学人文教育在临床教学中的渗透作用［J］. 中国继续医学教育，2018，10（12）：38-40.

［45］张新庆. 医学人文学科构建的逻辑［J］. 中国医学人文，2021，7（8）：16-19.

［46］张昊华. 涵养人文精神为医学发展护航［N］. 健康报，2023-12-26.

［47］吴亚楠，王锦帆. 基于中国学者观点的中国医学人文学科结构探讨［J］. 中国医学伦理学，2023，36（1）：89-94，107.

［48］康力. 院校合并后综合性大学医学学科管理模式的总结与探讨［J］. 医学与哲学（A），2017，38（8）：80-84.

［49］苏明勇，赵庆香. 论临床医学中的医学人文精神［J］. 临床医药文献电子杂志，2017，4（13）：2570，2573.

［50］徐萍利，杨国汉，杜磊，等. 杨国汉关于中医学整体观的解析与运用［J］. 中国中医基础医学杂志，2023，29（2）：225-228.

［51］尚丽丽，殷忠勇. 中医人文学科建设的当代价值与发展路径［J］. 时珍国医国药，2018，29（10）：2467-2469.

［52］张霞，孟彦利，李瑞星，等. 基于问卷调查探析中医住院医师人文素养的培养模式［J］. 中国毕业后医学教育，2022，6（3）：261-264.

［53］艾民，乔玉花，彭继恒，等. 医学人文素质教育应融入临床实习教学实践中的思考［J］. 中国继续医学教育，2018，10（5）：66-69.

［54］佚名. 科技VS人文［J］. 文化纵横，2017，（5）：18-19.

[55] Jung H Y, Kim J W, Lee S, et al. A study of core humanistic competency for developing humanism education for medical students[J]. J Korean Med Sci, 2016, 31（6）：829-835.
[56] 丛明，王茹，陈卓，等．临床医学专业学位研究生培养体系的探索与实践［J］．中国继续医学教育，2021，13（12）：1-4.
[57] 裴芳，夏中华，苏春花，等．新形势下心血管内科临床专业型硕士研究生培养模式探讨［J］．华夏医学，2019，32（1）：137-140.
[58] 易平，陈翠兰，周哲屹，等．基于临床科研一体化探讨临床专业硕士科研水平的培养［J］．中国继续医学教育，2022，14（12）：185-190.
[59] 李岚，虞朝辉．临床医学专业学位研究生培养模式的改革研究［J］．医学教育研究与实践，2021，29（1）：62-65.
[60] 陈绍勤，陈志华，林素勇，等．后疫情时代临床专业型硕士研究生科研能力培养的思考［J］．卫生职业教育，2023，41（3）：6-8.
[61] 李清，李明勇，万里，等．规培制度下临床医学研究生科研能力的培养［J］．继续医学教育，2021，35（5）：44-46.
[62] 刘慧，马东慎．浅谈临床专业学术型医学硕士科研创新能力的提高［J］．中国继续医学教育，2020，12（27）：79-82.
[63] 王若琦．临床专业型硕士研究生焦虑和抑郁状态研究［J］．继续医学教育，2018，32（7）：19-21.
[64] 魏秀艳，袁斓，李雨璘，等．“医教协同”背景下临床医学专业学位研究生培养现状研究［J］．成都中医药大学学报（教育科学版），2020，22（4）：9-10，32.
[65] 程淑英，李凌，王晓一，等．临床专业硕士研究生焦虑抑郁情绪与社会支持的关系［J］．华北理工大学学报（医学版），2019，21（1）：71-75.
[66] 关丹，周翔．硕士研究生心理压力状况分析及对策研究——以浙江某省属高校硕士研究生群体为例［J］．教育教学论坛，2020，（53）：147-149.
[67] 仝小林，张博荀，赵林华，等．培养具有科研头脑的临床中医师［J］．中国卫生事业管理，2021，38（7）：481-483，486.
[68] 赵平，赵力民，姚华刚，等．药学专硕双导师培养模式面临的挑战及其解决［J］．药学教育，2021，37（3）：5-8.
[69] 王梦莹，汪恒，贾末，等．人工智能辅助教学在临床思维培养中的探索［J］．医学信息学杂志，2020，41（6）：86-89.
[70] 王持，李超，陈旭，等．面向医疗临床科研的大数据平台［J］．集成技术，2019，8（5）：86-96.
[71] 王新陆，朱明军，朱沛文．住院医师规范化培训模式下中医临床专业型硕士研究生培养思考［J］．中医临床研究，2022，14（36）：143-145.

第四章 学科建设与整合

学科建设（discipline construction）是学科发展与社会需求相适应的一种调整与重构。为了与社会快速发展的需求相适应，学科发展日益表现出学科间紧密交叉、广泛渗透和多元整合的特点。任何一门学科都需要从其他学科的理论、方法和技术中汲取养分，获得本学科发展的新动力[1]。

纵观医院学科发展进程，医院各学科间部分优势学科水平不断提升，弱势学科发展止步不前，学科间合作与资源整合不足逐渐成为学科发展的瓶颈。在此背景下，许多医院开始探索学科建设新模式，利用差异化管理手段，对原有组织架构与管理制度进行调整优化，以疾病类型、优势技术等为纽带，整合相关学科，组建"发展中心""院中院"等，利用相关学科的优势互补，壮大完善学科群链条，化零为整，实现"1+1>2"的效果，推进自身特色和品牌打造，促进学科群新一轮发展，提升医院学科竞争力[2]。本章从医院学科建设的整体性、互动性和复杂性维度出发，探讨在理论上和技术上构建医院学科建设与发展的科学整合体系。

第一节 医院学科建设概述

医院学科建设（hospital discipline construction）是指运用科学管理的思想、方法和手段对学科建设进行科学的统筹规划，促进医学科学技术的发展和进步，包括人才培养、学科管理、医疗服务、科学研究、开展新技术以及购置设备等内容[3]。

在学科交叉发展背景下，新的学科不断生成、成长与整合，学科发展也在社会结构、经济结构和产业结构大换血、大调整的要求下紧跟时代发展的步伐。2021年，国务院办公厅印发《关于推动公立医院高质量发展的意见》指出，学科建设和运营管理是实现公立医院高质量发展的关键路径。为进一步提升医疗服务质量、改善患者就医体验，国家卫生健康委员会和国家中医药管理局联合印发《公立医院高质量发展促进行动（2021—2025年）》，从重点建设行动、能力提升行动两方面指明了公立医院高质量发展的路径。

医院学科建设是围绕提高学科水平所做的一系列基础性工作，是一个系统工程。医院既要立足学科当前发展现状，也要把控学科未来发展规划，在学科内部更要将临床教学工作和诊疗工作按照学科的逻辑组织起来，以临床经验、社会需要和问题为中心，以整合建体系、促发展，增强学科建设思维，进而推动学科的发展，提高学科影响力。

一、医院学科建设的系统性

对于医院而言，学科建设路径选择，既要与自身规模体量相匹配，又不能与现有业务体系支撑相去甚远，还需要有相应的规划和指引。由此可见，遵循学科建设和发展逻辑，无论从底层技术、技术流程，还是技术路径上，都需要对临床需求进行布局，这是学科建设产业价值链的核心环节之一。宏观体系上，医院学科应与内外部环境相协调，具体表现在：坚持国家战略导向，为突发公共卫生事件和各类应急保障做好准备；坚持医院发展导向，围绕医院的功能定位，聚焦复杂疑难重症的诊治；坚持患者需求导向，根据疾病谱的变化和患者就诊需求提供医疗服务。微观要素上，应把握医院和学科、学科和学科、专业和管理的关系：学科建设要与医院运营相结合，相互支撑的学科体系是对以健康为中心的整体医学的回应，以学科融合促进协调，尽可能避免优势学科的资源挤占；科学的管理机制是创新技术合理应用的重要保障，通过建立人才队伍、科研平台、硬件设施、资金支持的协同工作机制实现学科协同建设[4]。

在整合理念下，医院学科建设要在医疗服务、临床教学、科学研究、学科管理以及文化建设多方面形成合力，构成医院学科发展体系，在良好的系统运行中实现学科高质量发展（图4-1）。

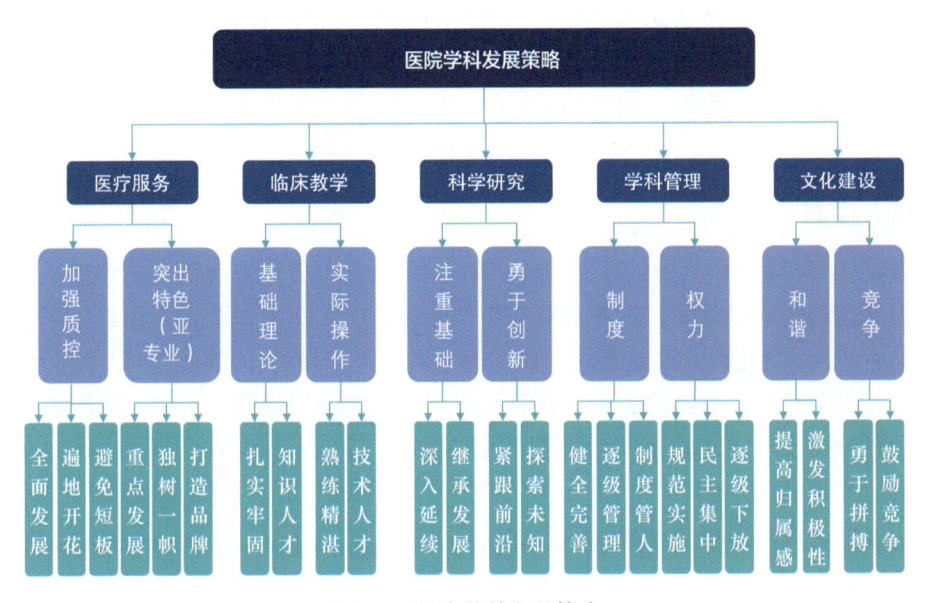

图4-1 医院学科发展策略

（一）医疗服务

医疗服务与质量是医院学科建设的核心内容。发展专业技术和特色医疗服务项目是学科建设一贯的措施，从国内主流的医院学科排行榜单来看，处于领先水平的医院存在着"强者更强"的现状，不仅在综合实力排名上占据优势，学科发展也更全面。对于正在打造特色学科、优势学科的医院而言，整合资源是必要之举。既要在技术、质量方面创新服务，又应该站在人民群众需求的角度，分析学科建设的目的。例如，现代医院日益普及的互联网医疗服务,在诊疗性质上,打破初诊、复诊的限制;在诊疗场景上,打破工作时间和非工作时间的限制;在诊疗模式上,打破线上、线下的限制,从预约、就诊、检查结果查看、送药到家和医保报销等全流程服务均可由互联网医院主体来独立执行,这就体现了整合的管理思维[5]。

(二)临床教学

医院的学科建设不同于高校,厘清医疗、科研、教学三者之间的关系和权重,制定科学的学科结构尤为关键。临床教学方面,需要理清医学院校教育、毕业后医学教育及继续医学教育三者之间的关系,对本科生教育、研究生教育、规范化培训教育以及未来的专科化培训教育、进修人员教育等形成整合和联动,建立全周期教学体系,进一步提升医院的教学水平,在国内外获得更多的认可和支持,使学科建设迈向更高水平[6]。

(三)科学研究

科学研究是医学学科临床技术创新和应用的必经之路。对大型公立医院而言,加强面向国家战略需求和医药卫生健康领域重大科学问题的基础和临床研究,推动原创性疾病预防、诊断、治疗新技术、新产品、新方案和新策略等的产出,是其必须承担的责任。"医教研"闭环是实现医院学科发展内循环的关键,而科研反哺机制是闭环上的关键接口[4]。从管理层面来看,医院的科研工作必须紧密围绕学科发展的需求进行,通过引入多维创新管理思维、研究新型科研工作方式等,维系医院重点学科建设的持续性和稳健性发展[7]。

(四)学科管理

在学科发展过程中,需要全面加强管理工作,注重以人员管理、科研管理、临床服务管理、设备运行与质量管理、财务预算与资产管理、学术交流与合作为核心,全力推进学科建设。例如,设备运行和质量管理方面要购置各种医疗设备,定期维护保养和升级改造,确保设备正常运行和效率提高;财务预算和资产管理方面要预测、筹集、运用和监管专项经费,合理安排投入,并做好资产管理、使用和处置等工作;学术交流与合作方面要加强学术研究,参加会议、论坛,开展合作交流,共同开展研究项目并出版论文等。总之,需要从多个方面加强医院学科管理,推进学科健康发展[8]。

(五)学科文化

学科建设与文化建设双核驱动,是医院内涵发展的固本之举、长远之道。每一种学科在长期发展的过程中都会形成一种或多种特定的知识传统以及对应的行为准则,其中知识主要就是学科的理论内容、方法及专业的技术,医学文化就体现在这些方面;学科中成员拥有的共同信念、符号、价值观念以及学术精神等都是学科文化的组成部分。而医学学科文化也由多方面构成,现实物质、精神、管理、行为等各方面的文化都是构成医学学科文化的重要组成部分,因此医学学科文化实际上和医学学科建设的各方面都有极强的联系。要想增强医院学科发展的后劲,要在"人"身上下功夫[9]。优化管理模式,充分调动医务人员的积极性、主动性和创造性，营造出共同发展的氛围；创造并弘扬先进的文化，丰富人们的精神世界，增强个人的精神力量。学科建设在积极与先进的文化价值观指引下的发展之路，将会更加长远而富有内涵，人才的成长也会更具魅力[10]。

二、资源整合型学科建设模式

医院学科建设模式与特定时代下的社会发展、国家政策、医疗环境、科技水平、自身基础等息息相关。在新时代下，跨学科合作已逐渐成为热点。医院学科发展欲突出重围，必然需要兼容并蓄、开拓创新。采取资源整合型的建设模式，打造学科发展特色带动综合发展是医院建设重要路径。具体在实现学科建设模式的选择上，医院到底走得多快，都有哪些技术选择，不同医院可能出于不同的考虑，会有不同的选择。其中，需要着重把握：第一，聚焦学科，明确学科定位。根据患者构成、学科特点、学科发展方向等，明确各学科或专业的定位及奋斗目标。第二，在专业细分的基础上，使核心学科集约化发展。例如，医院可以加大力度布局多学科诊疗和疾病治疗中心，以多院区、多中心或与其他医院紧密合作的方式，解决资源不足的问题等。

目前，资源整合型的医院学科建设模式主要有联合体模式、院中院模式、一体化模式、专病模式等。这些模式各具特色，但都旨在通过整合和优化资源，推动医院学科建设的全面发展。

（一）联合体模式

"联合体模式"是按照"资源共享、优势互补、协同攻关"的原则，以不同学科的优势技术作为纽带，设计并组建某技术发展研究中心，并对其在有关学科领域内的各个疾病进行诊断和治疗的功能进行探讨。通过资源整合，建立一个利益共同体，共同攻坚克难，推进这一技术的水平发展，提高学科综合实力。例如，上海长征医院联合泌尿外科的肾脏移植技术和普外科的肝移植技术，成立器官移植研究中心，使其更好地发挥医疗水平[11]。

（二）院中院模式

"院中院"这一名词，最早出现于20世纪末。自我国新医改以来，它的定义及内涵在各个医院的实践中被不断地"刷新"，逐渐变成了医院学科建设中一种新的行动和战略[12]。"院中院"模式，就是在拥有大量床位和患者资源的情况下，将多个科室和专业进行资源整合，形成一个可持续发展的学科群体，进而上升为"医院"。从组织结构和布局上看，"院中院"是一种"学科中心化"，是一家医院的专业发展到了一个新的高度，通过对人体组织结构和系统的设置，进行中心化整合的结果[12]。"院中院"的构建既体现了"大"学科的规模，又体现了"强"技术的特色，在结构上具备一个医院的基本要素。在宏观管理上"子医院"隶属于主体医院，"子医院"内部管理具有相对的独立性。以郑州大学第一附属医院为例，医院部分科室依托规模大、技术强、患者多、口碑好的特色，跻身为"医院"，在2018年建成了包括肾病、器官移植、生殖与遗传、心血管、儿童、肿瘤、脑血管病在内的12家"院中院"[13]。

(三)一体化模式

"一体化模式"是一种将多个学科和医疗组通过一个专业联合中心的统一协作来实现组织工作机制的方式[11]。这种组织形式是将各个学科都融入临床实践与科研活动当中，通过一定的工作机制，最终形成一个统一的组织框架、统一的制度和规范，让它们能够共同运转。比如，空军军医大学（第四军医大学）附属第一医院，将肝胆外科、整形外科、皮肤科、耳鼻咽喉头颈外科、烧伤与皮肤外科、呼吸内科、眼科、肾科、儿科、临床免疫科、妇产科11个专业进行了整合，从而达到了技术与学术的有机结合，并在此基础上进行创新性突破，从而完成了全国首例、世界第二例的"换脸"手术。

(四)专病模式

"专病模式"是一种新型学科构建方式，旨在解决当前医疗模式转型所导致的单一疾病的诊治"专""全"等问题。现代医学发展中，针对某些疾病形成了较为明确的诊断和诊疗路径，但这些方法分散在不同的学科之间，需要通过多学科的联合会诊来探寻最佳治疗方案，增加治疗方案的可选择性，提升疾病的诊治能力，树立医院品牌。"专病模式"对专家队伍建设要求较高，医生需要掌握最新的疾病诊疗理念和治疗技术。因此，应用"专病模式"需要吸纳一大批了解新动态的优秀医生及技术人员，为对应领域积累工作经验。国内大型医疗机构已经应用了"专病模式"，比如四川大学华西医院的罕见病诊治中心、上海交通大学医学院的慢性肾脏病诊治中心和冠心病诊治中心等，都采用了多学科诊疗模式[14]。这种模式的优点在于，通过多学科合作，可以让患者得到更好的服务，避免因诊断或治疗的局限而造成不必要的风险，有效缓解医生与患者之间的沟通困难，同时也可以塑造并提升医疗机构的品牌形象。

中山大学附属第三医院通过聚焦"脑病"核心，实施资源整合策略，组建了"精神与神经疾病研究中心"（脑病中心），在学科建设上取得了显著成效。医院围绕脑病整合资源，确立以疾病诊治为导向，侧重于儿童孤独症、抑郁症等重点疾病研究，结合辅助决策系统开发，精准定位学科发展方向。强化学科平台，通过委省共建，成为"国家神经区域医疗中心"建设单位，推动高端医疗平台建设，提供全链条一站式脑病诊疗服务，树立区域诊疗标杆。进一步明确学科任务，在医疗、研究、教学三方面协同推进，建立一站式服务中心、单病种中心等，加速基础研究能力提升，推动国家级研究中心建设，并通过联盟合作带动区域学科发展。优化学科人才，实行"内培外引"策略，构建高水平、结构合理的人才梯队，促进内外交流与交叉培养，确保团队活力与学科持续发展动力。同步加强学科管理，依托兼具专业与管理能力的领导团队，强化行政统筹与制度建设，完善考核激励机制，高效组织协调多学科合作，保障资源合理配置与中心高效运作。这些举措不仅提升了医院在脑病领域的诊疗与研究能力，成功构建了区域诊疗典范，还通过人才培养与学科联盟的建立，促进了知识共享与区域学科生态的整体提升[2]。

第二节　学科建设与发展的整合策略

近年来，医院学科群建设优势凸显，分层建设思路在整合学科资源、精进学科能力、打造医院品牌上发挥了重要作用。但学科群建设也面临着发展不均衡、融合程度有待提升、学科能力下沉有限等问题。在当前的医院学科体系布局中，如何用好优势学科、突破普通学科、实现协调发展成为大型医院学科建设必须思考的课题[4]。

整合理念下，医院学科建设要依托单位自身学科优势，针对当前科技创新与行业发展前沿热点问题，以经济社会发展需求为指引，以获取科技创新成果为目标，以建设高技能人才队伍为支撑，以创新资源整合共享为抓手，以单位体制机制改革创新为动力，以优化完善学科布局、凝练学科方向、培育学科特色、突显学科优势、打造学科平台、汇聚人才队伍、提升社会服务能力为主要任务，构建特色优势学科，鼓励和扶持新兴学科，孕育新兴交叉学科，不断提升自身学科的建设发展水平[15,16]。通过学科之间的纵向联动，注重学科内部的循环发展，促进医院内部的学科资源共享和协同发展，提高医院有关学科的竞争力和影响力。

一、学科建设纵横联动

学科资源的整合、学科能力的提升和医院品牌的塑造是医院学科建设的重要内容，特别是针对医院学科群发展不平衡、学科间融合程度有待提高及学科能力下沉受限等问题，大部分医院会将学科与医疗技术、项目等同起来，以改进学科之间的协作，增强学科的运作能力，发挥科研转化的反哺功能。因此，医院应打造适宜本学科发展的目标，并从"时间纵轴"及"广度横轴"两方面进行规划（图4-2），在一定程度上可以降低医院学科改革创新落地的难度。

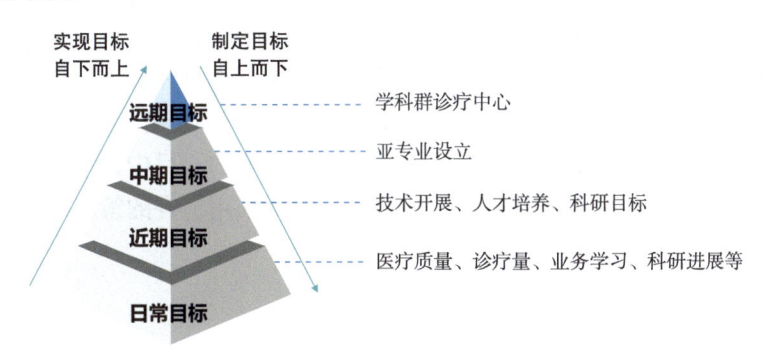

图 4-2　"横纵联合"的学科发展规划

（一）时间纵轴规划

时间纵轴规划体现了医院学科建设方面的"层次化整合管理思想"和"动态调整整合逻辑"。通过明确远期、中期和近期目标，医院能够有计划地推进学科建设，确保各阶段目标的有效衔接和协同发展。同时，这种规划方式也允许医院根据实际情况灵活调整策略，

以应对不断变化的医疗环境和市场需求,从而实现学科资源的优化配置和学科能力的持续提升。

1. 远期目标

明确学科发展的愿景和使命,制定远期发展规划,如十年或二十年的学科建设蓝图。新医改背景下,学科建设的顶层设计应基于医院的职能与基本条件,同时结合政策形势、医疗大环境、医院发展战略及周边医疗行业发展状况来进行规划(图4-3)。

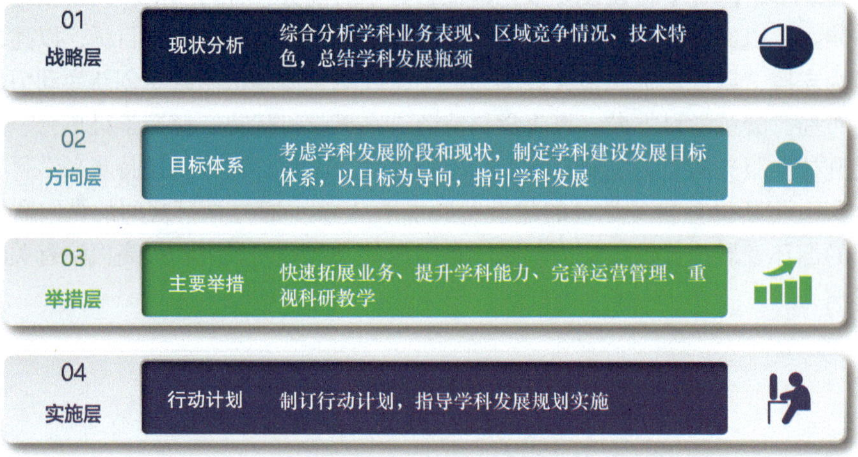

01 战略层	现状分析	综合分析学科业务表现、区域竞争情况、技术特色,总结学科发展瓶颈
02 方向层	目标体系	考虑学科发展阶段和现状,制定学科建设发展目标体系,以目标为导向,指引学科发展
03 举措层	主要举措	快速拓展业务、提升学科能力、完善运营管理、重视科研教学
04 实施层	行动计划	制订行动计划,指导学科发展规划实施

图 4-3 医院学科发展规划框架

战略层:明确发展方向;方向层:确定具体目标;举措层:制定实施策略;实施层:负责具体执行。各层次间紧密衔接,确保学科建设的持续、健康发展

医院应当建立一个阶段的医院学科发展的整体战略和规划,如重点发展哪些学科、稳定推进哪些学科、迅速扶持和补充哪些学科等,都应当有调研、有分析、有评价、有研究和有计划。无锡市第二人民医院提出"学科树"培育战略,其中树冠是医院的顶级学科,代表医院医疗顶级水平的专业和方向;树干是医院的重点学科和骨干学科,承担了大量的日常医疗服务任务并满足广泛的社会需求;基底是医院的普通学科和一般学科,这是医院功能以及生存与发展的基本需要。如果每一个医院管理者的心目中,都有这样一棵学科树的话,将更有利于清晰地把握医院学科发展的优先级,采用契合的策略来建设和发展本医院的学科。

2. 中期目标

将长期目标分解为阶段性目标,如五年或三年发展规划。可以依据医院学科基础与发展需求,细分专业领域,明确重点方向,合理配置资源,打造优势突出的亚专业团队,提升学科精细化程度与专业深度,增强细分领域竞争力,为学科诊疗中心建设筑牢根基。

3. 近期目标

近期目标可以年度为单位,致力于专科建设在业务和技术层面实现稳步提升。既要通过开展新技术、新项目等提升医疗技术水平，也要注重人才队伍建设，为业务和技术开展提供人力保障。注重资源整合，开展科研创新合作项目，为专科业务发展和技术进步提供有力的科研支撑，促进专科建设在业务、技术、人才及科研等方面协同发展。

4. 日常目标

日常工作中，应落实好质量控制、服务优化以及创新应用等方面的具体任务，其贯穿于学科建设的始终。例如，应严格执行医疗规范，确保医疗行为规范安全；开展必要的业务培训，提升团队素养；关注科研项目研究进展，推动科研项目转化应用等，多管齐下，使全院各部门、各岗位齐心协力，凝聚成推动学科建设的强大合力。

（二）广度横轴规划

广度横轴规划的整合逻辑强调医院学科间的互联互通和协同效应，打破传统学科边界，促进知识和技术的共享与创新，为患者提供更加全面、个性化的诊疗服务。

1. 学科群诊疗中心建设

学科群诊疗中心通过将多个相关学科进行整合，形成了一个集临床、教学、科研于一体的综合性诊疗平台。通过建设学科群诊疗中心，可以实现不同学科间的资源共享、优势互补和协同发展。在建设过程中，应注重学科间的交流与合作，建立跨学科的研究团队和临床路径，为患者提供全面、个性化的诊疗服务。

2. 学科亚专业方向设立

随着医学领域的不断细分和深化，亚专业方向的设立成为医院学科建设的重要一环。通过设立亚专业方向，可以进一步细化医疗服务领域，提高医疗服务的专业性和精细化水平。在设立亚专业方向时，应充分考虑医院现有的医疗资源和技术力量，以及患者的实际需求，确保亚专业方向的合理性和可行性。

3. 加强技术开展与人才培养

技术开展和人才培养是医院学科建设的核心。在技术开展方面，应关注国内外医疗技术的最新进展，积极引进新技术、新方法，提高医院的技术水平和核心竞争力。在人才培养方面，应建立完善的培训体系，包括岗前培训、在职教育和继续医学教育等，为医务人员提供持续学习和进步的机会。通过组织定期的学术交流和业务学习活动，可以不断更新医务人员的专业知识和技能。同时，鼓励医务人员积极参与科研项目和学术论文发表，提升医院的学术影响力和科研实力。

4. 坚持以技术创新为引领

随着医学技术的飞速发展，临床新技术涌现频率越来越快。要保持医院学科的发展优势，关键在于技术创新。通过攻关创新技术，加速医学转化与产业转化，有助于提升医院科研实力，推动医学成果临床应用与产业化进程，进而实现医院学科建设的持续发展与创新突破。美国麻省总医院（Massachusetts General Hospital，MGH）是哈佛医学院最大的附属医院之一，也是全球著名的世界级医疗机构之一。医院为推进学科建设，采取"三专医疗模式"，即专心、专科、专病，重点发展20多个专科领域和超过50个疾病诊疗中心，包括癌症中心、心血管疾病中心、器官移植中心、脑神经科学中心等。围绕学科技术创新，医院与哈佛大学等科研机构合作，积极开展基础和临床研究，为临床实践提供最新的医学知识和技术支持。

随着分级诊疗体系的完善，常见病、多发病在社区、在基层，疑难重症在大医院的就医格局日益普及。大型医院唯有大力发展新的医学技术，提升学科技术优势，才能在发展中获得优势。同时，在推动新技术时要着重强调自主创新，为学科发展的可持续性打下坚实的基础。还应加强技术引进，有选择性地吸收、消化、改良国内外的最新研究成果和成熟、先进的医疗技术项目，并与医院和学科的具体情况相结合，最终形成自己的特色。

西安交通大学第一附属医院自2022年8月获批心、肺移植资质后，全面具备心、肝、肺、肾四大器官移植能力，连同角膜、线粒体、造血干细胞及嵌合抗原受体T细胞（CAR-T）疗法等移植技术，标志着其器官移植学科群已达到国内领先水平。医院通过专业化器官捐献流程、器官获取组织（OPO）学科化建设及体系化移植学科发展策略，构建了符合国家规范的器官捐献与移植体系。这一模式强调政府主导与多方协作，实施从评估到分配的严谨流程，体现了中国特色与实践智慧。在大器官移植蓬勃发展的同时，医院多个学科成功开展多项移植技术。例如，眼科能够熟练开展所有的角膜移植术式，包括穿透性角膜移植、深层角膜移植、角膜内皮移植、角膜缘干细胞移植、眼前段重建手术等，尤其在处理各种复杂的角膜疾病方面积累了丰富的临床经验，帮助患者恢复视力，重见光明。在生殖医学领域，医院于2021年获批开展"夫精人工授精技术、常规体外授精-胚胎移植技术、单精子卵胞质内显微注射技术"等人类辅助生殖技术，构成了医院鲜明的学科特色。

二、学科建设良性循环

随着疾病谱的变化、就医需求的日益增长、医疗市场竞争的日益加剧、经济社会形势的日益严峻、科学和教育研究标准的日益严苛等各个方面的变化，大型公立医院的学科建设已经从具有规模效应的外延式发展模式，转变成了以重点学科建设为核心的内涵式发展模式[17]。资源的整合和学科建设的强化相互促进，学科建设成果的显现，将进一步激励医院人才培养、技术创新和科研成果的转化，形成一个相辅相成、协调发展的良性循环，进而实现更高层次的资源整合。

（一）促进学科资源积累

学科实力是影响各类资源流向的指挥棒，学科实力的提升伴随着资源的积累。诊治思维和手段的变化促进了医院学科建设从单一学科逐步转向学科群和学科体系建设。通过积极探索多学科融合和诊治合作，增加了优质医疗资源总量。同时，将部分资源用于新兴学科、亚专业的探索性建设，将为医院创新储备力量。此外，围绕学科进行的一系列计划、组织、领导、协调、控制活动，将为医院更好地树立市场定位、学科业务、运营策略相结合的管理目标意识，为制定学科、科室、专业组的不同分工提供经验积累。

随着医联体和国家区域医疗中心等建设的推进，三级医院通过发挥辐射引领作用，参与到区域内医疗联合体、对口帮扶、专科联盟等建设中来，通过培训、进修、人员派驻等方式，促进学科能力下沉；加强行业交流，分享先进诊治技术和方案，将以往的"诊防治"经验进行总结，推广面向基层的适宜技术。通过提升行业区域的整体水平，为医院的高质量协调发展提供更好的外部环境。

（二）反哺学科人才培养

在一流综合性医院的建设和发展进程中，必须注重吸纳和培养高层次科研人员，形成人才促学科、学科促发展的良性格局。人才培养与合理的梯队建设是学科建设中的重中之重，也是医院发展的原动力。学科建设工作可以使医院更好地把握各学科的人才分配及梯队建设情况。学科评估工作有利于医院调整人员配备的实施方案，密切关注精英人才的动向，做到人才的合理布局，合理优化人才队伍的梯队建设[18]。

医院学科建设所需的人才队伍一般由学科带头人、学术骨干及后备梯队三部分组成。学科评估工作可以直观展现学科带头人与学科整体科研实力的配比，对于人才队伍建设的合理性、协调性、可持续性具有重要的指导作用，保证学科人才梯队的良性循环和可持续发展[18]。例如，重点学科建设在一定程度上能够督促医院员工在高压之下茁壮成长，以学科建设、医院发展为己任，做到物尽其用、人尽其才；同时为临床教学工作提供更多高水平教育资源，促进临床科研管理和教学能力提升，为医院培养出技术过硬、知识领先、素质优良的医护高层次人才团队[19]。同时，学科建设过程中启动的医学研究中心建设、临床大数据中心建设、信息平台建设、共享科研资源平台建设等，将为各类人才施展才华、干事创业搭建平台，让更多有潜力的人才脱颖而出。

（三）推动学科成果转化

医院学科人才队伍的完善可促进研究基地的改善，构建学科交流平台，积极开展学术交流和信息交流，让学科在一个公开的环境中发展，形成一种良好的气氛，从而推进社会所需的科学技术成果的产出[20]。在将科技成果转化为技术或产品之后，给社会带来了巨大的价值，这对学科的发展具有两方面重大的影响：一方面，它所带来的经济效益和社会效益可以为学科甚至是医院的地位打下坚实的基础；另一方面，在产业化进程中，会带来一些新的问题，给学科的发展带来新的思考，推动学科的深入发展，促进新兴学科和交叉学科的涌现，并让其步入新一轮的重点学科建设和科技成果转化阶段，从而形成一个良性循环。

（四）促进学科平衡发展

随着医疗制度改革的深入，各级各类医院的生存和发展要从根本上解决医疗诊治水平不足的问题，建设技术过硬、有特色的重点学科，在实践中创建自己的"拳头产品"，增强市场竞争力[19]。从医院不同学科发展的现状来看，内外科之间、临床与医技科室之间，也存在着不可分割的制约关系。拥有多种优势的重点学科，在某种程度上，不但代表着医院的技术水平和专业特色，而且还对其他学科的建设起到了很大的带动和协同作用[17]。

此外，学科建设涵盖了医疗技术的创新与应用、医疗服务模式的优化等多个方面，这些不仅直接反映在患者的就医体验上，也将推动整个学科体系的均衡与繁荣。因此，综合公立医院的重点学科建设，将通过不断适应新的社会形势以及人民群众的健康需求，实现从"补弱补缺"到"补全变强"的战略转变[19]，区分层次、突出重点、整体推进，最终找到一条有自身特色的可持续发展道路。

南京大学医学院附属鼓楼医院通过精细化管理策略，特别是在 ORTCC 模型[ORTCC 是由目标（Objective）、规则（Rules）、训练（Training）、检查考核（Check）、文化（Culture）构成的整体管理系统]指导下，实现了学科与人才发展的显著提升。医院紧密围绕"优质研究型人文医院"的战略目标，自 2015 年起，逐年深化学科建设布局，如通过"十三五"规划实施科教强院战略，着重学科人才建设、科研教学与精细化管理，力图打造品牌学科与新兴交叉学科体系，将 2018 年作为"学科与人才建设年"，加速了"双一流"及地方创新合作的学科发展步伐。在此过程中，医院构建了涵盖人才引育、科研质量提升与信息化建设的综合体系，通过设立人才项目、优化科研评价奖励机制、强化临床一线激励政策，以及加速电子病历信息化进程，为学科建设提供了坚实的基础与动力。此外，医院还重视内部培训与氛围营造，定期举办研讨会、座谈会及成果表彰大会，邀请顶尖学者与行业专家参与指导，促进医教研一体化发展，形成了从战略规划到具体实施、从外部合作到内部激励、从硬件建设到软实力提升的全方位学科发展模式。

第三节　整合理念下的学科共享平台

医院学科资源共享平台是通过整合各个学科领域之间的资源、设备、技术和人才等，使其共享并形成相互补充、交叉融合的联系，可以在学术研究、病例分享、科研及教学培训等方面为医院学科建设提供支持，推进各学科之间融合、互动和创新，优化医院学科建设和发展。

近年来，国内医院已逐渐认识到医疗大数据的重要性和潜在价值，纷纷着手建设医疗大数据平台。然而，在探索的过程中，却暴露出诸多问题，导致医疗大数据在临床研究方面的应用产出不足。具体而言，现有平台虽然在临床数据整合方面取得了一定成果，但并未从临床研究的角度出发，对数据进行深入治理。此外，专病大数据的采集范围过于局限，主要依赖于院内部分信息系统，缺乏对患者全病程数据的全面采集等。

医院学科资源共享平台体现了以学科交叉融合为核心的整合管理思想，平台整合和优化各类学科资源，通过构建统一的数据管理标准和流程，能够从临床研究的角度深入治理数据，确保数据的准确性、完整性和可用性。本节从科研大数据平台和学科信息服务平台两方面阐明学科资源共享平台的建设及应用。

一、科研大数据平台建设与应用

在大数据的浪潮下，人们的决策方式和思维模式正经历着深刻的变革。科研大数据平台通过整合多元化的信息，实现对问题的多角度洞察。在医院科研管理领域，大数据的整合应用不仅大幅提升了数据的整合与分析能力,更为医院学科建设的优化升级提供了强有力的科技支撑。通过深度整合科研数据,医院学科建设得以向更加综合化、信息化和创新化的方向迈进,为医院的长远发展奠定了坚实基础。

(一)科研大数据平台建设

1. 建设科研大数据中心

结合大数据处理技术,把原本零散、无关联但非常有价值的临床数据进行整合、清洗,最终实现数据的融合、治理、共享和开放,构建基于大数据的临床科研数据平台,建立面向临床科研的单中心和多中心的大数据中心,解决数据孤岛问题并延展研究范围和深度,帮助医务人员开展复杂疾病的临床研究。其中,面向多中心的科研数据中心支持多个医疗机构间医院信息系统(HIS)、电子病历系统(EMR)、影像存储和传输系统(PACS)及实验室信息系统(LIS)等数据汇聚,并建立多中心的数据标准化、统一化管理,实现多个医疗机构间的数据交换与共享,以实现研究病历资料快速累积,提高科研水平[21]。

2. 建设大数据搜索系统

大数据搜索系统通过提供多种维度的检索途径,支持从诊断、医嘱、检验检查报告、治疗、生命体征、病案文书等结构化及非结构化数据中提取检索条件,个性化定制检索模型,解决查询效率低下问题;支持全文检索,实现全院结构化和非结构化海量病历数据的快速搜索,用于相似病历查找、病历教学、回顾或科研分析。

3. 建设重点学科专病库

响应医院重点学科病种建设需求,建设急慢性病、肿瘤等专病库;构建标准化专病数据模型,通过对院内外真实数据集的整合、治理,形成围绕重点专病全周期的标准数据集,辅助医务人员在不同场景下的临床、科研应用需求。

4. 建设科研项目管理系统

科研项目管理系统支持针对科研的项目管理服务,帮助医院科研项目实现无纸化、网络化和标准化管理,包括科研项目发布、项目申请、项目权限分配、课题管理等信息综合管理;支持灵活的数据权限控制、数据脱敏,实现医院科研活动如项目立项、学术论文发表、学术著作出版等的规范化和综合管理。

5. 建设科研随访管理系统

科研随访管理系统建立在临床科研与管理需求基础上,实现多病种的临床随访,为住院和出院患者制定随访方案、随访计划、智能提醒,并提供定制化专科随访表单;为科研提供随访数据,也为医务人员日常随访工作提质增效[21]。

6. 建设大数据平台信息安全系统

在我国医联体建设背景下,实现医疗机构间的互联互通是理想的状态。但是由于信息化水平不一、存在患者医疗信息泄露风险等方面的原因，医疗机构间 HIS、EMR、PACS 及 LIS 等数据无法汇聚和对接。因此，建立大数据平台信息安全系统，实施登录权限与授权密码标准化、统一化管理，有利于实现多个医疗机构间的数据交换与共享，并减少医疗机构对患者医疗信息泄露风险的忧虑。

（二）科研大数据平台应用

医院科研大数据平台立足于临床数据管理，是集数据存储、数据交互、数据安全、数据分析、数据容灾、数据容量扩展等功能于一体的数据中心管理系统，采用分布式数据存储和独有的数据加密技术，对临床数据中心进行全方位管理。该平台通过整合多源医疗数据，构建统一的数据管理和分析体系，推动科研与临床实践的深度融合。数据内容包括患者信息、医嘱、检验检查结果、病理报告、手术记录、病案、病历、临床路径等，其中还涉及数据的采集、清洗、转码载入工作，涵盖 HIS、LIS、EMR、放射信息系统（RIS）、患者主索引（EMPI）、计算机化医生医嘱录入系统（CPOE）和移动护理等一系列医疗业务系统，在大数据中心的基础架构上，构建研究型科研数据库，支持多中心研究工作的开展。科研大数据平台的应用为临床数据分析、数据挖掘、智能化医疗奠定了坚实的基础。

1. 医疗数据检索

集成的大数据平台能够以医生或科研人员的研究思路和需求为基础，对患者信息进行多维度的筛查，同时还能够实现诸如全文检索、病历检索和精准检索等多种检索模式。不仅能以医院现有的临床数据为基础，按照医生或科研人员常用的查询需求，构建出不同的检索模板，比如支持通过诊断、手术等各常用维度来筛选病例；还可以利用对患者的临床信息创建关键词搜索引擎索引，实现针对非结构化信息的检索[21]。

2. 专病库管理功能

集成的大数据平台提供了专病管理科研进展的总览窗口，用户可以对当前项目的基本信息进行快速浏览，对项目的收集进度进行快速追踪，还可以根据不同角色，如研究者、数据稽查员、随访员、数据录入员、项目管理员的需求，实现对临床资料满足纳排标准的患者进行自动甄别和归类。

3. 数据一站式统计分析功能

集成的大数据平台可以提供自带统计分析和算法模块，在不需要导出数据借助 R 语言、SAS、SPSS 等统计软件的情况下，生成相应统计图表，构建分析预测模型。在条件允许的情况下，各团队可以进行数据的共享与重用，从而达到对科学研究的辅助作用，可以满足医生从海量医疗数据中快速检索和提取到科研资料的需求。

4. 全院级科研随访系统

集成的大数据平台能够有效地解决医院内外数据整合受限、患者依从性差及失访率高等问题，从而在整体上提高随访的专业性，在保障科研项目顺利进行的同时大大提高科研人员的工作效率。以患者管理和研究需要为出发点，将随访计划提醒、随访量表填写、智能科普、在线病情咨询、患者报告结局（EPRO）信息采集等功能进行集成；实现为患者提供准确的知识问答和健康建议，从而达到个体化的健康教育、科学普及的目的[22,23]。

科研大数据平台的搭建及良好运行，不仅有助于基础医学与临床医学的深度融合，更能整合医院丰富的临床经验和优质资源，推动学科的全面发展。

同济大学附属第十人民医院（以下简称：同济十院）为促进转型与升级，采取了一系列整合与创新措施，核心在于筹建临床医学科创中心，旨在通过优势学科交叉融合及协同创新提升医院的综合竞争力。首先，整合现有研究资源，解决分散与低效问题，建立转化医学研究实验服务平台。该平台通过合并重组原有实验室，集中管理共享设备，并投资购入新设备，实施网格化管理，显著提高了资源使用效率与管理效能。同时，推进样本库建设，依托医院丰富的临床资源，特别是针对重大疾病，由病理科引领构建生物样本库，并建立信息服务平台，实现样本统一管理与资源共享，为转化研究提供强有力的支持。其次，设立专业成果转化服务平台，针对医院内多项待转化科研成果，构建包含融资、孵化、临床试验及产业化在内的综合服务体系。此平台旨在为科研团队及医务工作者提供一站式科技服务，助力科研成果转化，降低创业门槛，提升成功率。通过这些综合举措，同济十院不仅优化了科研基础设施，还促进了临床资源的高效利用与科研成果的有效转化，为医院的创新发展奠定了坚实基础，加速了科研成果向临床应用的转化进程[24]。

二、学科信息服务平台建设与应用

构建一个综合性的信息服务平台，将全面整合科研、教学、实验室设备、电子数据库以及学术交流等关键领域的信息资源，形成一个全面覆盖学科建设各个环节的一站式服务系统。该平台不仅能够提升医院科研管理工作的效率，减少不必要的时间和资源浪费，还能有效增强信息的保密性，确保学科建设相关的重要数据和信息得到妥善保管。

（一）学科信息服务平台建设

1. 医学影像云平台

搭建医学影像云平台可开展远程会诊、医学图像检索以及影像转诊等相关技术，能够确保区域范围内影像设备资源实现共享，有利于诊断专家高效协作，平衡地方的医疗资源，提高影像设备的综合利用率和服务质量，降低医疗费用，有利于国家分级诊疗制度的推广[25]。利用互联网技术，医学影像云平台实现了区域内医疗机构的影像共享和交换，提升了互查互访的便捷性。在临床、教学、科研和管理方面展现出显著的应用效果，为学科研究、临床研究、转化医学及健康产业的发展提供了战略性的资源储备。

2. 学术交流平台

学术交流平台的搭建，如定期举办学术会议、搭建在线教育平台以提供在线学习资源、创办或参与医学期刊的编辑和出版工作等，可以促进医院内部的学术氛围和交流合作，提高医务人员的学术水平和临床实践能力，推动医院学科整体发展。例如，医院主办的学术期刊通过发表高质量学术论文、促进国内外学术交流与合作、传播最新医学知识和技术，以及培养学术人才，为医院学科建设提供全面、及时的信息支持。在提升医院学术水平、扩大学术影响力的同时，培育和弘扬医院求知、求新、求进之风，促进广大医务人员树立终身学习的理念。

3. 科研实验平台

科研实验平台就是将各个零散的小型实验室集中起来，打破各自为政的藩篱，统筹协调，优化科研设备和资源，实现大型设备、精密仪器专管共用，先进技术共享，避免各个科研课题之间的重复劳作，使其成为医院科研的运作中心和发展平台。构建科研实验平台不是一蹴而就的事情，医院要本着以全面提高科研能力为目标，面向存量资源，以整合为主线，实现科研资源优化配置；以资源共享为核心，打破资源分散、封闭、垄断状况，多学科共建，促进管理体制和运行机制的创新[26]。

（二）学科信息服务平台应用

学科信息服务平台的服务方式具有多样化、个性化、知识化的特色。平台的建设通过完善的信息渠道，优化信息获取的方式等，可以为医务工作者提供更系统、更全面的学科信息资源。

例如，针对临床特色科室、优势病种以及重点研究实验室，学科信息服务平台能够提供精准的信息支持。通过构建特色化的学科数据库，平台能够全面调查和分析医院各重点学科的需求，明确学科的核心内容和研究方向，确保用户需求表达的标准化。这种结构化的语言处理方式，有助于实现有目的的知识加工和整合，进而为科研人员提供高效、精准的信息服务[27]。同时，在构建学科信息服务支持平台时，遵循特色化、标准化、协作化和安全性的原则，确保学科资源、用户需求与知识服务之间的无缝连接。这种一体化的服务模式，不仅促进了学科知识的有效传播和利用，还形成了学科知识服务的良性循环。

四川大学华西第二医院通过整合三大核心资源——仪器设备共享平台、实验动物中心及生物样本库，构建了一站式的科研教学综合服务平台。该平台强调科学管理与资源共享，依托先进的科研设施与专业团队，运用信息化技术，为校内外科研人员提供全方位技术支持与服务，覆盖设备共享、科研资源访问、动物实验等多个领域。其中，仪器设备共享平台集合了大量高端设备，支持多学科研究，通过便捷的在线预约系统提升使用效率。实验动物中心则严格按照国家标准建设，提供完善的动物实验条件与服务，支持各类科研活动。生物样本库则聚焦高质量遗传资源的收集与保藏，遵循国际标准，促进基础与临床研究的紧密结合，为转化医学研究奠定了坚实基础。这些举措有效推动了医院的科研创新与教育发展，提升了科研产出与人才培养能力，加速了医疗科技的进步与应用。

第四节　整合理念下的转化医学研究

转化医学（translational medicine）是一种力求建立基础医学研究与临床诊疗间更直

接关联的新型思维方式。转化医学旨在打破基础医学与药物研发、临床诊治之间的固有屏障，在其间建立起直接关联，打通"从实验室到病床、从病床到实验室"的双向过程。

在医学领域，转化医学作为一种新兴的研究模式，正逐渐改变着我们对医学科学的认知与实践。整合理念下的转化医学强调将基础研究与临床实践紧密结合，实现科学发现到实际应用的迅速转化，以提升人类健康水平。可以说，医学领域中，疾病预防与临床诊疗的任何一项新技术、新装备、新药品的应用都很大程度上得益于医学科技创新与成果转化[28]。

医学相关学科建设不仅涉及理论研究和知识创新，还关系到医疗服务质量的提升和医学教育的深化。转化医学研究能够促进不同学科间的交叉融合，促进基础科学研究成果向临床实践的有效转化。

2021年，国务院办公厅印发《关于推动公立医院高质量发展的意见》，提出打造国家级和省级高水平医院，其中"开展前沿医学科技创新研究和成果转化"是重要内容，目的是要带动全国医疗水平"迈上新的大台阶"[29]。对于大型综合医院而言，医疗、教学、科研是医院业务建设中主要矛盾的三个方面，三者作为矛盾的统一体，构成了一种互相制约、互相促进、互相转化的辩证关系。医疗是科研的前提，科研是医疗的支柱，医疗水平的高低与科研水平又密切相关。临床医学研究是连接基础研究和医学诊疗，实现研究成果转化和应用的关键环节，而高质量临床研究的开展能力是机构医学科研创新水平的重要体现。与医院优势学科结合，开展临床研究和转化应用才能持续激发医院创新活力，有较高的创新水准，才更可能实现转化落地[30]，进而提升医院学科综合实力。

一、转化医学的桥梁作用

以临床为导向的医学创新转化逐步成为共识，"医、学、研、产、政"等创新要素正在形成合力。2022年7月29日，中国医学创新联盟（CMIA）通过五年医学创新转化实践和评价指标体系探索，推出了国内首个医院创新转化排行榜单。排行榜以专利为载体，以数据为基准，从专利申请量、专利授权量、发明专利申请量、发明专利授权量、PCT（专利合作条约）申请量、专利转化量六个维度，对全国三甲医院进行排名。

转化医学通过改变基础医学与临床医学、预防医学、药物研发和卫生保健等各学科相互孤立的状况，在一定程度上加速科研成果向预防、诊断和治疗技术及产品的转化[31]。首先，转化医学将临床需求与基础科学研究结合起来，医疗工作者在临床医学实践以及医院运营管理中的一些现实问题可以转化为研究课题。这种需求驱动型研究将使得科研成果贴合实际应用，提高研究成果的应用价值和针对性。其次，转化医学整合不同学科领域的研究方法和工具，促进医科、理科、工科等科研工作者开展交叉学科性的研究工作。转化医学在医学相关学科之间发挥着桥梁作用，加速研究内容从科研"发现"到临床"实现"的转化进程。

（一）从发现到实现的转变

医学科研转化成果形式多样，如改善人类健康的新药、诊断仪器、治疗设备等医用设备，提高医疗效率和患者满意度的诊疗流程，甚至是提高医学生和医生的教育质量和水平的教学改进策略等，都是医学研究中的重要科研成果。而这些成果的转化和落地，往往要经历从"发现"到"实现"的漫长过程，转化是实现二者顺利结合的关键环节。

1. 临床是"发现"之源

临床问题驱动的基础研究，既是提出重大医学科学问题、获得原始创新的源泉，也是实现从基础研究到临床实践、提升临床诊疗水平的重要路径。2021年开始，国家自然科学基金在面上项目设立"源于临床实践的科学问题探索研究"专项，鼓励申请人从临床诊疗实践出发，基于临床发现的新现象或诊疗瓶颈，凝练出临床问题背后的关键科学问题，充分利用临床资源开展创新研究，为提升临床诊疗水平提供技术、方法或策略的科学支撑。因此，广大科研工作者，尤其是临床医生应从临床现象或问题中找准突破口，基础研究人员需要与临床医生加强合作。从科学研究的角度对临床问题进行梳理和分解，凝练出临床问题背后的科学问题，揭示临床问题背后的基础理论或技术原理，促进临床问题的解决，提升疾病预防和临床诊疗水平[32]。

2. 转化有"桥梁"之功

转化医学的"桥梁"作用巧妙地整合了多个学科、不同层面和领域的知识，聚焦于微观与宏观、静态与动态、结构与功能、生理与病理等多个方面的交叉融合。在基础医学和临床应用之间，通过转化医学的"桥梁"作用，快速将前沿科技和新兴疗法引入到临床实践中，提高治疗效果和生存率，同时激发医学领域的创新能力和探索精神。例如，在新药研发过程中，转化医学可以更好地识别化合物在机体内吸收、分布、代谢和排泄特征的相关性，并确定其与药效和毒性的内在关系，从而提高新药研发的效率和成药性概率。在学科建设方面，转化医学缩小了基础医学和临床医学之间的差距，可加速知识应用和产业化进程，为人类健康事业作出更大的贡献。

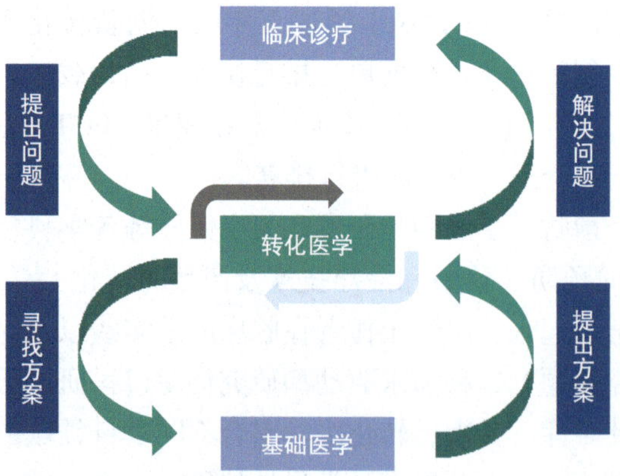

图 4-4 转化医学模式示意图
基础医学是临床诊疗和转化医学的基石，转化医学是沟通基础医学与临床诊疗的桥梁，临床诊疗则是基础医学和转化医学知识的实践应用

3. 临床是"实现"之终

在现代基础医学研究中，一系列重要的结果和重要的突破，其核心目标始终是解答和解决临床实践中所面临的问题。简而言之，基础医学的发展，旨在为临床医学提供坚实的理论支撑与创新的解决方案。临床诊疗、转化医学与基础医学三者之间相互促进，转化医学能够促进基础医学与临床诊疗之间的交流和合作，推动医学科学的整体进步（图4-4）。

临床研究不断为基础医学研究抛出新的问题，并验证基础医学研究所提出的新理论、新观点；而基础医学研究作为临床研究的指导，其得出的理论及观点为临床医学指明方向，并为临床医学提供新素材及新技术，为维持健康及防治重大疾病提供科学依据[33]。在国际医学从生物医学向转化医学、循证医学、整合医学转型的历史关键时期，致力于填补基础实验与临床应用之间壁垒的转化医学将大有可为。

（二）三期转化层层递进

在医学研究中，对于日常临床实践和公共卫生工作的"转化"主要分为三大转化，可谓是层层递进（图4-5）。

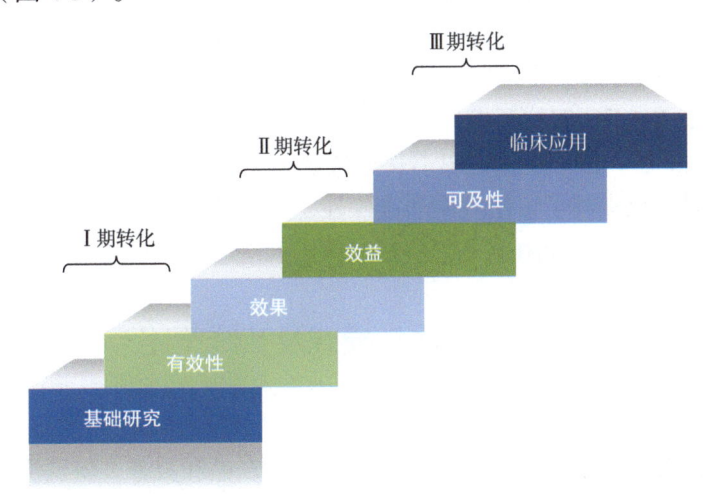

图 4-5　转化医学分期

Ⅰ期转化是基础研究向临床有效性的转化；Ⅱ期转化是在有效性的基础上向临床效益的转化；Ⅲ期转化是向可应用性和临床应用的转化

2019年末，新型冠状病毒感染疫情初发，研发人员快速研发出核酸检测试剂盒（荧光PCR法）和新型冠状病毒核酸测序系统等诊断产品，应用于临床。研发出新型冠状病毒核酸快速检测试剂盒和纳米孔测序技术病毒变异监测系统用于新型冠状病毒核酸检测；而阿比多尔的生产、盐酸阿比多尔原料药及瑞德西韦的研发，以及中医药清肺排毒汤有效处方的筛选，体现了中西药并重的治疗策略。在多学科、多领域研究小组的共同努力下，从新型冠状病毒的快速分离到一些新型疫苗品种的临床试验，以及后续的疫苗生产等各个方面的研究均取得了显著进展。这一过程，就是中国特色的转化医学在实践上的一个展示，充分反映了转化医学的本质，为我国的转化医学发展提供了一个很好的范例，也在预防和治疗新型冠状病毒感染方面发挥了十分重要的作用[34]。此实例充分证明了转化医学在基础研究与临床实践之间发挥着积极的作用，推动了人类医疗卫生事业的发展。

产学研一体化有利于发挥大环境下资源整合的优势，促进科研创新成果的转化，将研发的新产品产业化，高新技术产品转化应用于疾病预防诊治是实践的最终目的[34]。但临床转化是一个跨越式的过程。从转化医学发展源头来看，国外诸如美国的转化医学中心多依托大学而设立，依托大学最大的好处就是把握住了教育，从学科层次整合人才培养，保证了源源不断的人才能够进入转化医学的正轨；国内的依托单位多为医院或临床中心，不如大学单纯，且在人口基数上先天不足，并缺乏国家的统一规划部署，难以形成高效的转化医学融合研究体系[35]。

青岛大学附属医院联合多家科研机构和企业，在人工智能胃肠外科领域开展科研和转化等方面的合作。首先，医院依托重点实验室和研究所建立起产学研合作关系，促进了技术创新和成果转化。共同开发的海信计算机辅助手术系统（CAS），能够在腹腔镜手术中精确指导血管处理，从而提高手术的安全性和准确性。还有联合研发的胃肠道疾病自动识别系统，利用深度神经网络技术，能够有效识别直肠癌淋巴结转移情况，提高该病的诊断精度。其次，研究团队成功构建了胃肠道虚拟内镜平台，这一平台科研可呈现肠壁外翻视角，实现了更加精准的导航功能。建立了腹腔镜手术模拟培训平台，拥有完全自主知识产权，促进了手术技能的标准化培训。此外，医院利用多中心研究方法和海量临床数据，特别是基于 Faster R-CNN 架构开发的人工智能模型能迅速诊断直肠癌淋巴结转移，大幅缩短诊断时间至 20 秒，准确度高，显著优于传统方法，相关研究发表于顶尖期刊 *Cancer Research*。该成果不仅提高了诊断效率和准确性，还减轻了影像科医师的工作负担，减少了诊断差异，展现了人工智能在胃肠外科领域的巨大潜力与实际应用价值[36]。

二、转化医学模式及实践策略

如前所述，基础医学研究成果的转化并非自然而然就能实现，还需要相关平台与合作，将这些成果转化为临床、护理和预防医学可用的医疗产品和服务。值得注意的是，即使投入了大量的资源进行基础研究，也不一定能够取得显著的临床效果。以肿瘤领域为例，在1971 年之后的 30 年间，美国用于肿瘤防治的研究经费高达 2000 多亿美元，发表约 156 万篇肿瘤相关的研究论文，虽然在基础研究方面取得了不少进展，但肿瘤防治效果并未从根本上得到改善，说明许多研究成果并没有转化为防治实践[37]。国内外有着不同的转化医学模式，医院学科建设与发展也需要遵循国家转化医学模式的规律，并寻求与医院发展相适宜的转化医学发展路径。

（一）国内外转化医学模式

国内外转化医学的几种典型模式，包括美国国立转化医学促进中心（National Center for Advancing Translational Sciences，NCATS）的国家级平台模式、欧洲先进转化医学研究基础设施的项目实施模式，以及中国单体转化中心模式。这些模式不仅体现了不同国家和地区在推动转化医学发展上的战略思考和具体实践，也凸显了整合学科、团队、平台等多方面的共同理念，为我们理解转化医学在全球范围内的推进趋势和面临的挑战提供了宝贵的视角。

1. 国家级平台模式——美国国立转化医学促进中心

2011 年 12 月 23 日美国国立卫生研究院（National Institutes of Health，NIH）在原设立的临床与转化科学基金（CTSA）资助建成的 60 个转化医学中心的基础上成立 NCATS，作为其指导转化科学发展的机构，最大限度地推广应用转化科学的理念，尝试对各种已知或未知疾病应用新的诊断和治疗方案,并利用现有的研究资源广泛开展临床科研协作,培养新一代转化医学科学家。为避免自上而下的盲目管理模式,NCATS 在广泛征集研究者建议的基础上,通过 NIH 同行审议机制确定资助项目[38]。美国 NIH 每年投入约 200 亿美元(占 NIH 年度预算的 52%)用于基础研究,约 130 亿美元(占 NIH 年度预算的 35%)资助临床应用研究,而新建的 NCATS 作为 NIH 指导转化科学发展的机构,保持原有基础和临床的资金支持不变,每年额外投入 7 亿美元支持临床和转化项目。NIH 再次改革转化医学的管理机制与基金运作方式,提出建立 NCATS,这项决定表达了 NIH 希望尽快缩短从基础研究到临床应用的转化周期的决心,使科学创新的技术与成果渡过"死亡之谷",激励研发更安全、有效的医疗方案,加快新药的科学评审与上市进程,重点解决困扰人类健康的重大疾病与罕见疑难疾病的综合学科合作与共同研究等问题。NCATS 的建立,使得 NIH 把已资助的转化科学研究和转化中心项目相互联合,进一步优化调整,实现资源共享,从而降低了临床试验成本,加快了新药研发。这种合作有利于扩展转化医学研究领域,同时,对每家临床和转化医学中心来说,便于形成自身的优势研究领域[37]。

2. 项目实施模式——欧洲先进转化医学研究基础设施

欧洲先进转化医学研究基础设施(The European Advanced Translational Research Infrastructure in Medicine,EATRIS)是欧洲的一个战略项目,旨在通过提供医学研究基础设施来消除基础研究成果向临床应用转化的阻碍。多国政府和科学组织参与这一项目,并力求通过制定该总体规划,来实现欧洲范围内转化医学基础设施的部署。EATRIS 强调把重点放在维护人类健康研究的转化方面,保持欧洲在生物医学研究和医疗行业的竞争力[39]。在预备阶段(2008～2010 年)EATRIS 对来自 14 个国家的 54 个学术非营利机构以及一批大型企业和中小企业进行调查。调查结果提供了明确的转化研究在欧洲的地位和需要落实的方向,包括:①提供学术界和工业界所需的尤其是稀缺的高端基础设施和服务;②创建多学科的基础研究和临床研究集成环境;③咨询服务,尤其是在项目管理、产品开发、质量控制、知识产权和监管问题,以及临床试验阶段等方面;④落实资金支持,因为政府支持的传统模式不能满足转化研究的多样性和复杂性的成本开支;⑤提供系统的转化医学培训和教育。EATRIS 不仅是一个静态的基础设施,而且是动态的随医疗需求而变化的交流合作学术团体,同时 EATRIS 还致力于开展转化研究培训和教育[40]。

3. 单体转化中心模式——中国的单体转化中心

临床和转化医学中心在整合科研与产业实体协作的同时,突出强调了医学研究人力资源的培养,其意义是保持国家医学学科在生物医药产业的持久领先地位。国内的转化中心通过合作或挂靠的形式,以综合医院或相关科研机构为主体,先后成立了很多各具特色的临床和转化医学中心。目前国内已成立的临床和转化医学中心,从转化医学中心的模式上来看,与英国的转化中心不同,更类似于美国的临床医学研究中心模式。国内临床与转化医学中心是以医院本身所开展的临床科研活动为主,包括整合临床诊治优势,强调临床对接与基础研究的相互转化与合作。其临床和转化医学中心的定位多依靠自身临床资源和企业协作优势,比如以再生医学为主的转化医学中心、以研究儿童罕见疑难病和遗传性疾病为核心的转化医学中心、以研究心脑血管疾病为主的转化医学中心、以干细胞研究与临床应用为主的转化医学中心等[37]。

随着我国科技体制改革的深入,国家临床医学研究中心迎来了发展的新起点和新机遇,开始承载社会各界越来越多的关注和期待。国家临床医学研究中心已成为我国国家科技创新和成果转化基地,也成为把大医院先进技术推广到基层的有效平台和途径,可以有力地提高医学科技创新能力,加快技术成果转化推广,促进先进科技成果惠及普通百姓。而国家医学中心则是在疑难危重症诊断与治疗、高层次人才培养、高水平基础医学研究与临床研究成果转化、解决重大公共卫生问题、医院管理等方面发挥牵头作用,引领全国医学技术发展方向,为国家政策制定提供支持,同时联同国家区域医疗中心带动全国医疗、预防和保健服务水平的提升。

(二)医学科研转化实践策略

整合理念是将不同领域但具有可联系性的事物,根据各自特性有针对性地进行有机融合的思想。以医学影像学为例,与过去相比,整合医学影像已逐渐自成体系,通过"取A之长,补B之短",在机构、领域、维度上都有了新的补充,通过不同学科、不同领域的碰撞,诞生了整合的影像技术,如正电子发射计算机体层显像仪(PET/CT)融合成像、光学相干断层扫描(OCT);整合的影像设备,如掌上超声仪、多模态成像设备;整合的影像学科,如医学分子影像学、影像医学与核医学等,并根据整合的理念,将培养更多的整合型医学影像人才。同时,医学影像AI的发展进入快车道,多场景、多疾病、全流程、一体化智能诊疗是大势所趋,加强产学研医协作,共同推进医学影像AI行业发展,充分发挥AI所带来的应用价值,提供智能化诊疗解决方案,服务社会(图4-6)。

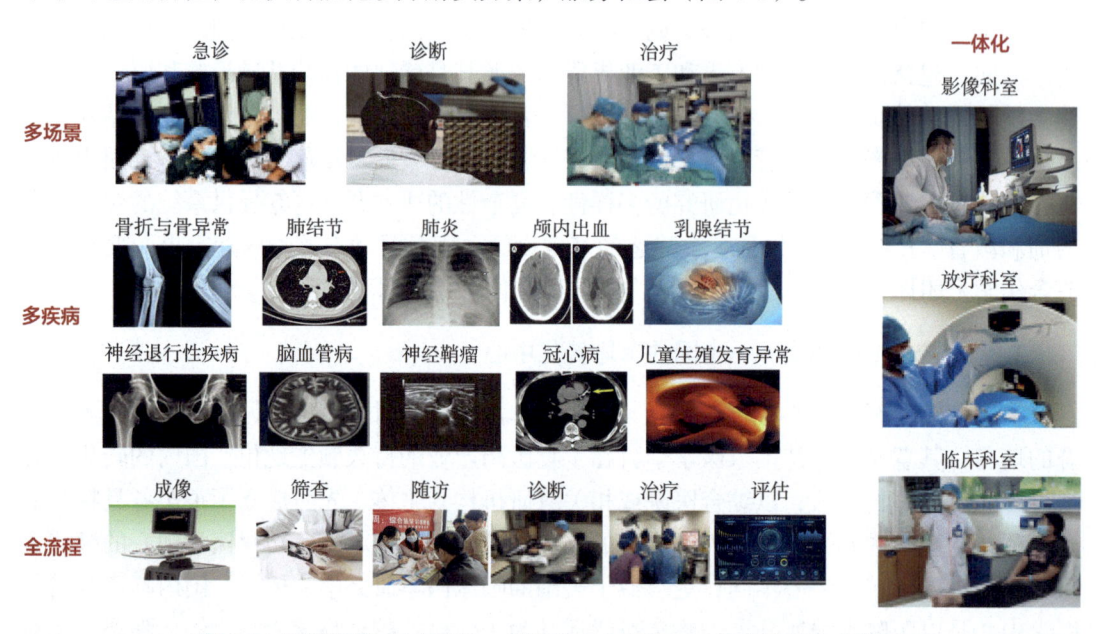

图4-6 医学影像AI多场景、多疾病、全流程、一体化智能诊疗体系

多场景:多个医疗场景;多疾病:针对多种疾病提供诊断支持;全流程:贯穿了从患者影像数据采集、处理、分析到诊断、治疗建议的全流程;一体化:一体化的智能诊疗解决方案

整合理念下的转化医学研究模式，是以临床需求为导向，重回到实验室进行全方位的、整合的、有目的性的研究，再将研究成果进行产品转化的模式。正如钟南山院士所讲，临床医生应该积极走进实验室解决身边的实际问题[41]，转化医学融合研究模式将会成为连接基础研究与临床应用的"转换利器"。

1. 信息化技术助力学科发展

随着移动互联网和物联网等新兴技术的迅速发展，一些高科技公司将大数据/知识融合的思想引入到医疗领域，并成功研发出了"机器人医生"，如IBM公司的"沃森医生"。我国医疗新设备、新技术层面也在不断融合发展、更新换代。比如，人工智能肺小结节快速诊断系统、达芬奇机器人手术系统、3D精确定位和导航技术等，极大地提高了早期肺癌的精准诊治水平，显示出了人工智能的临床应用价值，可以让科室的技术水平更上一层楼，同时还推动了一批跨学科跨专业的临床科研成果，最终助力学科发展[42]。

2. 坚持临床导向，落实转化医学研究

医疗科技的发展归根结底要为临床服务，尤其是分子生物学、药学、生物信息学等基础学科的迅速发展，其临床应用价值日益凸显。医疗科研的课题通常以临床需求为出发点，只有从临床需求出发，科研成果才能够回归到临床应用中，为患者提供精准的医疗诊断和治疗。具有研究价值的科研问题并不一定具有直接的临床意义，尽管某些科研问题可以为特定研究领域提供基础数据，但与预防和治疗实际应用之间存在一定的差距，要将其应用到临床诊疗和预防中，还需要多个学科的交叉合作。

转化医学促进实验室与病床之间的密切联系，让医学整体发展形成一个完整的循环[43,44]。例如，癌症是危害人类健康的第一大因素，在过去的数十年里，科学家们一直在研究肿瘤发生与发展的分子作用机制，并以肿瘤的特定分子为目标，研发出了新的分子靶向药物，这是肿瘤治疗方面的革命性突破。与此同时，伴随着基因测序技术及其相关功能研究的快速发展，基于靶标三维结构的精准药物设计将得到有力推动，使得肿瘤的治疗进入一个前所未有的新阶段[45]。所以，在医院学科的建设和发展的过程中，应该把临床应用作为其发展的方向，提升基础研究的针对性和有效性。同时，还应该鼓励医院与企业之间的合作，重视原创和自主知识产权，构建以疾病为纽带，以相关疾病诊断为基础的学科群，逐步形成"临床实践—研发—转化—应用—推广—临床实践"的递进循环模式（图4-7）。

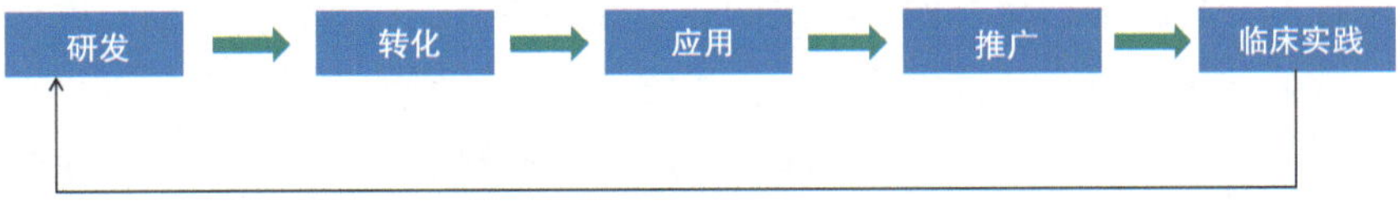

研发 → 转化 → 应用 → 推广 → 临床实践

图 4-7　临床转化递进循环模式

临床实践：通过观察和记录实际的临床病例，识别出需要解决的临床问题或需求；研发：开展基础研究和应用研究，探索新的治疗方法、药物或技术；转化：研究成果被转化为可以直接应用于临床的新技术、新方法或新产品；应用：新技术、新方法或新产品在临床实践中得到应用；推广：验证有效性和安全性，进而开展更广泛的推广和应用；回到临床实践：产生新的问题和需求，从而推动新一轮的研发和转化过程

这个递进循环模式不仅促进了实验室与病床之间的密切联系，还推动了医学研究的深入发展和创新。在这个模式下，基础研究、临床实践、技术转化、应用推广以及临床实践反馈各个环节相互依存、相互促进，共同推动了医学科学的整体进步。

3. 基础与临床整合，理论与实践并行

医学是一门具有很强的经验性和实践性的学科，学科整合使得整合型学科人才需求呈上升趋势，要求医务人员破除固有临床思维定式，提升创新能力，加强对于内、外科及相关学科内涵、外延理论与技能的全面掌握。医学院校需要加强基础医学的教育，使得医学生熟练掌握临床理论知识与基本功，同时提倡"早临床、多临床、反复临床"。以疾病诊疗为主线，将专业基础课程和专业临床课程整合，安排学生在低年级教育阶段就早期进入临床见习。比如，杭州医学院存济口腔医学院将原为口腔颌面外科学大三的教学内容，整合融入口腔解剖生理学大二的教学中，并且安排学生早去临床实操。早临床使得学生尽早进入医生角色，提高了学生的学习兴趣，增强了医患沟通等临床技能。此外，整合医院与学校、医院与医院之间的资源和优势，制定合作内容和适合双方的研究课题，以培育有潜力冲击国家自然科学基金的课题和高水平科研成果为目标，并通过科研平台共建等一系列有效措施加强并不断深入合作，在研究实践中检验理论研究。通过面对面的合作对接，采取更加合理的创新模式和有力措施，促使合作成果常态化，从而打造一个科研合作对接模板并推广[46,47]。

身处不同平台，就要整合好不同层次的资源，实现由小到大的科研转化。尽管转化医学在我国起步较晚，但其发展迅速且广泛，面对目前基础研究与临床模式差异导致的转化效率低下的现状，医院应抓住黄金发展时期，搭建属于自己的转化医学体系[34]。

南京医科大学附属脑科医院自2020年至2022年间，通过实施以临床需求为导向和风险防控为基础的科研管理模式，显著提升了科研活动的成效。该模式关键在于强化科研管理中的风险意识与应对策略，激励机制的创新，以及科研环境与服务模式的优化。医院科技部针对性地引入风险管理，构建了从管理层到底层的科研风险防控体系，明确了组织架构与职责，同时加强了相关人员的风险管理培训，确保科研项目的每一步都伴随风险评估与控制。在立项前、合同签订及项目执行各阶段实施严格的监控，提高了项目成功率。为激发科研活力，医院修订激励政策，确保科研成果与奖励直接挂钩，加大对高质量科研产出的支持，如提供配套科研经费和奖金，实施一对一导师制度，提升基金申请质量，并调整成果认定标准，鼓励多学科合作与临床问题导向的研究，有效解决了研究资源与空间限制，通过开放公共试验平台和技术培训，促进临床医生科研能力的提升。此外，医院还推动信息化建设，开发信息平台，实现科研管理系统的现代化与高效对接，特别是在新型冠状病毒感染疫情期间，发挥了重要作用。考核体系也得到优化，更侧重于科研成果的实质贡献，鼓励临床与基础研究的融合，以及专职科研人员与临床实践的紧密结合，加速科研成果转化应用。这一系列举措提升了医院的科研论文发表量、基金课题立项量及科研人员的年轻化趋势，促进了医院基础与临床研究的交叉融合，为医院科研管理的现代化和高效运行树立了典范[48]。

第五节　整合理念下的学术期刊发展

学术期刊（academic journal）作为学科信息的展示和交流媒介的"筛选器"，在学科信息的开放和扩散中发挥着不可忽视的作用，是学科社会建构中不可或缺的一环。随着科学技术的迅猛发展和整合理念的深入人心，学术期刊在推动学科建设与发展方面的作用愈发显著。特别是在整合理念下，学术期刊与学科建设之间的关系变得更加密切，二者相互促进、共同发展。

学术期刊是发布学术研究成果、促进不同学科交流与激发新思路的平台。通过发表高质量的学术论文，学术期刊可以促进学科知识的积累和更新，引导一些学科发展的方向。同时，多学科的学术期刊能够汇聚不同学科领域的专家学者进行理论观点和经验的交流与共享，碰撞出新的学术见解与研究路径。随着学科建设和发展，学术研究的广度和深度不断拓展，研究内容通过学术期刊这一媒介进行传播，推动学科知识进步和创新。

在整合理念下，学术期刊发展与学科建设之间的关系更加紧密。学术期刊需要紧跟学科建设的步伐，不断调整和优化自身的定位和发展方向，以适应学科发展的需要。同时，学术期刊也需要积极参与学科建设的过程，为学科建设提供有力的学术支持和知识服务。

医院学科创新主要体现在服务、技术与科研的创新上。在越来越重视大数据与医疗循证、强调科研生产力与产学研相结合，以及转化医学扑面而来的医疗大背景下，科研创新无疑是医院学科建设的核心。科研的创新是一个不断积累与拓展的过程，从现有服务、知识、技术与经验出发，萌生新的思想或者改进，通过实践形成初步结果，经过专家、同行评议后反复修改、逐步完善，最终得到科学严谨的证据与结论，进入医院学科建设与技能体系。这个过程离不开信息的反馈和交流。优秀的学术期刊作为新知识、新技术的交流平台，要刊登学科领域的领先性创新与重大进展，通过选题策划、科研设计、组稿、审稿、交流与编修等过程，发挥推动科研创新的重要作用。

医院主办或承办医学期刊多是基于所在医疗单位的某专业学科优势，需要置身于学术前沿及其学科发展的脉络中才能把握业界动态。因此，医学期刊的发展离不开医院学科建设的提升，而医院学科建设也需要医学期刊这个重要的工具与平台，二者相辅相成[49]。

一、多学科交叉领域的学术期刊发展

医学期刊具有保存和传播医学知识、反映医学科学发展的前沿动态和趋势、促进医学学术交流的功能。近年来，在"卓越行动计划"等项目的大力推动和支持下，我国医学期刊在内的一大批科技期刊得到了快速发展，学术指标和期刊服务能力等方面发生了显著变化[50]。

（一）多学科交叉学术期刊

随着科学技术的发展及科学研究的深入，科研成果产出日益增加，多学科融合的科技期刊也逐渐增加：中国科学院和国家自然科学基金委员会联合创办多学科整合类型的

国际学术期刊 Science Bulletin，主要报道各新兴学科和交叉学科领域的最新研究进展；Nature 上发表的一项研究认为，参考文献和引用的学科多样性都在增长，近 10 年里一篇典型的论文的参考文献以及引用了它的论文所涉及的学科数量是 50 年前的 3 倍[51]。由此可见，近年来科学研究的学科交叉性正在增长，多学科整合模式在学科建设领域中发展迅猛。

（二）多学科整合办刊路径

在整体上，我国公立医院学科建设已经逐步朝着涵盖科研、教学、服务等功能的体系化、平台化发展[52]。医院主办、承办学术期刊要与国家政策的调整和变化相适应，对自身的现实状况进行客观的度量，并以医院学科建设需要为依据，对期刊在某些方面的发展方向进行适时的调整，与学科建设相配合，从而将其学科职能充分地展现出来。

1. 多元合作办刊，推动期刊学术发展

在学术期刊建设中，医院应充分发挥资源整合与利用的优势，深入挖掘自身的学术资源、人才资源和技术资源，形成内外合力，为期刊的持续发展注入动力。同时，还需敏锐捕捉新兴技术的发展趋势，如数字化、网络化等，积极探索创新的出版模式和传播方式，以提升期刊的传播效率和学术影响力。

在多元合作办刊方面，医院可以采取合适的形式。医院可以与出版机构进行紧密合作。例如：Journal of Evidence-Based Medicine 由华西医院主办，与 Wiley-Blackwell 进行出版合作；Interdisciplinary Medicine 由南方医科大学南方医院与 Wiley-Blackwell 共同主办。或者多个单位或机构共同参与的联合出版，例如：Journal of Integrative Medicine 由上海市中西医结合学会和海军军医大学第一附属医院共同主办；Journal of Diabetes 由上海交通大学医学院附属瑞金医院和中华医学会内分泌学会共同主办；Reproductive and Developmental Medicine 由中华医学会、上海市计划生育科学研究所和复旦大学附属妇科医院三方合作办刊等，都展现了跨学科、跨机构的合作力量，体现了医学领域内的广泛合作与交流。另外，医院还可以作为期刊的承办单位，医院所属上级单位与出版社进行合作办刊。例如，Current Urology 由山东大学科技期刊社与荷兰 Wolters Kluwer 集团合作出版，由山东大学第二医院承办。这种合作模式不仅整合了优质资源，还提高了期刊的专业性和影响力。同样，Emergency and Critical Care Medicine［《急危重症医学（英文）》］也是山东大学与 Wolters Kluwer 集团合作出版的又一力作，由山东大学齐鲁医院承办，为急危重症领域的学术交流提供了重要平台。

综上所述，医院在推动学术期刊建设与发展方面，应深化跨学科与跨机构合作，加强与出版社的合作，发挥医院作为主办/承办单位的作用，并注重资源整合与利用，从而推进医院学术期刊的健康发展，使之成为推动医院学科建设和提升医院学术影响力的重要力量。

2. 与跨学科团队紧密协作，发展特色专题栏目

随着"整合医学"理念的拓展，医院学科综合化的发展趋势越来越明显，多学科交叉与发展在医院学科建设中越来越重要。在医院多学科整合模式下，学术期刊应与时俱进，主动更新办刊理念，与跨学科团队紧密协作，发展特色专题栏目。以国际学术期刊 *BIO Integration* 的"AI"特色专栏为例，它将所有与特色主题项目的前沿研究进行整理、归纳，体现了具有专题化、系列化等特点，吸引同行专家关注，在一定程度上有利于学术期刊知名度的提升。

3. 注重循证医学和医学转化研究，构建临床与基础互动平台

高质量的学术论文往往来源于高质量的临床研究和成功转化的实验研究成果。在实际临床应用中，医务人员需将最优研究证据、个人经验和患者的现实状况有机地结合起来。在这一过程中，转化医学模式尤为重要，它强调在临床治疗中占据重要地位，并在医院学科发展中更加重视科研成果的转化和运用。同时，将临床医学问题与医学研究进行双向互动，有助于推动学科发展[53]。学术期刊作为科学研究成果的推广宣传平台，通过搭建基础与临床研究交流互动平台，可以促进基础研究成果的转化，进一步推动医院学科建设的进步。

BIO Integration（简称"*BIOI*"）是一本生物医学领域交叉性综合学术期刊，由长沙市中心医院（南华大学附属长沙中心医院）院长陈智毅教授和浙江大学医学院附属第二医院黄品同教授担任共同主编，与 Compuscript 合作出版，旨在搭建一个高层次医、工、理学术交流平台，使不同学科思维在这个多学科交融的舞台上互为启迪，推动知识创新，促进相关领域的研究发展，实现临床转化，带动产业化发展。*BIOI* 的整合实践体现在多个方面，包括理念整合、编委整合、主题整合等，这些整合举措共同构建了一个全面而深入的多学科交流平台，推动了整合生物医学领域的创新与发展。

（1）理念整合。"*BIO Integration*"的名称来自中国文化"和谐、共进"的理念："B"指代现代生物科学；"I"代表智慧和热爱；"O"代表生物医学学术圈。新事物的产生是不同事物相互融合的结果，也是社会发展的必然趋势。"Integration"的意义广泛，既可以是不同国家和种族的融合，也可以是不同学术和研究领域的融合。*BIOI* 的目标及收录范围涉及生物医学科学领域的多个方面，关注领域前沿动态发展，尤其重视如何践行"从思想到实践"，通过理论和技术方法的创新，推动转化医学的发展。

正如 *BIOI* 在创刊号第一篇 Opinion（"The Significance of Interdisciplinary Integration in Academic Research and Application"）中所描述，将整合研究定义为"学术研究中跨学科整合的应用"。经过不断地总结和归纳，*BIOI* 对整合生物医学有了更系统、全面的认识：这是一种以目标为导向的医学和科学，考虑到在机构（医院、研究所）、学科间、政府及社会层面等多方面的整合。这种理念整合不仅有助于打破学科壁垒，促进不同领域之间的交流与合作，还能够推动生物医学领域的创新与发展。

（2）编委整合。*BIOI* 的编委团队由来自不同学科领域的专家学者组成，他们具有深厚的学术背景和丰富的实践经验。通过编委团队的整合，*BIOI* 能够充分利用各领域的专业优势和资源，为期刊提供全方位的学术支持和指导。同时，编委团队之间的交流和合作也是编委整合的重要组成部分。通过定期召开编委会议、组织学术研讨等活动，医、工、理等多学科组成的编委团队能够分享彼此的研究成果和经验，共同探讨生物医学领域的发

展趋势和挑战。这种编委整合不仅有助于提升期刊的学术水平和社会影响力，还能够推动相关领域的研究和发展。

（3）主题整合。BIOI 的主题整合主要体现在其办刊宗旨和收录范围上。期刊以生物医学领域交叉性综合研究为核心，关注生命科学、临床医学、公共卫生、生物医药及科技产业等多个相关领域的前沿动态发展。这种主题整合不仅有助于打破学科壁垒，促进不同领域之间的知识交流与融合，还能够为研究者提供更为广阔的视野和思路，推动跨学科的创新研究。

在稿件的选择上，BIOI 优先考虑高质量、具有创新性和突破性的研究，这些研究往往涉及多个学科的交叉融合，构建了一个主题鲜明、内容丰富的学术交流平台。自 2021 年起 BIOI 推出"Voice"系列，通过采访多学科及多行业领域的专家学者，为读者带来最前沿的专家观点及资讯。BIOI 持续搭建多学科交叉的高层次学术交流平台，营造一个合作和包容的环境，重视多样性，促进作者、审稿人和读者之间开放和建设性的交流。这有助于围绕期刊建立一种社区和参与意识，并培养一种持续学习和改进的文化。

此外，期刊还通过举办论文写作大赛，助力青年科研人才培育，并采用科学出版中的新兴技术和方法，如开放获取和预印本服务器，以帮助增加已出版研究的范围和扩大影响。通过紧跟这些趋势的最前沿，继续吸引高质量的研究，致力于将 BIOI 打造成为领域内的领先期刊。

二、学术期刊与学科建设的协同发展

在国家重大战略需求驱动下，多学科交叉融合和多技术跨界联合已经成为常态，大力推进"医学+"多学科交叉融合与创新发展。从医院管理的角度来看，多学科融合发展将发挥学科自身建设、学科之间共同建设及相互交叉协作所产生的综合效能。学术期刊可以为医院搭建多领域合作、多学科融合、多团队协同、多技术集成的"医学+"平台，为碰撞学术思想、汇聚前沿智慧、整合优质资源提供有力支持。整合理念下，学术期刊与学科建设之间互利共生可以产生新的活力[54]。以多学科整合为思路和途径，医院学术期刊与学科建设的协同发展可从以下方面进行探索与实践。

（一）推进学科体制改革

多学科整合除了相关学科理论及技术间存在交叉外，还包括围绕总体发展目标，各个学科开展多维度的资源整合。医学学科积极开展体制改革，实施多学科整合模式及创新举措，有助于更好地适应新一轮科技革命和产业变革的要求，其内涵及形式多样，如临床广泛倡导的"多学科团队诊疗"，由不同专业领域的专家在特定时间，围绕疾病病种展开临床诊疗策略讨论，属于典型的多学科综合治疗模式[55]；近年来国内医院学科群建设的兴起，通过打通各学科间的壁垒，促进各学科间相互交叉、渗透和联合，夯实优势学科品牌，有助于快速提升医院核心竞争力[56]；将医学科技期刊建设纳入到综合性大学或医院的学科建设及发展规划中，将有助于促进期刊主办单位内部学科资源整合，专业做精做细，更好地聚焦学科前沿、培育学科医疗科研人才[53]等。

（二）拓展学科新增长点

作为环境供给主体，医院层面要为学术期刊与学科建设的共生提供一个良好的政策环境、先进的网络环境、丰富的信息环境、合理的空间环境，还有和谐的社会规范。建立有效的、长效的合作机制，以达到各类学术资源在学术期刊与学科建设之间的最优组合与最优分配。

医学学科建设应找准新的增长点再发力，而重大的突破往往发生于多学科交叉融合领域。多学科整合的重要内涵之一就是通过不同学科、不同理论体系的碰撞，挖掘新的事物，产生新的发现。加强"医工、医化、医理"等学科的多维整合，是目前一流医学学科创新发展的主要策略，如以材料科学与工程学科为牵引，联动临床医学形成新的临床技术和设备[57]；推动化学和临床医学的整合，制备具有靶向递送或多模态诊疗功能的分子探针等[58]。

因此，学术期刊与学科建设应密切配合医院的发展策略与工作重点，在栏目设置与稿件使用上立足于重点学科与优势学科，并对新兴学科予以支持。对于新兴学科或薄弱学科，期刊可以不定期地进行组稿，吸收院外优秀学者的稿件，以院外稿件带动院内稿件，持续推动学科建设。要建立一个以具体优势学科为核心的完整的服务链，在确定了具体学术领域专家对期刊有效服务要求的基础上，加强对优势学科专门知识的生产、传播和转化的服务链，并利用支撑平台和服务机制将其与优势学科的专门知识资源进行联系和融合。

（三）创新型医学人才培养

创新型医学人才培养是学科建设的关键。根据整合学科不同、目标导向不同、体制机制不同，基于多学科整合的新型医学人才培养模式必然是多样化的。例如，从医学与其他大类学科的整合来看，计算机科学联合临床医学开展人工智能大数据研究及组学分析，是多学科整合的热门研究方向之一。美国斯坦福大学根据人才培养目标不同，制定了一套人工智能多元化导向人才培养方案，实现按需培养、优化资源配置的同时，持续激发科研人员的创新意识[59]。而从医学各二级学科间的整合来看，促进学科间交叉融合是当下复杂多变的国际医疗卫生发展的必然趋势，在新型冠状病毒感染流行期间，凸显了对于培养兼具疾病控制、卫生监督、预防保健能力的复合型预防医学人才的重要需求[60]。多学科整合模式下的医学学科创新人才培养体系建设，需以有效的科技转化为导向，因地制宜。

（四）加强国际合作交流

从多学科期刊出版地域分布来看，美国、英国、德国等国家（地区）在多学科整合模式的探索方面较为领先。通过多学科整合的方式，加速我国创新性重大医学成果的突破，才能更好地实现"弯道超车"，紧跟国际科技前沿步伐。在医学学科建设中加强国际合作交流具有重要意义：其一，学习国际上优秀的多学科整合模式建立经验，及时掌握全球最新的学科发展动态，带动医疗技术和科研能力与国际接轨；其二，随着科技的进步，科学研究和学术出版的风向已由原先的"小作坊"专科模式，逐步转变为倡导跨学科、跨地域、跨组织的多元合作模式，最直观表现为对发表文章中研究数据的样本量、全面性、规范性及可重复性的要求较前显著提升。通过共同创办国际性学术期刊、举办高水平国际会议、搭建学术平台等方式，加大与世界高水平大学和医疗机构的实质性合作，可有助于医学学科更好地适应科学领域模式导向变化，快速提升学科国际影响力，提高医学学科建设水平[61]。

医院的学科建设和期刊发展，可以在平台共建、方向凝聚、成果转化、人才培养等方面，建立起一种良好的互动机制，从而促进两者相互支持、共同发展。健全学科建设与期刊的协调发展机制，将期刊的建设水平纳入到学科建设的评价之中，通过一流期刊的建设来强化高水平学科的建设。

参考文献

[1] Zheng M H, Sun J, Jiang T Y, et al. Scientific and technological innovation and achievement transformation promote the medical development[J]. Zhonghua Wei Chang Wai Ke Za Zhi, 2020, 23（6）：541-544.
[2] 周林丽，彭沛，黄桂珍，等．综合医院资源整合型学科建设的实践与探讨［J］．医院管理论坛，2024，41（1）：8-10，55.
[3] 张鹭鹭，王羽．医院管理学［M］．2版．北京：人民卫生出版社，2014：616.
[4] 谭敏，欧阳斌，赵凯，等．高质量发展背景下医院学科体系协调发展实践与思考［J］．中国医院管理，2022，42（4）：45-48.
[5] 孙宇，王艳，徐书杭，等．新形势下互联网医疗的发展和内分泌学科建设分析［J］．中国卫生产业，2021，18（16）：106-110.
[6] 姜未，吕猛，耿庆山．非直属教学医院学科建设的战略思考［J］．医院管理论坛，2022，39（9）：9，68-70.
[7] 孙丽．医院科研与重点学科建设的关系与成效［J］．黑龙江科学，2022，13（10）：129-131.
[8] 何跃，盛芳芳，张蓉．管理制度改进对医院药学学科建设的影响［J］．中国药业，2021，30（20）：5-7.
[9] 陈迎春，汪海仪．医院文化建设在医学专业学科发展中的作用探讨［J］．中国卫生标准管理，2023，14（7）：64-68.
[10] 余广彪，何韵，曹蔚玮，等．中山大学肿瘤防治中心精益管理模式下的一流学科建设实践［J］．中国肿瘤，2019，28（6）：428-434.
[11] 周敏．军队医院优势学科建设模式及影响因素研究［D］．西安：第四军医大学，2013.
[12] 吴佳男．"院中院"期待与布局［J］．中国医院院长，2022，18（11）：30-35.
[13] 刘文生．"院中院"非医院发展"特区"［J］．中国医院院长，2022，18（11）：36-40.
[14] 徐畅，许红，朱贤，等．现代医院学科建设模式概述与探讨［J］．中国医院，2020，24（4）：45-47.
[15] 霍本立，姚海燕，张立斌，等．基于指标体系构建的医院学科建设策略探索［J］．重庆医学，2022，51（8）：1435-1437，1440.
[16] 梁丽娜，吴洁，杨国航，等．乡村振兴背景下农业科研院所学科建设的思考——以北京市农林科学院为例［J］．安徽农学通报，2022，28（4）：170-173.
[17] 赵亮，金昌晓，乔杰．大型公立医院学科建设发展战略探索与思考［J］．中国医院管理，2013，33（11）：44-46.
[18] 冀慧玲，余丹，李娇萌，等．基于学科评估数据体系促进医院学科发展和人才队伍建设［J］．吉林医学，2020，41（6）：1535-1537.
[19] 杨莉，徐晋珩．综合性医院重点学科的建设分析［J］．中国卫生产业，2017，14（34）：197-198.
[20] 孟琦．地方高校重点学科建设对于成果转化辐射作用的探讨［J］．科技管理研究，2012，32（6）：58-60，69.
[21] 查君林，汪卓赟．医院科研大数据平台建设探索［J］．齐齐哈尔医学院学报，2022，43（17）：1659-1663.

[22] Liu Y，Zhang X. Application of human body recognition technology in scientific research sites[J]. Journal of Physics：Conference Series，2020，1646（1）：012119.
[23] 朱明宇.临床科研大数据平台研究[J].中国数字医学，2020，15（7）：17-18，35.
[24] 王克生，王勤婉，鲍美玉，等.综合医院医学科创中心建设之十院模式[J].中国医院院长，2020，16（21）：84-85.
[25] 杨慧.云影像技术在医院诊疗中的应用[J].集成电路应用，2021，38（7）：102-103.
[26] 张鸿雁，王健生，辛原原.打造医院科研实验大平台 促进学科建设长足发展[J].江苏卫生事业管理，2009，20（4）：50-51.
[27] Chen Q，Tao J，Yang X，et al. Cultivation of complex engineering problem analysis ability of electrical engineering undergraduates based on scientific research platform[C]. Proceedings of the 2021 International Conference on Modern Management and Education Research（MMER 2021）. Shanghai，China. Paris，France：Atlantis Press，2021：141-146.
[28] 郑民华，孙晶，蒋天宇，等.科技创新与成果转化是推动医学发展的动力[J].中华胃肠外科杂志，2020，23（6）：541-544.
[29] 赵凯利.开放创新范式下医疗机构科技创新和成果转化体系构建[J].中国医院，2023，27（2）：83-86.
[30] 李娌，张宁.基于专利信息分析构建医院科技创新成果转化工作体系思考[J].中国医院，2023，27（5）：83-86.
[31] 孙亚林，邢茂迎，杨美华，等.转化医学的实践现状及思考[J].中国医院，2013，17（7）：4-6.
[32] 姚刚，霍名赫，韩立炜，等.面向临床实践聚焦科学问题——国家自然科学基金"源于临床实践的科学问题探索研究"专项申请与资助分析[J].中国科学基金，2023，37（4）：656-661.
[33] 杜治政.医学的转型与医学整合[J].医学与哲学（A），2013，34（3）：14-18.
[34] 阿依谢姆古丽·阿力马斯，温浩.试述转化医学的发展与实践[J].生物医学转化，2021，2（3）：93-98.
[35] 张正，李淮涌，朱智明，等.国内医院转化医学发展动态分析[J].中国医院管理，2014，34（4）：53-55.
[36] 卢云，刘广伟.人工智能在结直肠癌诊治中应用现状、难点及对策[J].中国实用外科杂志，2020，40（3）：271-274.
[37] 陈丹霞.我国转化医学模式研究[D].北京：北京协和医学院，2014.
[38] 张士靖，秦方，姚强，等.国内外转化医学研究机构的特色分析[J].华中科技大学学报（医学版），2012，41（3）：324-328.
[39] van Dongen G A，Ussi A E，de Man F H，et al. EATRIS, a European initiative to boost translational biomedical research[J]. Am J Nucl Med Mol Imaging，2013，3（2）：166-174.
[40] Demotes-Mainard J. [ECRIN（European clinical research infrastructures network），a pan-European infrastructure for clinical research][J]. Bull Acad Natl Med，2010，194（9）：1683-1694.
[41] 钟南山.中国临床医生转化医学实践之路[J].中国实用内科杂志，2012，32（7）：481-483.
[42] 游庆军，茆勇，黄朝晖.新时代综合性大学附属医院学科建设的几点思考[J].医学研究与教育，2019，36（1）：72-76.
[43] 施明，王福生.加强转化医学研究 提高肝病的诊治水平[J].医学研究与教育，2013，30（1）：1-4.
[44] 吴珩，金燚.转化医学与临床学科发展的关系[J].中国医学创新，2013，10（33）：142-143.
[45] 展鹏，王学顺，刘新泳."精准医疗"背景下的分子靶向药物研究——精准药物设计策略浅析[J].化学进展，2016，28（9）：1363-1386.
[46] 高艳虹，王燕，张江蓉，等.情景模拟教学在问诊和病史书写教学中的应用[J].中华医学教育探索杂志，2013，12（6）：570-573.
[47] 全碧波.基础医学教学的情景式模拟教学模式应用分析[J].现代职业教育，2017（16）：154.
[48] 刘卉，马洪瑶，林兴建，等.新形势下某公立医院科研管理模式探索与实践[J].中国医院，2024，28（4）：88-91.

[49] 王可为，王爱莲，谭李红．医学期刊助力医院学科建设的几点思考［J］．临床小儿外科杂志，2019，18（4）：323-325．
[50] 史强，安瑞．我国入选"卓越行动计划"英文医学期刊现状及发展对策［J］．中国科技期刊研究，2021，32（10）：1318-1325．
[51] Gates A J, Ke Q, Varol O, et al. Nature's reach：narrow work has broad impact［J］. Nature, 2019, 575（7781）：32-34．
[52] 孙金海．新时期医院学科发展趋势与发展策略研究［J］．中国医院，2012，16（7）：51-53．
[53] 孟丽，段春波，时秋宽，等．医学期刊办刊策略与医院学科建设［J］．中国科技期刊研究，2014，25（10）：1314-1318．
[54] 高虹，李伟玲．"双一流"建设背景下高校学术期刊和学科建设的共生机制研究——以河海大学为例［J］．编辑学报，2020，32（5）：496-500．
[55] 毛一晴，康定鼎，张博文，等．国内外多学科团队诊疗模式研究进展［J］．中国医院，2022，26（3）：18-21．
[56] 徐俊华．建设和发展医院优势学科群实现医院可持续发展［J］．中国卫生产业，2015，12（23）：180-182．
[57] 李霞飞，马先芬，赵亮，等．新时代医学院校生物材料学的教学实践与改革［J］．科技创新导报，2020，17（12）：213-214．
[58] 周建华，周张凯，李雪萌，等．以"理-工-医"交叉融合实现源头创新——生物医学工程交叉学科研究生培养实践探索［J］．化学教育（中英文），2019，40（16）：75-80．
[59] 杨茜茜，顾天翼，钱小龙．美国斯坦福大学人工智能人才培养特征研究［J］．开放学习研究，2019，24（5）：40-47．
[60] 李莹，关鹏，王瑛，等．地方高等医学院校应用复合型公共卫生人才培养的探索与思考［J］．医学教育研究与实践，2021，29（3）：355-358．
[61] 梁阔，卞琳琳，张新胜，等．医院学科建设中开展国际合作交流的实践与思考［J］．中华医学科研管理杂志，2018，31（6）：461-464．

第五章　行政管理与整合

医院行政管理（hospital administration）是指医院行政工作的综合管理，通过对医院的人员、财务、设施、设备、物资等资源进行计划、组织、协调、控制，以及对医院服务的品质、安全、效率等方面进行监督和保障等，确保医院高效运营，提供优质的医疗卫生服务，满足患者健康服务需求，并保持医院的可持续发展[1]。

传统的医院行政管理模式存在诸多弊端。例如，条块分割的管理模式导致相同类型的工作分散在不同部门，增加了沟通成本，容易引发部门间的推诿扯皮；管理层级过多，导致行政效率低下，运营绩效不佳，行政服务意识淡薄，与现代信息化管理的减员增效需求及扁平化高效运行的管理模式格格不入等。医院行政管理的整合以"成事原则"为准绳，通过梳理完善规章制度，去除冗余和过时的部分，增添符合现代医院管理理念的新内容。在此基础上，进一步优化管理职责的分配与行事流程，协调各方资源，打破数据壁垒，使各部门及科室能够通力合作，齐心协力地完成各项工作。

为提高管理质量和工作效率，医院会将行政管理进行适当的划分与定义，如将行政管理划分为医院的组织管理、领导方法、办公室的综合协调、信息管理、劳动人事管理、经营管理、设备管理、后勤管理等[1]。本章从行政管理整合的可能性和必要性的角度，探讨整合理念下医院的人事管理、档案管理、后勤管理及医院宣传工作。

第一节　医院行政管理概述

行政管理注重整体性、层次性和服从性。一般情况下，综合性医院内部直接参与医院行政管理的职能部门包括综合职能部门、行政职能部门、医疗职能部门等。在整个行政管理职能中，医院职能科室是为加强对医院业务活动及各项专业技术建设而设置的办事机构，是院长领导下的参谋机构，直接参与医院的组织管理工作。从横向来看，医院职能科室是各子系统信息融合、集散的重要枢纽；从纵向来看，医院职能科室既是决策层与执行层的接合部，又是决策层与子系统之间的纽带，类似于决策执行转换的中介[1]。

我国公立医院医疗服务强调公益性和服务性，医院内部良好的行政管理为医疗服务提供必要的支持与保障，确保医疗和行政两大核心业务的顺畅运行。随着医疗行业的快速发展和患者需求的不断变化，医院行政管理正面临深刻的转变。

一、行政管理的转变

为更好地适应现代化、信息化的发展趋势，现代医院行政管理已经开始向服务型、智慧化、精细化方面转变，这些转变共同推动着医院行政管理向更高效、智能、精细的方向发展，以适应医疗行业的新形势和新挑战。

（一）向服务型转变

在健康中国战略引导下，人们对健康服务的需求不断增加，患者在选择医院时更加注重医院的服务质量。创建高质量"服务型医院"，是由技术、人才及设备竞争向"服务质量"竞争转变的关键。医院组织架构和整体运营的合理性可以较好地由医院职工满意度和患者满意度反映出来[2]，而其间接体现的正是行政管理部门服务职能发挥得是否到位。例如，随着挂号、缴费、预约检查、查看结果等业务的虚拟化，医院的服务内容与方式也发生了巨大改变，这对现代医院管理工作模式的转变提出了空前的挑战，对医院的"客户"管理水平及人性化服务体系的建立提出了更高的要求[3]。因此，医院行政职能部门也随之从管理为主逐渐转向以服务为中心。

（二）向智慧化转变

医院行政管理向智慧化转变是指将信息技术和智能化应用引入医院行政管理的各个方面，以提高管理效率，更好地为患者提供优质的医疗服务，提升患者的就医体验。医院智慧化发展是社会进步的必然结果，随着信息量和工作量不断增加，许多先进的管理系统被应用到医院的管理体系中，其中电子病历、智慧服务、智慧管理是推动现代化智慧医院建设的"三驾马车"。

在制定智慧化转变的策略和规划时，必须紧密结合医院的实际情况，充分考虑其独特的特点、业务需求及资源状况。这样，才能确保智慧化管理的实施既符合医院的战略发展方向，又能有效提升管理效率和服务质量。引入大数据和人工智能技术是实现智慧化管理的关键步骤。通过建立先进的数据分析平台和系统，可以对医院运营过程中的各项数据进行深度挖掘和分析，从而为管理层提供精准、科学的决策支持。

（三）向精细化转变

精细化管理，作为一种将工作细化分工并力求服务质量最大化的管理模式，逐渐成为现代医院管理的重要策略。国家卫健委在《关于推动公立医院高质量发展的意见》中已明确指出，公立医院的运营模式从传统的粗放管理向精细化管理转变。医院评审评价、绩效考核、DRG/DIP付费制度改革等政策要求，进一步赋能医院"三个转变、三个提高"，推动医院管理理念转向精细化管理。医院行政管理通过一系列精细化的管理手段和措施，对医院成本、岗位、薪酬、流程和考评等进行精细化管理，可以真正将人力、物力、财力等各种资源综合利用，发挥最大效能，产生最大效益，最直接的表现就是医疗质量和服务持续改进，工作效率提升，核心竞争力得到增强。

二、行政管理中的整合

服务型、智慧化、精细化管理使医院各部门更加统一，使医院管理工作更加规范化、程序化、智能化，提高医院行政管理的整体效率。以下内容通过一些具体的场景来进一步阐述医院行政管理中的整合。

（一）后勤社会化

后勤社会化是指医院后勤将自身的生产、服务、经营和管理活动自觉纳入社会经济体系的整体框架中，把自身活动作为社会整体活动的一部分，是医院整合资源、提高管理效能、实现经济利益和社会利益最大化的有效途径，同时也是充分体现"专业的人做专业的事"的整合管理理念。

后勤职能部门是医院的执行机构，后勤服务的社会化借助专业后勤队伍的管理知识和经验，可以将原本定性的问题转化为量化描述，使管理更加精确和高效。这种整合不仅有助于最高管理层从琐碎的事务性工作中解脱出来，集中精力研究和决策重大问题，还能够提升后勤管理队伍的能力和素质，实现后勤管理的科学化。例如，公立医院后勤物业管理交由专业物业管理公司负责，通过专业和规范的清洁、维护和保养，可延长固定资产的寿命，实现保值，同时提高非医疗服务水平，确保医疗中心工作高效运转，进而提升整体医院服务水平。

（二）行政 MDT

"行政 MDT"管理模式借鉴临床多学科诊疗（multi-disciplinary team，MDT）模式，旨在通过多部门协作，强化职能部门之间、职能部门与临床医技部门之间的沟通交流，实现部门信息资源共享，扫除管理盲区，减少行政管理的风险点。同时，通过"行政 MDT"例会，由既往的分散管理，转变为集中管理，畅通管理路径，及时有效地堵住管理漏洞，形成闭环管理[4]。具体管理过程如下：

1. "行政 MDT"项目的确定

各部门针对工作中涉及多部门协同的管理难点，以问题提交的方式上报院办公会商讨，对一些特定的、重要的、需要多部门协调的系统性管理问题，成立"行政 MDT"项目组，明确"行政 MDT"项目组的牵头科室，指定两个以上职能部门（需要协同的部门），形成相对固定的团队成员，通过定期、定时会议，商讨存在的问题，提出解决问题的具体措施和方法，并由"行政 MDT"项目组牵头科室执行追踪。

2. 项目成员组成

项目成员通常由 MDT 领导、牵头人、专员、协调员组成。项目领导由牵头科室分管领导担任；牵头人由牵头科室负责人担任；专员由项目组协同部门中擅长不同技能的人员组成，并由科室具体负责相关工作的人员担任；协调员相当于秘书，负责记录、协调、沟通等工作，完成牵头人交办的事宜，一般由项目牵头科室副职担任。

3. 项目计划书与相关制度的确定

首先由牵头职能科室拟定项目计划书和工作制度,并在"行政 MDT"会议上讨论通过。工作制度主要有牵头人职责、专员职责、协调人职责、会议签到制度、发言制度、执行追踪制度和业绩考核评价制度等,其目的是规范成员行为,促进合作效率和效能的最大化。项目计划书内容主要有任务分解、质量要求、完成时限、费用预算等,每个成员的计划执行进度由协调人负责定期追踪。

4. 管理控制

项目领导对项目负责,通过定期召开专门会议,追踪计划执行情况,发现、解决问题。若遇到复杂问题,可通知成员临时召开会议。从医院各层级来看,协调职能从三个方面进行:一是纵向协调,就是指医院与上级领导管辖政府部门,以及医院内上级部门和下级员工之间关系上的协调;二是横向协调,是指上级领导之间、各部门之间、员工之间关系的互相协调;三是辅助协调,是指按照需求创建各项管理部门与委员会来担任管理的辅助组织,并参加协调管理任务[5]。

5. 总结与检讨

问题解决后需召开总结会议,每位成员依次总结与检讨,由项目牵头职能科室撰写总结报告初稿,经项目成员商讨、会签后形成正式报告递交医院决策层[6]。PDSA 循环是以质量为基础的创新的手段,重视运用 PDSA 对所有创新性想法进行循环分析和优化。PDSA 项目汇报书(表 5-1)是一种很好的书面交流方式,易于掌握且实用,并能有效应用于质量管理持续改进。各部门人员可以根据 PDSA 项目书格式整理部门工作情况,提升管理工作质量[7]。

6. 绩效评估与考核

院办组织相关人员(人力资源部、财务部等)就执行完成目标情况、满意度、创新等方面进行评估考核,对成效明显的项目给予专项奖励[8]。

(三)流程再造

医院流程通常可以分为行政管理流程、医疗服务流程和后勤保障流程。其中,行政管理流程是战略流程,医疗服务流程是核心流程,而后勤保障流程是支持流程。法人治理结构体制下的医院管理机构多且复杂,面对变化迅捷的经营环境,医院需要对层级改革建立起充满生机与活力的管理体制与运营机制,通过对行政工作中的流程优化来保障决策、指令等顺利实施,避免制度、规范、工作内容流于形式。医院流程再造的目标是使医院在成本、质量、服务、速度等指标上取得显著效果,从而提高工作效率。这种管理不是零散的、局部的,而是整体的、全面的,体现了整合的思想。

表 5-1 某医院 PDSA 汇报书

项目：降低危重患者血管内导管相关感染发生率		部门：护理部	
人员：护理部、院感科、各 ICU 病房护士长		编号：××××	地点：×× 医院院区
		启动日期：2021 年 4 月	
存在问题	感控科数据回报，2019 年中心静脉插管相关血液感染率为 0.86‰，2020 年中心静脉插管使用率为 54.16%，感染 16 例，中心静脉插管相关血液感染率为 0.917‰。随着血管内导管（IVC）在临床应用的增多，血管导管相关感染发生率越来越高，给患者预后带来不利影响，还会导致住院时间延长，住院成本增加，加重患者的经济负担及升高病死率		
改进依据	《2021 年国家医疗质量安全改进目标》目标九 降低血管内导管相关血流感染发生率		
监测指标	降低血管内导管相关血流感染发生率		
指标定义	中心静脉插管感染发生人次／中心静脉置管患者人次 ×1000‰		
目标值	2021 年 12 月 17.80‰		
现况数值	2021 年 46.3‰（2021 年 4～5 月）		
预期延伸效益	院内血管内导管相关感染发生率逐步降低，≤0.10‰（国家中位数），SOP 4 个，发表论文 1 篇、宣传稿 1 篇等		

原因分析

真因验证

根因分析

续表

	Why	What	How	When	How often	Where	Who
PLAN	患者病情危重，免疫力低下	保护高危患者	营养状态差的患者不能与多重耐药患者安置在同一个病房，做好接触隔离	2021年9~10月	每日	ICU	ICU护士长
		落实消毒隔离措施	落实消毒隔离措施，如手卫生、穿隔离衣等	2021年9~10月	每日	ICU	ICU护士长
		提高患者免疫力	关注重点患者营养补给，如腹泻患者、反流患者等	2021年9~10月	每日	ICU	ICU护士长
	护士管路维护操作不规范	规范操作流程，培训到位，增强护士无菌意识	规范中心静脉导管（CVC）维护操作，制定操作标准及考核评分细则，拍摄操作视频，供科室培训学习	2021年9月	2周	ICU 三区	吴××
			加强护士无菌意识培养	2021年9~10月	每日	ICU	ICU护士长
			更换深静脉置管时，同时更换输液器、连接管及三通等输液用具	2021年9月	2周	ICU	ICU护士长
	护士导管接头消毒方法不对	规范操作流程，培训到位	将导管接头消毒方法加入CVC维护规范性操作内，科室做好培训、考核	2021年9月	2周	ICU	ICU护士长
	护士导管接头消毒方法不对	规范操作流程，培训到位	将导管接头消毒方法加入CVC维护规范性操作内，科室做好培训、考核	2021年9~10月	每日	ICU	ICU护士长
			科室落实酒精棉片擦拭导管接头15秒等措施，制作、记录CVC患者规范操作措施落实表	2021年9~10月	每日	ICU	ICU护士长
	医生手卫生依从性差	增强医生感控意识，落实督查督考核	加强医生感控相关知识培训，增强感控意识	2021年9月	2周	ICU	黄××
	医生置管时的最大无菌屏障不够		感控科不定期督导、督导结果医生、护士分开统计	2021年9~10月	每月	ICU	黄××

续表

DO	对策1（患者因素）：成立营养管理小组，增强患者营养，免疫力低下患者做好保护性隔离 1. 营养科医生、专科医生、护士共同协作，成立营养管理小组 2. 重点关注反流、腹泻患者的管理，合理使用鼻十二指肠管、鼻空肠管，肠内营养与肠外营养有机结合 3. 单间隔离，或同种同源细菌感染患者集中安置，免疫力低下患者做好保护性隔离，落实多重耐药患者床旁接触隔离措施 对策2（护士因素）：规范护士操作，加强培训，严格无菌操作，规范操作措施落实实施 1. 加强护士无菌意识培养，规范CVC维护操作，制定操作标准及考核评分细则，拍摄操作视频供科室培训、学习 2. 严格执行无菌操作，使用专用换药包进行深静脉管维护的同时更换输液器、连接管及三通等输液用具 3. 保持CVC管路密闭性，使用压力传感器监测中心静脉压（CVP），落实酒精棉片擦拭导管接头15秒等措施 4. 制作CVC患者规范操作措施落实表，科室指派专人不定期督导措施落实情况 对策3（医生因素）：增强医生感控意识，规范深静脉置管操作流程，专人督导 1. 加强医生感控相关知识培训，增强感控意识 2. 管床责任护士负责跟踪管床医生、功能检查等人员操作时手卫生执行情况，缺陷拍照及科室群提醒 3. 制定医生CVC深静脉管无菌要求督查此表督导医生按照正规的无菌操作流程执行操作 4. 科室感控委员每周抽取一天督查科室手卫生各项实等院感情况，院感控不定期下科督导，发现问题跟踪效考核挂钩，并立即整改
ACTION	1. 通过对危重患者进行综合评估，强化血管内导管留置和维护等流程管理并采取有效的措施，明显降低了我院危重患者血管内导管相关血流感染率 2. 制作了4个标准化流程：医生深静脉置管操作流程图、护士深静脉管维护操作流程图、中心静脉置管维护评分标准 3. 护理部、感控科、营养科、多院区ICU组成MDT团队，常规化开展MDT反规范化培训，结合临床实际解决问题，减轻患者痛苦 4. 信息化支持力度不够，如临床数据采集主要以手工录入为主，下一步通过改善信息系统采集相关数据；老心电监护设备不支持闭式管路连接，下一步进行设备更新
STUDY	改善后发生率为17.45‰，改进对策实施有效。形成规范，持续改进 改进后监测数据 | 时间 | 2021年 | 2022年 | |---|---|---| | 血管内导管相关血流感染发病率（院感科数据） | 0.37‰ | 0.33‰ |

流程再造并非单纯的简化流程及凡事都要实现一体化或一站式，而是具体事项具体分析，既要做加法，也要做减法。在这个过程中，既可能增加必要的环节以确保服务质量，也可能要削减不必要的部分，最终目的是确保管理活动能为服务对象发挥价值。这一过程遵循 ESIA 原则。消除（eliminate）：识别并消除那些在行政工作中对服务增值无效的步骤和环节。简化（simply）：保留必要环节和步骤的基础上，尽量简化剩余的工作流程，减少复杂度。整合（integrate）：对具体事项和任务进行良好的整合，确保整个流程顺畅，更好地满足服务对象的需求。自动化（automate）：引入自动化技术，如网络自动化的办公系统等，以节省人力资源，提升运营效率。在医院的行政管理中，自动化办公系统在清除冗余、简化流程和整合资源方面发挥重要作用。

（四）办公自动化

办公自动化主要指使用计算机、网络等现代化技术对办公室工作及相关信息进行处理，能够实现信息传输、自动发送、存储及接收，极大地提升信息的流动速度、可靠性及真实性[7]。自动化办公将医院的各个部门、各个环节及各个流程紧密地联系在一起，形成了一个高效、协同的工作体系。通过自动化办公系统，医院可以对人力资源、物资资源、设备资源等进行统一管理和调度，实现资源的合理配置和优化利用。

办公自动化具有工作效率高、存储方式安全、资源共享便捷的特点，对于医院档案管理具有独特的优势。在办公自动化条件下，医院可以将纸质档案转变为电子档案，既显著提升了档案查找和调阅的便捷性，又能够解决空间占用问题；同时，基于信息化档案管理系统的技术优势，医院能够实现不同科室或部门档案的分类管理，进一步提升档案管理和使用的效率。计算机技术的应用可以构建网络数据库，对医院档案资源进行系统化管理，确保医院的每个部门都能够利用数据平台收集档案、查询档案资料的具体去向，形成一种资源共享的档案管理状态，以此提高档案管理工作质量。

（五）数字化办公

基于数字化的医院行政管理集整合性、实时性、系统化等特点于一身。

1. 整合性

在数字化办公管理模式基础上所开展的医院行政管理工作有着较强的整合性。数字化办公系统能高效实现医院日常运行所涉及的各类信息和文档的集成与管理，为行政管理人员提供方便的搜索和查询工具，减少跨部门之间的重复问题。一旦出现问题，相关工作人员可以通过数字化办公系统第一时间获取所需信息，高效地应对和处理各种情况。

2. 实时性

数字化办公管理模式还具有强实时性特点。数字化办公系统的构建能够营造一个交互式的环境，为医院内部即时通信和信息资源共享提供支持。在突发特殊情况发生时，数字化办公系统能够第一时间向相关专家进行咨询，实现远程协作。合理应用数字化办公系统还能快速搜集相关资料，并找到解决问题的个人和部门，在多样化的协作过程中能够保障医院行政管理工作的质量和效率。

3. 系统化

系统化是数字化办公管理模式下医院行政管理比较突出的特点之一，合理应用数字化办公系统，可以帮助医院行政管理人员将科室信息系统结合起来，形成一个系统，为不同科室以及部门之间的交流和沟通奠定坚实的基础[9]。

湖南省郴州市第一人民医院全面启动了基于医院资源计划（Hospital Resource Planning，HRP）的精细化管理，着手布局建设智慧管理，利用互联网、大数据、物联网、人工智能等新型信息技术，通过数据融合、内控监督、智能技术全面提升医院管理水平和运营效率，促进医院高质量发展。

医院拥有办公自动化 OA 系统，实现了对业务系统处理的信息流、资金流、物资流信息资源的整合。该系统集成了 120 余个办公流程、信息发布、消息通知、信息查询、内部邮件、个人网盘存储等功能；同时，集事务处理、管理、决策支持一体化的协同办公平台，实现了全院标准化、无纸化作业的流程管理，从而提升了全院的办事效率。在人力资源管理的过程中，运用智慧人力资源系统是一项重点工作。目前，医院已逐步实现从人员规划、领导决策，到招聘、入职、档案、岗位、晋升、考勤、离职和退休等全生命周期管理。构建了财务无纸化报销核算管理系统，对医院业务耗材进行收费、供应、加工、配送的全流程可追溯管理，对科研项目、科研经费和成果进行闭环管理，使项目经费管理更加精准透明。在日常医疗和护理中，建设了一站式服务智慧化信息平台，支撑一站式服务中心 24 小时为患者、医、护、技、管等部门提供服务，医疗质量管理系统、护理质量管理信息系统、质量检查信息系统、数据中心、商业智能（business intelligence，BI）运营决策支撑系统、基于大数据分析的疾病诊断相关分组（diagnosis related groups，DRG）系统、人财物全周期的医院资源规划（hospital resource planning，HRP）管理系统、智慧后勤管理系统、智慧党建平台建设等，全面监管并提升临床医疗质量、护理质量水平，以支撑医院的精细化管理。此外，医院还建设了安消一体化平台，集消防、安全一体，拥有智能监控、人脸抓拍识别、车辆管理等功能，为医院职工及患者营造一个和谐、温馨、安全的工作及就诊环境。

第二节　人事管理的整合

人事管理是所有组织都要涉及的问题，它是指对本组织人力资源进行科学配置和管理的活动及过程。医院人事管理（hospital personnel management）工作，本质是医院对内部人力资源进行管理配置，既涵盖管理学内容，也涉及人力资源应用原则内容[10]。优秀的人才是医院发展的根本，人力资源也是医院发展的核心竞争力。在开展人事管理工作过程中，需要依据医院的发展战略目标，以有利于开展医疗卫生服务为基础选拔适宜人才，以做好人才的培养与管理为基本任务，使人力资源集中化，达到符合医院战略发展的目标。

管理理念是人事管理工作开展的指导性思想。只有以人为核心开展管理工作，才能更好地发挥医院人力资源的优势，符合医院为人民服务的本质，做好组织、培养、引导、激励医院工作人员的工作，从而提高工作效率，促进医院的发展。同时，医院人事管理还需从医疗工作人员的角度思考问题，切实保障他们的利益，才能激发其工作积极性，避免人才的流失。本节围绕"选好人、用好人、留住人"三个层面理清医院人事管理的整合逻辑。

一、人力资源开发与选拔

人力资源开发与选拔体现了整合管理思想中的"全面优化配置"和"人尽其才"的管理逻辑，旨在通过科学的选拔和有效的培养，实现人力资源的最大化利用，从而推动组织的持续发展和高效运营。人员的招聘与选拔是组织成长起来的关键，员工素质高低直接影响着组织运营的实际效果。因此，在招聘和选拔员工时需要注重人才素质的发掘，合理配置各个岗位。培养不同类型的人才并最大限度地发挥他们的潜能，也是人力资源开发中十分重要的方面。对于"照顾不到"的人才，需要采用合适的方式调动其工作积极性和工作热情，帮助其投身于工作中。

（一）确定人才计划框架

在选才方面，医院人力资源管理部门应结合医院发展的需要，对重点引进对象进行规划，并按照划分范围进行用人遴选，利用互联网拓宽招聘渠道。同时，要对各部门业务完成度、业务进展状况及业绩效果进行调查和总结，根据数据设定下一年度的业务绩效目标，并确定人力资源需求。根据人力资源配置条件，针对每个科室空缺职位寻找适合的人才。此外，还应适当调整薪资制度，以吸引更多高质量人才的加入。在这个过程中，人力资源管理部门负责实时推动和执行人才计划，并搜集意见汇报至上级部门，同时针对医院具体业务目标提供恰当的建议，不断改善引进和培养计划，为医院人力资源管理体系夯实基础。

（二）建立人才选拔机制

为了确保医院选拔到最符合岗位需求的人才，应建立以能力为导向的人才选拔机制。首先，医院应当依据不同职位的具体职责和要求来制定明确的能力标准和评价指标。尽可能涵盖专业知识、职业技能、沟通技巧以及团队协作等多方面的要求。通过设立清晰的标准，可以更准确地衡量候选人的综合能力，使得所选人才适合岗位的需求。其次，选拔过程要做到公开和公正，给予所有符合条件的候选人平等的竞争机会。评估和决策过程中也要依据候选人展示出的能力和素质，杜绝任何形式的主观偏见或歧视行为，维护招聘的公平性。最后，对于新入职的员工，医院需要提供全系统的培训。培训内容应包括专业知识和技术技能的培养、服务意识的塑造等，并进行理论考试、实际操作演示或是模拟场景测试等形式来检验员工的学习效果及其适应新环境的能力[11]。

（三）落实人才薪酬改革

在医院人力资源管理与开发过程中，要结合岗位分析工作来制定有效的管理措施。例如，专业技术岗位上的薪酬改革，需要管理人员借助大数据技术对该岗位医务工作者的工作特点进行分析，通过有效的数据采集设立调和型的薪酬模式，将职工的具体薪酬水平与医院的绩效直接挂钩，随着职务等级的变化来改动挂钩的程度。一些专业程度高的技术岗位，除了要参考岗位的工作强度、劳动价值、岗位责任来确定薪酬外，还需要用高风险班种、特殊班种的补助体现医院对该岗位的重视程度。在辅助技术岗位上，应在薪酬改革上落实一种高弹性的薪酬模式，即根据职工的总工作量和工作质量来决定其薪酬水平。在高层次人才的薪酬改革上，可以由医院管理者牵头，组织专家学者建立一个健全的评估体系，作出科学的人才层次划分，通过对不同职工的评定、论证确立薪酬等级，并在规定范围内进行动态的薪酬调整，可以采用年薪制待遇来吸引更多人才[12]。

（四）营造良好的环境氛围

医院应营造一个优越的环境氛围，以促进人才的成长与发展。通过在医院内部打造一个动态化的人才培养体系，以构建发展潜力和创新能力出众的人才梯队，并引入人才激励机制和良性竞争机制，鼓励各个岗位的不同类型人才在工作中主动开发自身潜能，完善人才再教育制度、远程教育培训和带薪培训等服务，全面提升医务人员的专业技能水平[12]。

北京大学第三医院为提升人才队伍水平，自2011年启动并不断完善《优秀人才引进支持计划实施办法》，通过系统化策略吸引国内外顶尖人才。医院聚焦高峰学科，引入多名学科带头人，强化了心血管科、呼吸科、风湿免疫科、神经外科及整形外科等领域的学术地位。针对学科短板，按需引进具有专科特色的医疗专家，填补了眼眶病、肿瘤立体定向放疗等领域的空白，同时提升了宫颈癌根治术、消化内镜微创治疗等技术。此外，医院实施了全面的绩效考核体系，从医疗、教学、科研多维度评估医疗专科人才，根据考核结果动态调整激励机制，确保人才的持续成长与贡献。同时，医院拓宽了人才引进渠道，强化与海外人才的联系，积极吸引归国人才，并通过博士后连贯培养，构建了科研人员梯队。为促进科研人才的成长，医院推行"预聘-长聘制"，为入选者提供研究员或副研究员头衔及相应待遇，辅以中期评估和Tenure评估，确保人才的高水平产出。医院还创新性地采用双聘模式，柔性引进科研人员，以加强医学技术创新与临床转化，尤其在生殖医学科的无创胚胎诊断技术方面取得突破，推动了科研成果向临床应用的转化。通过这一系列举措，充实了医院的人才库，优化了人才结构，还显著提升了医院的科研与诊疗能力[13]。

二、人事管理的方法与艺术

医院人事管理的方法与艺术体现了"以人为本、科学调配、艺术协调"的整合管理的思想，旨在通过科学的方法和艺术化的手段，实现医院内部各类人员的高效协作和人力资源的优化配置，以满足医院服务多元性和复杂性的需求。医院管理虽然涉及与众多机构行政人员和管理者相似的职责，但其独特性在于需要与关乎生命的医疗专业人员协作。除了企业常见的管理和服务功能外，医院还需应对复杂而独特的服务挑战，综合多个部门的运作。医院内部既有维修、洗衣和供电等基础管理活动，也有高科技的护理和医疗活动。这种多元性和复杂性对医院管理者提出了极高的要求。医院人事整合管理体现在以人为本的核心理念上,通过科学的方法和艺术化的手段,有效协调医院内部各类人员,实现人力资源的优化配置。

(一)选人与用人的观念

衡量一个医院领导者工作的成败,一般来讲有两条途径:一是,自身的工作是否有成绩、有效率;二是,是否通晓用人的艺术。而在医院中,尤其是公立医院,医院领导班子往往是"身兼多职"的复合型人才,作为医院领导活动的主体和关键角色,医院领导要想做一个优秀的医院管理者,就要具备一定的"领导艺术"。

知人善任是领导者的基本能力之一,只有深入了解下属的特长、性格、气质、需要、爱好和经历等各个方面,才能充分发挥出他们的优势,从而为医院提供更加高效的服务和产出。在选人用人方面,任何一家机构都需要系统、慎重地考虑。在实践中,很难找到一个人完全具备所有技能和天赋,因此选择和使用人才的重点是考虑他们的长处和最擅长的工作类型。只有这样,才能让员工在最适合自己的岗位上充分施展自己的才华。同时,对于员工的弱点和不足,领导者也应该提供支持和帮助,帮助他们克服障碍,更好地发挥自己的能力。领导者应该注重知人善任的能力,营造一个良好的工作环境和氛围,激励每个员工在自己的领域发挥出最佳状态。

(二)员工激励形式与手段

医院员工激励形式与手段体现了以人为本、因时制宜的整合管理思想,通过灵活多样的激励策略,满足员工不同阶段和需求的心理预期,从而实现医院与员工的共同成长与发展。在医院人事管理中,如何使用激励手段更好地激发员工的工作热情和创造力,已经成为医院管理者所面临的重要问题之一。国家卫生改革的政策也要求医院进行改制和严格管理,建立起有责任心、有竞争力、有活力的运行机制,实施内部激励措施,以激发医务人员的工作热情,提高工作效率和服务水平。因此,医院领导者需要采取恰当的激励措施,例如设置奖惩制度、优化薪酬福利、提供培训和发展机会等等,以鼓励员工不断提升个人能力和工作质量,并为医院发展作出积极贡献。不同员工在不同的时间段和不同的工作阶段,对于激励方式的需求也会有所变化。采用多种激励方式结合的方法(图5-1),可以针对不同员工的需求和心理状态,灵活采取适当的激励措施,从而实现更好的绩效管理和人本管理。

激励类型	具体方式
成就激励	• 组织激励、榜样激励、荣誉激励 • 绩效激励、目标激励、理想激励
能力激励	• 培训内容激励 • 工作内容激励
环境激励	• 政策环境激励 • 客观环境激励
物质激励	• 工资奖金激励 • 公共福利激励

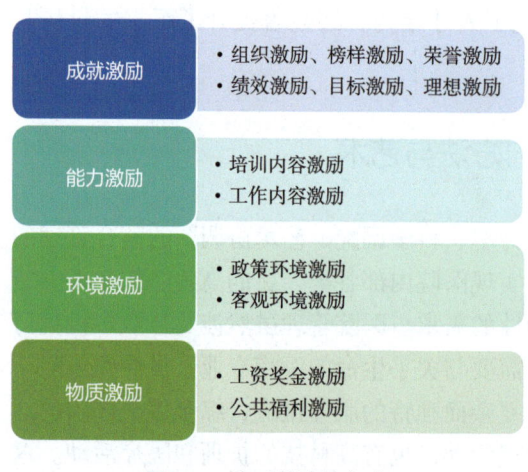

图 5-1 员工激励的方式

1. 成就激励

成就激励涵盖组织激励、榜样激励、荣誉激励、绩效激励、目标激励和理想激励六个方面。在工作中,通过信任、尊重、关怀、赞赏和肯定等方式,激发员工的工作热情和创造力。例如,策划临床方面的专家推广活动，如设立专家宣传栏、在自办刊物中开辟专家风采专栏、制作专家介绍宣传片以及组织专家科普访谈等，以展示专家的专业成就，树立良好形象。其次，还可以通过荣誉与奖励的方式，为表现优异的员工予以荣誉奖励，表彰贡献，激发个人的工作热情和在医院内部的荣誉感。医院通过必要的成就激励机制，将有利于让员工感受到自己的价值被认可，进而更加主动地投入到工作中，找到医院发展与员工个人成长及成就的契合点。

2. 能力激励

为满足员工能力发展的需求，可以采取培训内容激励和工作内容激励的方式。首先，通过培训，不仅能够提高员工实现目标的能力，也能为他们的职业发展提供必备的支撑。建立"走出去、请进来"的培训机制，邀请全国知名专家到医院授课，并让医院专家到外面去讲学，通过多管齐下的教育活动，有效提高医务人员的综合素质。其次，使用工作本身作为激励方式是最有意义的方法。管理者需要充分了解员工，寻找他们的兴趣所在，根据每个员工的特长和潜能，安排他们擅长的事情并注重培养其综合素质。最后，鼓励广大员工对医院的发展提出自己的意见和建议，推行领导者"走动式"管理。例如，管理者定期深入一线，关心员工的工作和生活，谈论人生理想、生活目标，以帮助他们解决发展中遇到的实际问题，鼓励他们树立远大的理想和奋斗目标。这些举措可以激励员工更积极地投入工作，并为医院的发展贡献力量。

3. 环境激励

环境激励包括政策环境激励和客观环境激励。首先，创造较为公平的工作环境是员工的一项基本需求。而医院规范、有效的规章制度能最大限度地保证医院的公平性，以此提高员工的工作效率。其次，医院的客观环境，如办公环境、办公设备、环境卫生等，都会影响员工的工作情绪。注重医院活动设施建设，兴建现代化就医和办公设施，加强院内绿化建设和保养，在院内兴修篮球场、网球场、乒乓球室、图书阅览室等职工活动区，组织并举办丰富多彩的文体活动，丰富职工业余文化生活，有助于促进员工之间的感情交流，营造和谐健康的医院文化氛围。

4. 物质激励

物质激励涵盖工资、奖金及各项公共福利，是激励员工基础且核心的方式。对于广大员工而言，追求更多的物质回报直接关系到他们基本生活需求的满足。因此，实施绩效工资奖金制度至关重要，它确保了个人的工资和奖金与其工作业绩紧密相连，科室的奖金则与科室的整体效益挂钩。实行绩效工资奖金制度，将个人工资奖金与工作业绩挂钩，将科室奖金与科室效益挂钩，对表现优异的员工在当月工资奖金上予以体现。除了物质激励，员工的成长与发展同样重要。因此，医院要关注员工的成长，对表现突出的员工给予提升和晋职的机会，及时给予物质和精神奖励，在全院形成一种"赶、学、比、超"的浓厚氛围。

（三）员工激励的运用原则

1. 坚持精神激励与物质激励并重

精神激励与物质激励是多元激励机制的重要组成部分。不同的人在不同的阶段存在着不同层次的需求，从经济人到社会人和文化理论所提倡的全面发展的文化人，每一类人的需求都大有不同。不论是什么样的需求，都要在满足员工的外部物质需求的同时尊重他们的内在需求。应用有效的精神激励手段，妥善运用激励艺术，以达到较好的激励效果。

2. 根据岗位差异运用多元激励手段

马斯洛需要层次论认为人有五个层次的需要，从层次结构的底部向上，分别为：生理需要、安全需要、爱和归属需要、尊重需要和自我实现需要。只有低级的需要满足之后，高一级的需要才会成为追求的重点。个体的需要是不同的，完成某一活动能产生的结果对个人吸引力的大小是不一样的。激励手段的选择要考虑激励力量对个人或集体所能产生作用的大小，这取决于该项活动所产生结果的吸引力大小与获得预期结果的可能性大小这两项因素。所以，在实际激励中应充分注意到医院员工的个体差异，根据不同类别员工的不同需要，采取不同的激励手段。激励是一个动态过程，任何岗位员工的激励方式都不能一成不变，需要定期对激励效果进行评估，推动持续改善。另外，不同岗位人员的绩效目标不一样，激励的水平也不能一概而论，需要综合权衡医院员工所创造的价值，无论是健康价值，还是医院发展的价值，要有更科学、更精准的价值测算方法。

3. 兼顾效率与公平

首先，激励需要及时，不失时机地灵活运用正向和负向激励来激发员工的潜力。其次，激励需要明确，管理者应该具体赞扬员工的工作内容、表达组织的期望，并了解员工在下一个考评周期内的工作和计划。再次，激励需要信息准确，管理者必须制定科学、弹性的薪资体系，让每个员工都清楚自己行为的后果，并选择积极的工作行为。最后，激励需要注重差异性，根据员工的需求层级提供不同的奖励方式，鼓励绩效优良的员工，而对于绩效不良的员工，则需要其帮助分析原因并制订改进措施和培训计划。总之，在公平原则下，掌握及时、明确、有针对性等要领，满足不同员工的需求，从而达到最大的激励效果。

三、人力绩效考核与评价

医院绩效管理（hospital performance management，HPM）是指通过建立医院战略目标、进行目标分解、开展绩效评价和持续的沟通活动，将绩效管理的方法应用于医院日常管理活动中，并引导和激励员工、部门和团队实现和改进业绩，以实现机构目标的管理活动[14]。医院绩效管理工作的整合体现在将绩效管理与医院战略目标紧密结合，通过科学、公正、全面的考核与评价机制，实现员工个人与组织目标的共赢，并促进医院整体效益的持续提升。

完整的医院绩效管理，是医院绩效计划、绩效监控、绩效评价和绩效反馈四个环节的循环（图5-2）。绩效管理是一种管理艺术，也是一种激励机制，更是医院管理层对员工人文关怀的重要体现。

无论是医院公益性的有效发挥，还是内部运行机制的规范建立，都需要通过构建有效的绩效管理体系来实现。医院绩效管理体系的建立是为医院的战略管理目标服务的，医院全面绩效管理的落实有多种管理模式可供选择。

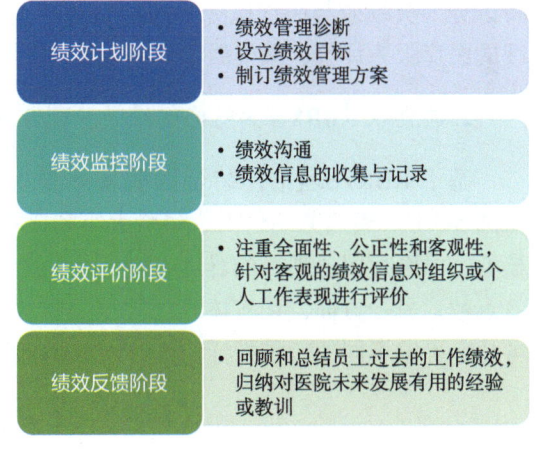

绩效计划阶段	• 绩效管理诊断 • 设立绩效目标 • 制订绩效管理方案
绩效监控阶段	• 绩效沟通 • 绩效信息的收集与记录
绩效评价阶段	• 注重全面性、公正性和客观性，针对客观的绩效信息对组织或个人工作表现进行评价
绩效反馈阶段	• 回顾和总结员工过去的工作绩效，归纳对医院未来发展有用的经验或教训

图 5-2　医院的绩效管理环节

（一）RBRVS的绩效管理及应用

相对价值尺度法（resource-based relative value scale，RBRVS）是1992年哈佛大学William Hsiao团队研发的方法。该方法首先通过分析医疗服务项目中投入的各种资源要素成本的高低来计算每次诊疗服务的相对价值单位（relative value unit，RVU）；接着，根据已经计算出的RVU、核算单元的服务量和服务费用的总额预算，计算出转化因子（conversion factor，CF），又称为费率、点单价；最后，将各项医疗服务项目的RVU点值与CF相乘，计算医疗服务项目的报酬。此方法突出了医务工作者的工作价值，将医务工作者的绩效奖金落实在每项医疗服务项目，能够定量评价不同诊疗服务项目医务工作者的劳动付出、风险程度、知识及技能要求，已成为美国、日本、加拿大等国家的主要绩效管理方法[15]。

使用RBRVS评估系统可以全方位、多角度对员工工作进行综合评价，以保证考核指标的科学和准确。RBRVS评估系统以对医疗服务质量、效率、水平的考核为核心，充分了解各部门的实际工作情况，考核相关指标，从而全面体现绩效管理成果，提升绩效管理水平。此外，RBRVS重点考核医务人员的技术价值，操作更加方便，更能提高测量结果的准确性[16]。

随着实践应用与理论的发展，RBRVS绩效管理理论日益完善，依据RBRVS绩效管理理论，医院通常从工作强度、技术难度、风险程度三个方面来评价医务人员开展医疗项目的绩效分值，强调绩效核算以技术导向，体现岗位差异，加强成本管控，突出绩效考核，多维度评价医务人员付出的医疗服务。项目的制定、分值的赋予、单价的高低、成本的计提比例、指标的设计与实施，这些核心环节都需要经过多个职能部门和临床科室的讨论和测算才能落地。环节管理涉及多个部门和人员，绩效核算和分配涉及金额巨大，关系到职工的切身利益，因此是内部控制管理的重要关注对象。

具体来看，RBRVS的管理应用包含以下步骤：

1. 引入RBRVS绩效管理理论

RBRVS作为对医务人员劳务价值有效评价的手段，是以资源为基础的相对价值体系，将医务人员绩效与医疗服务诊疗项目直接进行关联。引入 RBRVS 绩效管理理论，将为后续的医疗服务评价、医生激励和医院管理提供坚实的理论支撑和操作指导。

2. 建立以 RBRVS 为核心的绩效分配体系

基于 RBRVS 理论，结合医院实际情况，形成系统性的岗位绩效管理方案和体系（图 5-3）。聚焦劳动付出、风险大小和成本投入三个维度[17]。一方面，坚持以工作量为核心，对医疗服务项目的难度、耗时、风险等因素进行综合评估，确定诊疗服务项目的绩效点数；另一方面，切实体现医院相关要求，对临床医技、护理和行政人员进行分级分类考核，确定不同的考核指标，最终形成内部绩效考核方案。

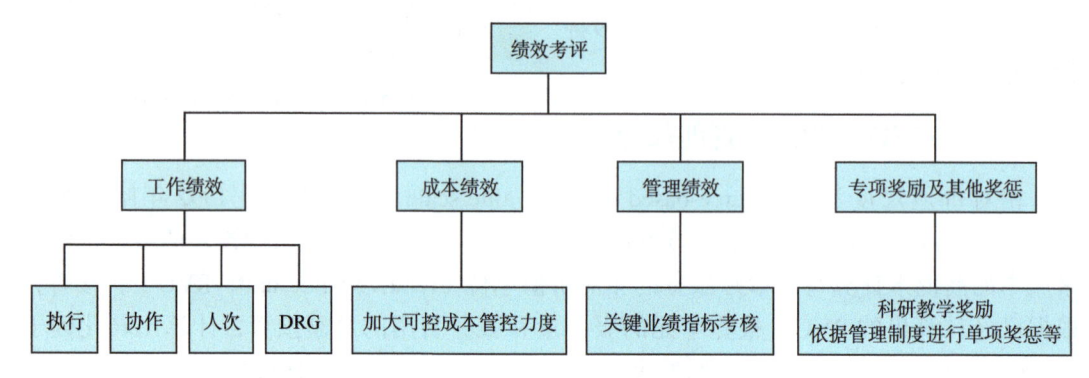

图 5-3　基于 RBRVS 理论的绩效考核体系

3. 明确医疗服务项目绩效点数

参照美国 RBRVS 理论体系，对医疗服务项目难度、占用时间、医疗风险等因素进行评估，赋予每项医疗服务项目相应的价值，也就是 RBRVS 点数，最终明确医疗服务项目类别和绩效点数。通过 RBVRS 点数赋值可以展现出不同手术 RBRVS 点数赋值不同，而且同一手术，不同的创伤面积、不同的手术部位、不同的治疗方式，RBRVS 点数赋值也不同。

4. 确定 RBRVS 绩效点数单价

根据医院医疗服务项目价格表上的项目名称、收费类别、收费编码以及点数等内容，对医院实际开展的医疗服务项目按科室进行归集。从 HIS 获取科室医疗服务项目明细，与医疗服务项目价格表系统逐项进行点数对应，根据收费类别进行归集，计算各临床、医技科室实际付出及工作成果，主要考核执行数量（图 5-4）。同时，结合科室实际占用床日和出转人次（或手术台次）计算科室医疗服务的总点数。根据各科室历史绩效发放水平、成本因素、绩效预算情况等进行数据模拟测算，计算核算单元每点价格和服务量系数，通过数据调试和校平，确定各科绩效点单价。公式为：绩效点单价 = 总医疗绩效奖金 /RBRVS 点值总和[18]。某医疗组医疗绩效奖金金额 = 绩效点单价 × 每项医疗服务项目的 RBRVS 点数。

第五章　行政管理与整合

临床医（技）师单元

指标设置
出院人次（转科人次计0.5）、实际占用床日数（临床专科含ICU床日数）、诊疗项目、病例组合指数（CMI）、可控成本等

指标权重
临床专科：出院人次20%，实际占用床日数10%，诊疗项目70%，CMI为工作量绩效调整系数
重症ICU：转科人次10%，实际占用床日数20%，诊疗项目70%，CMI为工作量绩效调整系数

临床护理单元

指标设置
出院人次（转科人次计0.5）、实际占用床日数、诊疗项目、护理时数、可控成本等

指标权重
临床专科：出院人次30%，实际占用床日数20%，诊疗项目50%，护理时数为工作量绩效调整系数
重症ICU：转科人次10%，实际占用床日数20%，诊疗项目70%，护理时数为工作量绩效调整系数

RBRVS点数

本科开单本科执行的项目计1分：
护理费、注射费：Ⅰ、Ⅱ、Ⅲ级护理，静脉采血，静脉输液，皮下注射等
治疗费、手术费：经胃镜特殊治疗、颈椎病推拿治疗、肠粘连松解术、甲状腺全切术等
依靠仪器操作或使用耗材的治疗项目计0.5分：红光照射治疗、新生儿蓝光治疗、微波治疗等
本科开单他科执行的项目计0.25分：检验检查项目、治疗项目等
药品费、材料费、床位费、其他费用不计分

图 5-4　某医院 RBRVS 绩效方案

5. 自主研发绩效系统

为有效整合、配置和利用有限的资源，适应医院管理方式的变革，需要加强绩效管理信息化创新。通过自主研发内部绩效考核与薪酬分配系统，完成基础设置、绩效核算、绩效查询、绩效分析、二次分配等模块建设，与 HIS 等系统对接，直接获取医疗服务项目等医疗基础信息，完成信息快速归集，实现高效执行定义公式、核算绩效数据、工作量查询分析和生成各类绩效报表等功能，将使医院各科室的业务、绩效数据清晰明了，便于统计与分析，实现绩效核算分配自动化，提高绩效管理效率和水平。

6. 彻底转变职称学科绩效核算模式

以 RBRVS 工作量为基础的绩效核算方式更加关注医疗服务过程中资源的实际投入和产生的价值。在传统模式中，员工岗位奖金与员工个人的职称挂钩，保障职工的基本待遇；学科奖金与科室绩效考核挂钩，体现科室学科发展；高技术服务奖与疑难危重程度挂钩，反映科室医疗服务的技术含量。以 RBRVS 工作量为基础的绩效核算方式，考量了更多关键因素。例如，从岗位绩效、服务量绩效、工作量绩效、其他专项绩效及科室奖惩等方面进行综合评价[19]。

西安交通大学口腔医院自 2020 年底启动基于 RBRVS 的绩效改革，通过精心设计与实施，构建了一套将医务人员劳动贡献与绩效奖励紧密结合的考核方案。医院成立了专门的领导小组，负责绩效分配方案的制定与执行，确保方案的公正透明。在核算单元设置上，医院结合岗位特性，将工作量转化为项目点数，充分考虑医师资质、操作难度、治疗风险等要素，对各类项目进行细致的评估与赋值，并对承担社会责任的项目给予额外扶持，平衡经济效益与社会效益。同时，医院实施可控成本核算机制，根据科室对成本的管控力度设定不同的核减比例，强化了成本控制意识。关键绩效指标（KPI）考核体系则涵盖了医

疗质量、教学与科研三大板块，通过细化指标、多部门打分，全面衡量科室表现。特别设立的专项奖励机制，如手术专项、新技术新项目专项，激励医务人员提升技术水平与创新能力，同时调整成本计算，鼓励高质量医疗服务。

经过上述考核体系的搭建，遵循"尊重事实、平稳过渡、组织导向"的原则，医院于2022年1月试运行了RBRVS绩效核算系统，经过6个月的试运行，及时分析新方案对提高医院运行效率、调动医务人员积极性、控制医疗成本、改善医疗收入结构等方面的影响，充分听取临床科室意见，适时调整关键指标，使得绩效核算结果更能真实地反映医院的客观情况[20]。

（二）DRG的绩效评价与应用

国家卫健委等八部门联合印发的《关于进一步规范医疗行为促进合理医疗检查的指导意见》提出：要借鉴疾病诊断相关分组（diagnosis related groups，DRG）、以资源为基础的相对价值比率（RBRVS）等方法和经验，将技术水平、疑难系数、工作质量、检查结果阳性率、患者满意度等作为绩效分配重点考核指标，使医务人员收入真正体现劳动价值和技术价值，实现优绩优酬。深入推进医保支付方式改革。加快建立多元复合式医保支付方式，引导医疗机构主动控制成本，合理检查、合理用药、合理治疗，控制医疗费用不合理增长。

1. DRG 分组

DRG是目前世界公认的比较先进、科学的医院评价方法（图5-5）。每个组赋予一个权重，代表治疗该组病例的复杂程度和消耗资源的程度。分组器是确定DRG分组的工具，通过分组器确立疾病组的分类，也就对应了医保的付费标准。将所有病例进行分组，计算病例组合指数（case mix index，CMI），代表医疗机构的综合医疗水平；分析权重值较大的病例所占总分析病例的比例，代表医院对于疑难病例的治疗能力；对手术进行科学的分级，分析医院的三四级手术比例，代表医院的外科能力；设计了考察专科能力的单病种分组器，针对各个重点专科的重点病种，分析医院的专科化水平。

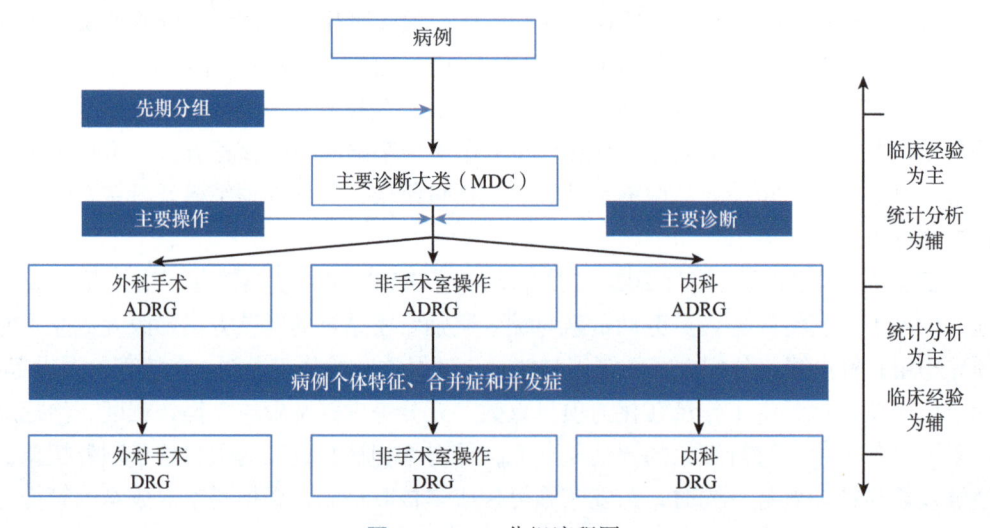

图 5-5　DRG 分组流程图

根据病例组合思想，由粗到细分三步完成 DRG 分组：

第一步：以病例的病案首页上的主要诊断为依据，根据国际疾病分类第十版（ICD-10）将病例分别纳入相应的主要诊断大类（major diagnostic categories，MDC）。MDC 的划分以解剖和生理系统为主要分类特征，CHS-DRG 初步分为 26 个 MDC。

第二步：在各个 MDC 下，再根据手术操作和治疗方式将其细化成核心疾病诊断相关组（adjacent diagnosis related groups，ADRG）。ADRG 是一组疾病诊断、主要操作等临床过程相似的病例组合。根据是否有手术操作，可分为外科 ADRG、非手术室操作 ADRG 和内科 ADRG 三大类，共计 376 组。

第三步：综合考虑病例的个体特征、合并症和并发症等，将相应的 ADRG 细分为第二层次疾病诊断相关组。

2. DRG 费用 - 成本关系

DRG 支付方式其实是一种基于既定的标准先付后治疗的付费方式，并不是实际费用低于 DRG 支付标准就一定能盈利。例如，某几种病组医保支付标准为 10 000 元，医院实际产生的费用可能会出现以下几种情况，每种情况对应的医院结余也不同（表 5-2）。

表 5-2　DRG 支付费用概念表　　　　　　　　　　　　　　　　　　（单位：元）

项目	病种 A	病种 B	病种 C	病种 D
DRG 支付标准	10 000	10 000	10 000	10 000
实际费用	9000	8000	11000	9000
医疗成本	8000	11000	9000	8000
医院盈利	2000	−1000	1000	2000

在 DRG 支付下，只有医院的实际病组成本低于支付标准，医院才能实现盈利。医院必须将成本管控的目标集中于医疗成本，不再局限于单一的费用控制。通过实施精细化的成本管理，医院可以最大限度地掌握实际成本情况，通过对成本数据的全面细致的分析。DRG 模式下病种成本受床日成本、医疗服务成本、手术成本和药品及耗材成本的影响。其中：床日成本受住院天数的影响；医疗服务成本包括检查检验成本、治疗成本等各项医疗服务成本；手术成本包含手术过程中发生的各类成本；药品及耗材直接计入成本。

DRG 有两个盈亏分析，一个是明盈明亏的"医保盈亏"，另一个是实盈实亏的"财务盈亏"，如何进行组合分析？有"四种组合"比较分析方法（图 5-6）。通过组合比较分析，为医院管理去伪存真，为加强病种结构调整和绩效考核提供数据支持。DRG 付费对医院经济带来的影响是巨大的，医院要结合 DRG 医保盈亏和业务盈亏角度，分析"明盈实盈""明亏实盈""明亏实亏""明盈实亏"，分析 DRG 病种覆盖度，分析 DRG 病种价值，推动病种结构调整和提质增效。

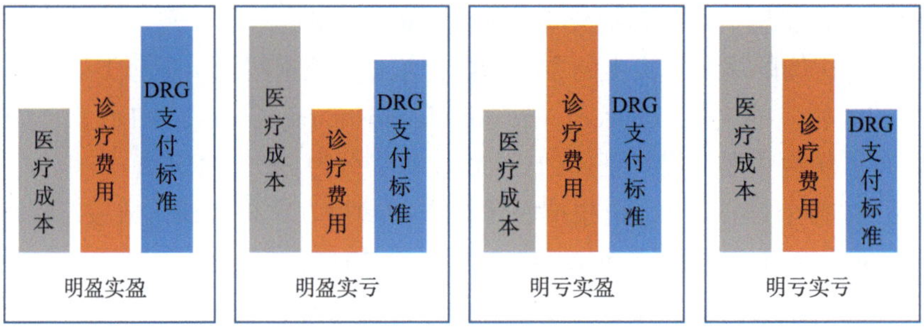

图 5-6　DRG支付下医院费用和成本模式图

"明盈实盈"：两者都盈利，有结余；"明盈实亏"：医保明盈反而财务亏损；"明亏实盈"：医保明亏反而财务盈利；"明亏实亏"：两者都亏损

3. 医保 DRG 在绩效管理中的应用

医保从按项目为主的后付制付费向以 DRG 为主的预付制转变，对医院绩效管理提出了新的要求。项目付费时代，所有诊疗项目都是医院的收入，只要项目数量及类别增加，医院收入将增加。按 DRG 病组付费时代，医保 DRG 定价是固定的，病种数量与总权重增加才是医院收入，超过医疗质量范畴的任何项目都是成本。医保支付制度改革更是一把利剑，倒逼医院要开展 DRG 成本核算，倒逼医院绩效变革升级。药品、耗材、医技检查都成了医院成本。医院必须调整目前的绩效核算方式，与医改新时代相适应。

例如：DRG 实施后绩效方案持续改进，增加非手术科室相对权重（RW）病种难度绩效。根据本科室出院患者病种 RW 值所处的区间设置不同激励标准，进行分段激励。RW 值所处区间值越高，激励的力度越大（表 5-3）。原则以激励 RW 值大于 2 的病种为主。

计算公式：非手术科室相对权重（RW）病种难度绩效 =∑{RW×（1-药品收入占比-材料收入占比）×RW 值所处区间激励标准}。

表 5-3　RW 值激励标准情况举例

RW 值区间	激励标准（元/RW 分值）
0～1	75
1.1～2	112
2.1～4	150
4.1～7	187.5
1.1～10	225
≥10	300

某科室收治的患者，其病种难度的 RW 值为 3.5，药品、耗材占比合计 30%，该病种难度所处区间的绩效标准为 150 元/RW 分值。对该出院患者的病种进行管理，科室所能获得的病种难度绩效 =3.5×（1-30%）×150=367.5（元）。

某科室收治的患者，其病种难度的 RW 值为 4.3，药品、耗材占比合计 60%，该病种难度所处区间的绩效标准为 187.5 元/RW 分值。对该出院患者的病种进行管理，科室所能获得的病种难度绩效 =4.3×（1-60%）×187.5=322.5（元）。

增加手术单项绩效，含与国考指标挂钩的四级手术占比、微创手术占比增量绩效，以及日间手术、非工作日手术奖励绩效。

改进后医生工作量绩效方案为

医生工作量绩效 =（RBRVS 工作量绩效 + 非手术科室有效 RW 病种难度绩效 + 手术科室手术单项）– 成本 –DRG 专项成本。

其中：

RBRVS 工作量绩效 =（执行点数 + 人次点数 + 时间消耗指数）× 点单价 ×CMI。

非手术科室有效 RW 病种难度绩效 =RW×（1– 药品收入占比 – 材料收入占比）× 点单价（分阶梯）。

手术科室手术单项 =（累进手术点数 + 日间手术点数 + 四级微创手术点数 + 非工作日点数）× 点单价。

成本 = 实际各项成本 × 成本计入比例 +（病种成本 –患者总费用）× 成本计入比例。

DRG 专项成本：根据医保实际结算情况，核算 DRG 结算成本。

为深化医改并推动高质量发展，某妇幼保健院自 2019 年起启动了薪酬制度改革，旨在构建一个反映知识价值又兼顾效率、结构、质量、成本及公平的绩效评价与激励管理体系。医院整合了 RBRVS 与 DRG 两大体系，形成了以 DRG 支付为基础的整合型绩效评价机制，通过精细化的岗位绩效核算，实现了对不同岗位、不同服务类型的精准激励。具体而言，医院依据 DRG 支付结果与 RBRVS 工作量，结合时间与费用消耗指数、低风险组死亡率、总权重、入组病例数、CMI 值等指标，全面评估医疗服务效率、均衡发展、服务能力与质量安全，与绩效考核紧密挂钩。根据不同岗位的特性，如手术科室医师侧重于手术量与难度，非手术科室医师关注专项治疗与疑难危重患者收治，护理人员考量住院床日数与护理操作项目，医技人员则重视服务人次与项目难度，制定了差异化的激励标准。此外，医院合理确定了工作量考核点与基准值，并定期评估与调整医疗项目点数与点单价，以适应技术进步、学科发展及物价变动。针对产科项目，本土化过程中拆分并合理设定主要操作与其他服务的点值，确保绩效评价的科学性与合理性。对于保健科室与心理健康科室，考虑到服务对象的个体差异与诊疗复杂性，医院采取分级赋值点数的方法，充分体现了医护人员的工作量与沟通成本[21]。

（三）卓越绩效模式管理及应用

随着新医改进程的深化，近年来我国医院绩效考核的重心也逐步发生了改变。由注重本院的资源利用向注重提升医疗质量、改善医疗服务过程中患者感受、提升医院管理水平及领导管理能力转变，此外，也更注重提升医院的整体运营能力。卓越绩效模式是一种组织综合绩效管理的有效方法，适用于企业、事业单位、医院和学校等组织的绩效管理[22]。

卓越绩效模式是以"顾客"为导向、追求卓越的管理理念。该模式源自美国 1987 年设立的波多里奇国家质量奖（Malcolm Baldrige National Quality Award），通过定性及定量的评判标准评价各类组织的绩效，并督促组织持续不断地进行改进，以促使组织不断走向卓越。卓越绩效管理模式包括领导、战略、顾客和市场、测量分析改进、人力资源、过程管理、经营结果 7 个方面，其核心理念是注重组织活动中的创新活动及"顾客"感受[22]。

卓越绩效管理模式已广泛应用于众多国内外企业，且效果卓越。近年来，已有部分医疗组织将卓越绩效模式应用于自身绩效考核中[23]，以提升管理及领导能力，改善"顾客"体验，以更优异的全局管理理念提升自身的竞争力及服务质量[22]。因此，要正确把握医院绩效管理活动的关键要素，理解绩效管理不同阶段的变化趋势，构建我国公立医院的卓越绩效管理体系[24]。

1. 绩效计划阶段

（1）绩效管理诊断。医院绩效管理诊断是制定绩效计划的基础环节，一般需要由具备卓越能力的领导和经验丰富的专家配合完成。根据医院战略发展目标、运营数据以及上一绩效周期的状况，初步了解绩效管理中存在的问题。然后完整地收集相关信息，运用科学方法，对存在的问题进行深入分析和研究，根据医院实际情况提出诊断意见和解决问题的方案，并纳入绩效计划中。

（2）设立绩效目标。完成绩效诊断后，要制定绩效目标。绩效目标的设立是组织期望、目标和任务的传递过程，引导医院不断发展。通过绩效目标的引导，可以保证医院、部门和员工朝同一方向努力，共同实现医院发展战略。设置绩效管理目标时要注意高层领导主要制定愿景与价值观、任务与战略目标，中层领导制定任务与战略目标、具体的组织绩效目标和部门绩效目标，基层管理人员制定部门绩效目标和员工个人绩效目标。

（3）制定绩效管理方案。绩效目标设立后，对绩效管理整个流程，从宏观和微观两个层面进行总体规划。绩效管理方案应具有可操作性，明确并细化相关内容，确保实现绩效目标。

医疗服务属于特殊行业，许多提供服务的场合需要"顾客"直接参与。因此，应根据"顾客"医疗需求、医院战略计划及主管部门政策要求，构建医院绩效管理目标，然后层层分解到科室和员工，明确其职责与工作任务，共同完成组织目标。同时，医院要平衡内外部利益相关者的关系（图 5-7）。

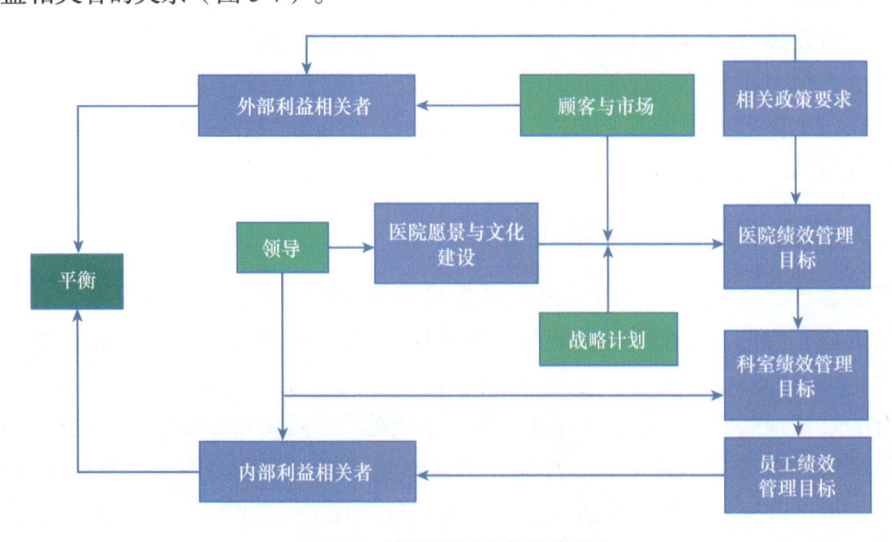

图 5-7 绩效计划阶段的流程

内部利益相关者：包括医院领导、科室员工等。外部利益相关者：包括患者、政府部门等。平衡内外部利益相关者需求，确保目标协调，并兼顾医院愿景与文化、顾客与市场及员工绩效等

2. 绩效辅导阶段

（1）绩效沟通。持续有效的绩效沟通能保证大家及时获得改善工作绩效所需的各类信息，包括绩效工作具体进展情况、员工在工作中遇到的问题和潜在障碍、解决方案，这个过程将直接影响绩效管理的成败。医院管理者和员工进行持续有效沟通的目的在于共同寻找实现绩效目标的途径。

（2）绩效信息的收集与记录。在绩效辅导过程中，医院管理者和员工应及时收集和记录相关绩效信息，分析总结经验，从而促进医院绩效目标的实现，为绩效评价和绩效反馈提供客观依据，使绩效管理更加公平公正。

3. 绩效评价阶段

绩效评价应注重全面性、公正性和客观性，根据评价指标和政策要求，针对客观的绩效信息对组织或个人工作表现进行评价，应尽量避免主观臆断和个人感情色彩[25]。医院绩效评价是一项多维性工作，需要动用医院各方面资源，必须得到医院全体员工的广泛支持，使之程序化、规范化；确定绩效评价对象，不同层面评价流程是不同的；成立绩效评价工作小组，制定工作方案，待绩效管理委员会审议后，召开绩效评价动员大会，让全体员工参与到绩效评价工作中，同时应确定绩效评价专家和评价方法；绩效评价专家对基础数据进行审核、评价，与既定的评价指标对照，对被评价者的工作成绩进行评价，撰写绩效评价报告；绩效评价完成后，绩效评价结果应得到有效利用。

4. 绩效反馈阶段

绩效反馈阶段主要目的是回顾和总结员工过去的工作绩效，归纳对医院未来发展有益的经验或教训，指出员工在具体工作中的不足之处，并给予员工积极的鼓励及建议，共同制定针对性的措施，以便于员工在下一个绩效周期作出改进。在绩效反馈时，医院管理者应仔细倾听员工在工作中遇到的具体问题与建议，并运用各种技巧引导员工思考和解决问题，通过不断沟通最终达成共识。

将卓越绩效模式运用于医院绩效考核尚在研究阶段。因此，很多施行方法、施行技巧、评价指标等都有待探索。一种新的模式能否得到广泛的应用均是一个吸收融合的过程，需要不断研究、尝试、创新以及修正，才能将理论与实际真正结合，将卓越绩效管理模式真正运用于医院绩效考核中，并落实到日常的医疗服务中，才能有助于全面提升各维度管理水平，在兼顾社会公益责任的同时改善医务人员待遇，为医院发展提供源源不断的动力[22]。

陆军军医大学第二附属医院/新桥医院的血液病医学中心，借鉴卓越绩效管理模式，构建了目标设定、过程管理与考核反馈三位一体的管理体系，显著提升了科室的综合实力与发展水平。医院围绕战略目标，结合医疗质量千分制考评，针对医疗、护理、实验诊断及科研等不同系列人员，设定了全面的考核指标，涵盖诊断质量、治疗质量、效率指标、病案质量、管理质量、科研质量及患者满意度等多维度，确保了绩效管理的全面性与针对性。过程管理方面，科室成立了绩效管理考核中心组，由科室主任牵头，各系列代表参与，负责资料收集、指标考核与反馈调整。通过定期的考核与反馈，科室能够及时发现并纠正偏差，调整绩效考核指标，确保考核体系的动态优化。同时，科室高度重视绩效结果的应用，将其作为职务晋升、评先评优及职业发展的重要依据，通过采取奖励为主、惩罚为辅的策略，有效激发了医务人员的积极性与创造力。绩效管理的实施，不仅推动了科室医、教、研的全面发展，还提升了科室的国际影响力，实现了科室建设目标与个人职业发展的和谐统一。通过持续改进绩效目标，科室不断优化管理策略，实现了绩效考核的个体化与人性化，促进了科室整体实力的持续提升[26]。

四、人事管理中的人文关怀

医院人事管理中的人文关怀体现了从效率追求到员工关怀的整合管理思想，以及从技术导向到人本价值的整合逻辑，旨在创造一个既高效又充满人文关怀的医疗环境。科学管理之父泰勒创立科学管理理论至今已逾百年，西方管理理论和实践沿着科学管理理论、管理科学理论和行为科学理论循序渐进、交叉发展的路径一路走来，从追求工作效率到崇尚管理技术、从重视人力资源到倡导人文关怀，进入人文管理的新阶段。医院管理的发展，叠印着医院管理从医院科学管理向医院人文管理飞跃的足迹。

（一）人文关怀的管理理论

1. 科学管理理论的关键词是"工作效率"

以提高工作效率为研究目的，通过确立科学管理原则、组建科学管理组织以及管理员工严格执行科学的操作方法，实现提高生产效率的目标。长期以来，科学管理的原则贯穿于医院管理过程，其特点是强调组织设计和管理方法以及工作效率，忽视了医务人员的主体价值和主观感受，实施诊疗的医务人员被异化为一个机械部件，缺乏人文关怀。

2. 管理科学理论的关键词是"管理技术"

管理科学理论研究主要涉及技术、组织机构和信息等方面的管理元素，在管理过程中运用数学方法和计算机是管理科学学派的显著特征。管理科学理论在医院管理中受到重视并得到较好的运用，如医院数字化、信息化管理的广泛应用。但是，在科学管理理论的视域中，医院管理技术只是手段，通过技术获得更大的效益才是目的，人的主体价值和主观感受在新的语境中被忽视和剥离。

3. 行为科学理论的关键词是"人力资源"

行为科学理论通过非经济因素调动人的积极性，把人当作组织管理的重要资源。西方管理思想进入了人本管理阶段，人本管理是指在以人为本的管理理念指导下的管理运作。人本管理理论认为人是重要的管理资源；强调协调人际关系，强调对员工心理、行为的深入研究，强调减少强制性管理，相对于以往的管理理论是一种进步，但在人本管理的内涵中，人被看成能够创造效益的资源，人的文化特征被忽视。如今在医院管理中，以人为本的管理理念逐渐受到重视。

4. 人文管理理论的关键词是"人是目的"

人文管理是管理理论的最高位格，指向人性、人心和人生。人文管理与人本管理的本质区别在于，在人文管理的视域中，人是目的，效率管理、技术管理、人本管理甚至工作本身等都是手段，全部作为员工成长的平台和背景。人文管理跳出了以往所有管理形态以提高物质生产效率为目的的窠臼，是以人的自由和解放为目的，以提供人文关怀为特征、以促进人的自由全面发展为最终目标的管理。医院人文管理是彰显医学人文本质为基本性质的医院管理路径，通过人文理念的灌输、人文管理的实施、人文服务的提供和人文环境的营造等医院文化行为，实现弘扬医学人文精神、为患者提供优质服务的组织目标。

（二）医院人文管理的特征

人文关怀最早由美国护理学家Leininegr于20世纪60年代提出，将其定义为协助、支持、尊重他人或组织，以满足其需求，从而提高生存条件的活动或行为[27]。医院人文管理的特征在于医院管理从以物和事为中心，向以人和情为中心跃升。整合的理念则体现在将人文关怀融入医院管理各个环节，打破传统管理中物和事为中心的局限，关注人的需求和情感，激发员工的主动性和创造力，进而提升患者满意度和医院整体绩效。

1. 医院人文管理体现双重亲密性

医院人文管理的双重亲密性是指医方与患方建立的亲密合作关系，以及在组织中营造员工与领导、员工与员工之间的亲密感。人的管理是管理中的关键，情感因素是人的管理中的关键。稳定的情感因素是提高管理效率，促进内部管理优化，实现组织管理目标的内在驱动力。

2. 医院人文管理体现双方尊重性

医院人文管理的双方尊重性是指患者感受的被尊重和医务人员工作的被尊重；双方尊重还含有医患双方彼此尊重的意蕴。被尊重是人的基本需要，医患双方的彼此尊重、彼此信任是和谐医患关系的前提和基础。体验到被尊重的员工更能充分发挥工作的积极性、主动性、创造性；体验到被尊重的患者才能信任医院、信任医生。

3. 医院人文管理体现双向沟通性

医院人文管理的双向沟通性是指医方与患方、组织与员工之间的有效沟通和信息反馈与交流。这种沟通不仅有助于增强医患之间的信任感，还能提升员工的归属感和向心力，是医院人文管理工作中不可或缺的一环。通过双向沟通，医院能够清晰地向目标群体传达其人文管理的目标、对患者的关怀与理解以及对员工的认同与欣赏[28]。同时，也能够帮助医院及时获取来自患方和员工的反馈信息，从而构建一个共同愿景。有研究表明，良好的管理者、行动者网络以及互联互通的能力对于提升医院的"复原力"具有显著作用。例如，建立人力资源与财务部门间的交流平台、开展劳资关系培训、召开应对人员短缺策略的会议，以及实施病房各部门员工的轮岗制度等，都是具有变革性的策略。这些措施不仅改善了各部门间的协作方式，还鼓励员工开发符合本地实际情况的解决方案，从而推动医院整体运营的优化[29]。

（三）医院人文管理的策略

现代医院管理应当顺应管理科学发展趋势，将人文管理与科学管理相结合，既强调人性化的管理方式，又注重管理的科学性和规范性，通过全方位、多角度的管理手段，实现医院管理的全面升级和持续发展。

1. 提高医务人员的幸福感

需要人文关怀的不仅是患者，临床工作压力大、风险高的医务人员也需要人文关怀。医院人文管理是一种能为医院的经济效益和患者健康的社会效益服务的管理活动，更关注于提高员工的身心健康指数、生活幸福指数及工作愉快指数。

2. 建立医院特色组织文化

医院文化是一种超个体的群体现象，医院文化的发展过程同时也是医务人员提升医学人文素养的过程。医院文化对个体产生持续的影响，通过潜移默化和无形的"软约束"形成对人的引导，使个体顺应社会大环境对其提出的要求。医院人文管理的重心是文化管理，是通过医院文化来管理人。

3. 营造良好的职场氛围

医院职场氛围是医务人员工作场所的情势、气氛、格调的总和。医院人文管理的本质就是通过多维的管理举措，营造具有亲密感的职场氛围，激发起员工的价值感、责任感和使命感，从而促使员工发自内心地认同自己工作的价值，将工作困难视为展现能力的机会，提高工作积极性、执行力和工作质量。

整合理念下的人事管理，以人力资源开发与选拔为基础，致力于发掘并合理配置人才。同时，运用科学的方法与艺术化的管理手段，有效提升人事管理效能，激发员工的潜能与创造力，为医院的持续进步源源不断地注入活力。通过完善的绩效考核与评价机制，确保员工个人目标与医院整体战略紧密契合，实现绩效的持续优化。此外，人事管理中的人文关怀，彰显了医院管理者对员工成长与需求的深切关怀，为医院营造了和谐、积极的工作氛围，进一步提升了整体运营效率。

北京积水潭医院秉持以职工为中心的服务理念，将人文管理置于核心位置，致力于构建和谐健康的工作环境，促进职工成长，提升其满意度与归属感。医院通过构建人才体系，关注医务人员职业生涯发展，制定了一系列规划与管理办法，涵盖科研基金、人才项目经费、科研优才计划等，形成差异化的人才培养路径，旨在打造稳固的人才金字塔，同时建立院领导与专家的紧密联系机制，助力人才成长。在维护职工权益方面，医院倡导民主管理，通过职工代表大会与民意调查，就职工切身利益事项广泛征求意见，如停车收费、绩效分配、食堂服务等，确保决策透明与职工参与。同时，医院实施"四心工程"，从生活关怀、职业保障、餐饮服务与文体活动四个方面，全方位提升职工幸福感。如冬夏送温暖、解决外派职工后顾之忧、提供法律援助、优化食堂模式、推广健康膳食、组织兴趣俱乐部与文化讲座等，既关注职工身心健康，也丰富其业余生活，营造了温馨、和谐的工作氛围[30]。

第三节 档案管理的整合

医院档案涵盖医院历史沿革和变化、患者就医诊疗过程以及职工晋升发展的全程纪实，它是医院领导决策的依据、工作考察的凭证，是医院管理创新、技术创新和提高竞争力的一种重要智力资源，也是医院文化和医疗卫生档案的重要组成部分，对医院发展具有重要意义[31]。医院档案管理（hospital archives management）是对医院的档案资料进行收集、整理并汇总的过程[32]。

2020年《中华人民共和国档案法》的修订颁布和2021年《"十四五"全国档案卫生事业发展规划》的正式实施，标志着建立治理体系和治理能力现代化的档案管理机制正在开创档案事业发展的新局面。在这一背景下，探索医院智慧档案管理模式将成为新时代档案管理革新的趋势，这也意味着档案管理步入依法治理、走向开放、走向现代化的新阶段[33]。

秉承整合管理的核心理念，医院档案管理将能够深度挖掘和利用丰富的档案资源，从而为医疗服务质量的提升、医院管理的创新及科研教学的进步提供坚实的支撑。借助互联网大数据的强大助力，档案管理将与这些先进技术深度融合，开创出档案智慧化管理的全新模式。在这一模式下，智慧检索和智慧编研将成为可能，档案知识产品得以高效输出，最终形成一套可复制、可推广的档案管理体系，为医院管理带来巨大变革[33]。

一、基于办公自动化的档案管理

随着信息技术的不断发展，办公自动化已经成为现代重要的管理工具之一。基于办公自动化的档案管理以信息化、智能化为手段，整合档案信息资源，实现高效、准确、安全的档案管理。办公自动化主要指使用计算机、网络等现代化技术对办公室工作及相关信息进行处理，实现信息传输、自动发送、存储及接收，能够显著提升信息的流动速度、可靠性及真实性。在档案管理领域，办公自动化也得到了广泛的应用。通过办公自动化手段，可以实现档案信息的高效采集、存储、检索和共享，提高档案管理的质量和效率。

（一）办公自动化的特点

办公自动化系统在医院的档案管理工作中应用，具有以下特点及重要价值。

1. 工作效率高

由于医院各部门功能职责的不同，档案涵盖了教学、财务、基础设施等影响医院运作的各个方面的相关信息。办公自动化系统能够将常规的档案管理工作逐步实现科学化及合理化，显著提升检索效率。同时，由于系统设定的工作流程是可以变更的，可以随时根据医院自身的实际情况来设计个性化管理流程，一些弹性较大的工作任务也可以井然有序地进行。同时，在办公自动化条件下，医院可以将纸质档案转变为电子档案，既提升了档案查找和调阅的便捷性，又能够解决空间占用问题。基于信息化档案管理系统的技术优势，能够实现医院不同科室或部门档案的分类管理，进一步提升档案管理和使用的便捷性[34]。

2. 存储方式安全

传统的纸质医院档案管理中，湿度、温度、气候等多重外部因素对纸质档案管理提出了严峻挑战。通过办公自动化，可全面记录档案浏览历史与跟踪状态，便于根据实际需求进行监督和预警，落实风险管理和内部控制策略。同时，无纸化档案降低了办公耗材成本，缩小了档案存储空间，也能够延长档案的实际寿命，这对于档案管理及使用有着极为重要的意义。在办公自动化条件下，档案管理人员只需按照档案类别与归档时间进行筛选，就能够快速锁定目标档案，不但工作效率高，而且不易出错，有效降低了医院档案管理的人力、空间和时间成本，间接提升了档案管理工作效率。

3. 实现资源共享

办公自动化系统在实施档案管理过程中运用计算机技术，能够帮助档案管理更加科学化和规范化，最大限度地保证资源利用效率及档案管理的实际效果，也能够彻底消除各部门系统相互独立、数据不一致，信息共享程度不高、管理分散、管理维护工作量大等因素形成的"信息孤岛"和"资源孤岛"，脱离空间限制，实现资源共享。应用计算机技术可以构建网络数据库，实现分散在不同科室的文书档案的管理与存储。同时，医院也可以创建局域平台，对档案资源进行系统化管理，确保医院每个部门都可以利用数据平台收集档案、查询档案资料的具体去向，形成资源共享的档案管理状态[35]。

（二）档案管理自动化应用

1. 建立健全档案管理组织领导架构

医院的档案管理工作应顺应时代发展要求，建立健全档案管理组织领导架构，对档案管理工作做出科学有效的决策和指导，为新时代医院档案管理办公自动化制定发展规划，增设专项分管信息化管理的岗位。制定科学合理的制度及严格的组织纪律，对海量的医院档案信息进行分类、归纳和整合，优化其管理方式，确保医院档案的完整性。

2. 创建档案办公自动化系统

医院档案信息的分类、整理、开发、利用，需要功能较强的档案信息化管理系统来支撑。建立一个电子档案管理系统，使办公自动化系统实际应用于医院的档案管理工作中，以充分体现办公自动化系统的价值。同时，出于数据安全考虑，特别是在系统建立完成后，应建立网络安全防火墙，以保证医院档案办公自动化系统不被病毒感染，确保医院档案办公自动化系统的完整性。与此同时，需要提前制定系统发生故障后的应急方案，以免医院档案办公自动化因系统故障造成损失。

3. 做好医院传统档案管理工作

医院档案管理办公自动化是传统医院档案管理与网络信息技术的整合。事实上，医院档案管理办公自动化是以传统医院档案管理为基础，继承了医院档案资源的形成、整理、储存、检查、保管、鉴定、统计等业务。二者的差距是服务技术手段不同，传统医院档案管理是运用纸质的实体医院档案，依靠面对面服务，而办公自动化医院档案管理是依靠在线归档、存储、管理和服务。传统医院档案管理是开展办公自动化档案管理的基础，为了保护医院档案的完整性、安全性、实用性和便捷性，医院档案管理要做到纸质与自动化长期并存，形成多元化发展趋势[36]。

2021年，郴州市第一人民医院启动了档案数字化项目建设，该院数字化项目按照DA/T31—2017标准执行。依据此标准中规定的数字化流程、技术参数实施，综合档案室加强对各环节的质量控制，在严格的保密管理程序下，确保了档案原件和档案信息的安全。从档案实体库提卷后，首先拆卷、校对档案页数，区分高扫、平扫材料，然后进行数据采集，不同规格、不同条件的纸张（对于A0大幅面的图纸，使用大幅面的数码平台扫描仪完成），采用200DPI或300DPI，黑白或彩色，扫描存储为JPEG格式，对图像进行纠偏、去污、去黑边等处理；校对档案目录、核对电子文件，完成初步审核，方可按件整合压缩成PDF，由专人再次对档案原件及数据进行审核，确认无误后，完成档案装订还原，对电子数据进行归档。依据"突出重点、分步实施"的原则，共完成自1907年以来全部库存图纸共16 790张，1949～2020年间全部文书档案共4689卷、84 345页的数字化加工任务。最终实现了按权限提供网上检索利用数字化成果的目标。

二、基于精细化模式的病案管理

病案是记录医疗行为的载体，是医疗机构医疗质量安全管理水平、技术能力、规章制度落实情况的具体体现，是医疗质量管理数据信息的主要来源，是各临床专业开展质控工作的基础[37]。随着病案适用范围的不断扩大，确保病案管理工作严谨而有序已成为医院管理工作的重要内容。国家卫健委办公厅《关于印发病案管理质量控制指标（2021年版）的通知》明确提出，各级各类医疗机构要充分利用相关质控指标开展病案质量管理工作，不断提升病案质量管理的科学化、精细化水平和病案内涵质量[38]。基于精细化模式的病案管理以流程规范和细节优化为核心，整合管理资源，提升病案管理的整体效能。

（一）精细化管理模式

精细化管理起源于日本20世纪50年代的一种企业管理理念，是一种以最大限度地减少管理占用资源和降低管理成本为主要目标的管理方式。精细化管理可归纳为四个字：精、准、细、严。"精"是精益求精，追求卓越；"准"是准确的信息和决策，准确的数据和计算，准确的时间衔接和工作方法；"细"是操作要细化，管理和服务要细化，特别是执行要细化，要将所执行的工作细化到每个人、每件事和每一天；"严"是严格控制偏差，严格执行标准和制度。

在整合逻辑上,精细化管理通过系统整合、精细流程和质量提升三方面的整合,通过内外兼修的整合管理,提高医院整体的运营效率和服务质量。医院行政管理精细化要求总揽全局,注重过程(图5-8)。

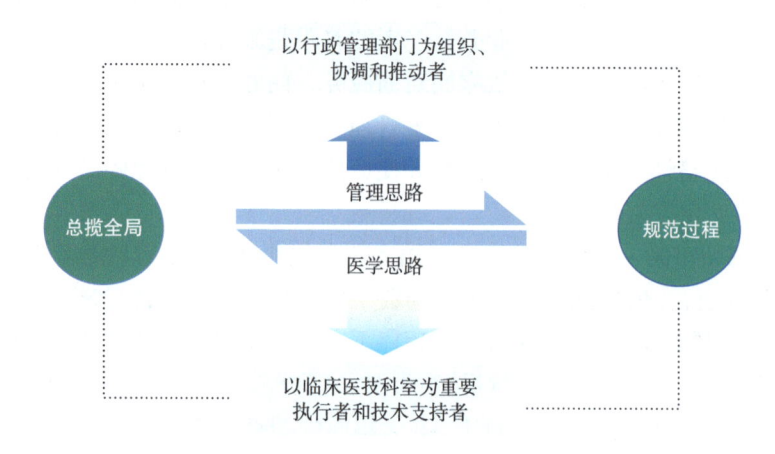

图 5-8　精细化行政管理的思路

总揽全局:领导者制定和完善全局性、系统性的管理制度和流程,明确管理责任。医学思路:通过精细化管理优化医疗服务,确保医疗质量,提高运营效率

精细化管理强调三方面内容:全面精细化、全员精细化和过程精细化。全面精细化管理体现在医院的各个方面,无论是资产、财务,还是成本、劳动力,都要体现精细化。全员精细化管理体现在每个职工的日常工作中,依靠全体职工的参与来组织、实施各项管理和业务的精细化,其中涉及岗位职能的工作流程的标准化及工作效果的最佳化。过程精细化管理体现在管理的各个环节之中,每一个环节都不能松懈、疏忽,应该做到环环紧扣、道道把关,做到细节管理[39]。精细化管理通过落实管理责任,将管理责任具体化、明确化,要求每一个管理者都要到位、尽职,工作要日清日结,每天都要对当天的情况进行检查,发现问题及时纠正、及时处理等[37]。

(二)病案管理精细化流程

医院精细化管理离不开病案管理,建立健全病案管理体制,可以为精细化管理提供有力的基础保障。病案管理的精细化要求医院病案管理人员严格遵守病案精细化管理制度,注重病案管理体制、病案安全、病案质量和环节等方面的精细化管理,使病案管理在医院精细化管理的过程中发挥更大的作用。还要利用信息化手段,加强病案的精细化管理,确保病案本该具有的真实性与可靠性。此外,规范填写病案首页、培养高质量编码人才、加强临床路径管理、建立健全病案管理监督机制以及优化绩效考核模型,利用新型绩效激励机制,也是提高病案管理水平的有效手段。整体来看,病案管理的精细化是一个要求兼具及时性、完整性、学术性和准确性的工作(图5-9),具体的管理流程如下:

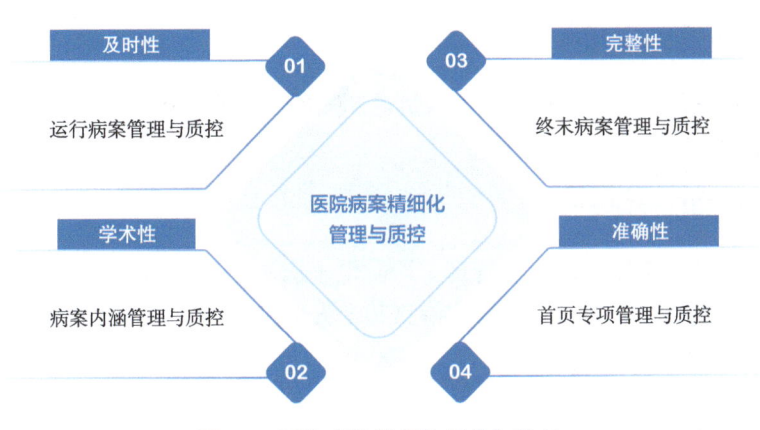

图 5-9　医院病案管理的环节与特点

及时性：强调快速更新。学术性：突出专业价值。完整性：要求全面覆盖。准确性：保障数据可靠

1. 病案的信息化建设

患者入院时通过患者身份信息办理入院手续，保证个人信息无误。管床医师依据诊疗规范，正确书写病历记录、诊断信息和疾病编码等，所写内容自动提取到病案首页上，保证病历内容的一致性。患者出院病历完成后，做好病历的一级质控，病历书写人作为第一责任人，上级医师、科室主任和护士长作为第二责任人。

2. 病案室质控员管理

出院病案回收由病案室质控员专人负责，认真检查审核，如发现缺陷，及时返回临床科室修改。收回和返修的病案均应认真登记，病房护士与病案室质控员双方签字确认，同时病案室及时电脑扫码签收，避免丢失。编码员再次审核疾病诊断和手术编码，做好出院病历的二级质控。

3. 纸质病历编号管理

未实现无纸化管理的医院，要在病历装订前认真做好纸质病历的排序、整理，然后编号上架管理。病案库房专人负责，严格执行防火、防盗、防潮、防尘等库房安全管理制度。

4. 规范执行制度

严格执行病案借阅、归还管理制度，借出的病历有登记有签名，未归还病历由专人催还并有催还记录。加强病案时限性管理，提高 3 日归档率。

5. 做好宣教工作

严格执行《医疗机构病历管理规定》，病历复印时认真审核证件，按患者需求复印病历内容。同时，在临床科室做好宣教工作，在患者出院时告知病历复印或办理病历邮寄时间，或在线办理病历邮递业务，为患者提供优质服务。

6. 合法合规提供调阅服务

专人接待司法、公安、保险等机构人员调阅病历，按照院级审批、病案室配合的流程，合法合规提供服务。

7. 加强电子病历管理

严格存储设备和工作人员工号管理，严防电子病历信息泄露；加强纸质病案管理，严防纸质病案遗失或破坏，确保患者诊疗信息和个人信息安全。

8. 改进管理制度

完善病案精细化管理制度，为医院病案管理提供制度的保障，严格制定有针对性的病案质量考核检查标准，并以此为依据进行病案质量控制，做好终末病历三级质控，做到细化、量化考核，切实提高病案质量[40]。

档案资料的精细化管理是一个技术的概念，也是一项管理的范畴，信息技术是手段，管理是目标，围绕目标，使用信息整合的方法，兼顾组织、流程、制度、接口等各个方面。整合必然会改变部分组织和职能，优化业务流程，更新管理制度，这些配套措施是资源整合成功的重要保障。只有牢牢抓住"管理"这条主线，做好档案信息系统的集成，整合的作用才能发挥出来。

南京大学医学院附属鼓楼医院医疗病案中心聚焦病案管理与 CMI 的深度融合，提出以 CMI 为驱动，推动病案管理精细化，进而助力医院高质量发展的战略目标。为此，医院成立了跨部门的 CMI 中心组，汇聚管理部门、临床、病案及信息技术力量，构建了"质管办 - 临床 - 病案中心 - 计算机中心"四位一体的协同工作机制，形成了院 - 科 - 组三级联动机制，旨在实现病案管理的精细化升级。实践中，医疗病案中心将提升 CMI 值纳入发展规划与年度考核，围绕病案首页质量控制、病历签收归档、编码质量提升、数据标准传输等关键环节，进行了精细化管理与流程优化。通过建立 CMI 基础知识学习与政策研究机制，加强与临床、信息技术、医保等部门的沟通协作，形成了高效的工作群组，确保了病案数据的真实、准确与有效。CMI 中心组的核心职能包括制定工作规划、规章制度，定期培训与考核，监测 CMI 数据，关注国家政策导向与评价指标，以及推动跨部门合作与资源整合。病案 CMI 小组则由经验丰富的病案管理人员组成，涵盖多专业背景，专注于病历质量全程监控，特别是在病案首页质量控制上发力，通过提升 ICD 编码技能，指导临床准确书写病历，确保数据质量符合 DRG 付费及绩效考核要求。这一系列举措不仅提升了医院的 CMI 值，促进了病案管理的专业化与精细化，还为医院高质量发展提供了有力支撑，彰显了跨部门协作与精细化管理在提升医疗服务水平中的重要作用[41]。

第四节 后勤管理的整合

医院后勤管理（hospital logistics management）作为医院的重要组成部分，负责管理全院的水、电、气、动力设备、特种设备、零星维修、餐饮和物资采购等方面的工作。后勤服务的中心任务是对医院医疗、教学、科研等工作提供及时、安全、有效、全面的保障服务；同时改善医院职工和患者的医疗、工作、生活环境[42]。

2018年12月，国家卫健委、国家发改委、财政部等六部委联合发布《关于开展建立健全现代医院管理制度试点的通知》，在健全完善后勤管理重点任务中明确提出：探索医院"后勤一站式"服务模式，推进后勤服务社会化，推进医院节能降耗工作，降低万元收入能耗支出。建立现代化医院后勤管理模式，可以有效改善以往管理中的不合理之处，彻底打破医院与社会之间的信息壁垒，并将一些专业化社会机构可以承担的服务职能交还给社会，通过全面整合市场资源，统筹规划各机构、各科室、各部门的具体分工，选取符合医院自身实际运营情况，满足医院未来发展需要且符合国家质量标准的服务项目，有利于有序推行医院后勤的集约化、规范化管理[43]。

一、医院后勤集约化管理

集约化管理体现了"集中、统一、节约、高效"的多重意义。集约化的"集"就是指集中，集合人力、物力、财力、管理等生产要素，进行统一配置，集约化的"约"是指在集中、统一配置生产要素的过程中，以节俭、约束、高效为价值取向，从而能够降低成本、实现高效管理，进而帮助医院集中资源，最大限度地发挥其潜力，提高生产效率和质量，降低生产成本和运营成本[44]。整合理念下，医院可通过推行智慧后勤建设、一站式后勤管理、楼宇管理智能化等方式，推进实现后勤集约化管理。

（一）智慧后勤建设

智慧后勤是在后勤信息应用系统覆盖后勤运营管理业务流程的基础上，实现后勤信息的自动感知、智慧处理、智能管控，实现后勤运营的无纸化、移动化、智能化、个性化，实现重塑后勤运行模式、优化服务流程、提高运营效率、提升安全管理水平的目标。其核心内容在《医院智慧管理分级评估项目》中"运行保障管理"以及《公立医院运营管理信息化功能指引》中"后勤管理"等部分均有表述，实际规划建设需要在上述规范基础上，进一步拓展到医院后勤管理的所有领域[45]。

智慧后勤建设的核心是基于"物联网+互联网+信息平台+人工智能"的相关技术应用，通过推进后勤智慧管理、智慧服务、智慧安全、智慧楼控等领域的信息应用系统部署，建设一体化智慧后勤信息平台和后勤数据中心，实现信息共享、闭环管理和决策支持[45]。智慧后勤建设包括以下业务子平台与应用系统[46]：

1. 智慧后勤运营集成子平台

智慧后勤运营集成子平台（后勤运营管理平台）是医院后勤信息化初期阶段部署的相关后勤管理平台。该平台集成了各类后勤服务领域应用系统及日常运营管理的数据交换和业务协作平台，旨在通过信息整合，实现后勤运营与服务作业流程最优化、绩效评价自动化和决策方法科学化。为实现这些目标，该平台主要集成了包括后勤人员管理、绩效管理、资产管理、布草管理、维修管理、服务管理、餐饮管理、医废管理、宿舍管理、工程项目管理以及第三方服务管理等方面的应用系统。这些系统的集成可以帮助医院提高资源利用效率，减少人力成本，提高服务运营质量。

2. 智慧机电管控集成子平台

智慧机电管控集成子平台是医院能源与机电管控平台，又称为医院智慧楼宇集成平台。该平台通过整合医院内分散、复杂的各类机电设备和应用系统的资源、数据和服务，实现了对各子系统全局的监视、控制和管理，并保持高效、平稳、协调和节能的运行状态，同时可提供快速的应急响应机制[47]。该平台的重点在于实现机电管控、机电运维、能效监测等各子系统的集成，着重关注能效与机电运维大数据管理与应用，覆盖了高低压配电、UPS、发电机组、给排水、暖通、冷热源、净化空调、污水处理、电梯、医用气体、物流输送等各类机电设施的信息应用系统。

3. 智慧安全集成子平台

智慧安全集成子平台是安消一体化综合管理平台的升级版，主要实现对安防、消防和安全生产各子系统的集中管理与控制。该平台能够实时采集和检测各子系统的报警信息和运行状态，调动相应的子系统进行事件的系统间联动和资源共享，以及实现警情的联动处理。该子平台主要覆盖智慧安防、智慧消防和与安全生产管理相关的一系列应用系统。除了安防与消防联动管理外，还包括危化品管理、风险管理、风险点巡查、风险应急预案备案、安全资产管理、安全数据商业智能分析展现等应用系统或功能模块。智慧安防方面，该平台应涵盖安防视频监控、门禁、停车、巡更、报警、一卡通等信息应用系统。平台依托地理信息系统（geographic information system，GIS）与虚拟现实技术（virtual reality，VR）的融合、人工智能的应用，可实现 AR（增强现实）云图、猎鹰追踪、报警联动、自动跟踪、移动侦测、人脸识别、人像识别、客流统计、环境监测等功能[48]。

成都中医药大学附属医院在后勤管理现代化的征程中，采取了一系列前瞻性的举措，显著提升了医院的运营效率与服务质量。医院通过构建一站式智慧管理平台，巧妙融合了"可视化、集成化、智能化"与物联网（IoT）技术，搭建起一套智慧后勤体系，这不仅完善了后勤服务的标准化流程，更有力推动了智慧医院的建设步伐，为医院的高质量发展注入了强劲动力。在这一过程中，医院运用建筑信息模型（BIM）与 IoT 技术，实现了从空间管理到设备设施、能源环境、病床动态以及综合安全等全方位的智慧化管理，覆盖了后勤服务的全生命周期。BIM 系统的引入，不仅科学化了空间管理，提升了 3% 的空间利用率，还建立了完备的后勤标准化服务体系，大大提高了服务效率，实现了后勤服务需求的统一响应、调度与监管，降低了 10% 的人力成本，全方位提升了后勤管理效能。特别值得一提的是，医院将 BIM 可视化技术创造性地融入中央监控体系，以 BIM 空间数据为中枢，对监控设备进行了智能化升级，建立起设备设施与管道管线的全生命周期管理，实现了对医院环境的实时、清晰监控。这一创新举措使得设备故障率降低了 20%，故障排除时间缩短了 30%，大幅削减了运行成本，增强了设备的安全运行，有效避免了安全事故的发生[49]。

（二）一站式后勤管理

一站式后勤管理服务模式，是指建设后勤信息服务中心，并以此为基础构建医院后勤服务平台，作为一站式服务的主要依托。后勤一站式服务模式的核心是后勤一站式服务中心（图 5-10），基础技术一般借助互联网和电子通信技术，即使用移动通信设备和网络交流平台，对医院的后勤部门的相关人员进行统一的管理和调度，以方便相关人员在配合工作时实时交流沟通，避免一些不必要的问题发生[50]。

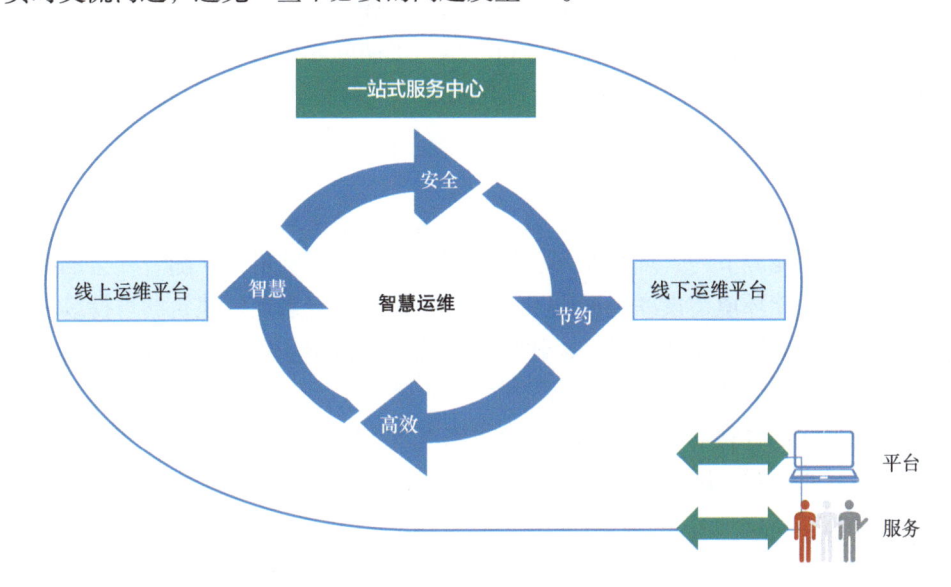

图 5-10 后勤一站式服务中心

一站式服务中心就是运用运维平台+运维服务模式，将线上运维平台与线下运维服务贯通，建设安全、高效、节约、智慧化的后勤运维服务体系，通过统一后勤对外窗口，实现"一站式"解决多问题，减轻医护人员的负担

一站式后勤管理服务模式体现了将后勤服务资源、信息、流程等进行全面整合的管理思想，通过互联网和电子通信技术实现后勤部门的高效协同和实时沟通，从而优化后勤管理流程，提升服务质量和效率。整合逻辑上，一站式后勤管理服务模式强调以用户需求为导向，通过构建集中化的服务平台，将分散的后勤服务资源进行有效整合，实现资源共享和优势互补，从而提高整体运营效率和服务水平。

1. 运行方式

医院工作人员拨打服务中心电话，由调度人员接听并记录服务需求，经过判断后，通过手机信息、电话、网络平台等方式，将任务指令发给服务提供部门，确保相关部门及时收到信息并执行服务任务。在完成服务后，调度人员进行回访，收集反馈意见，同时医务人员可对服务满意度进行评价，形成闭环。

2. 工作内容

后勤一站式服务中心提供日常的维修服务、保洁服务、运送服务、洗涤服务、除四害服务、协助服务等。成立医院后勤一站式服务中心的总体思路是按照统一号码、统一规范要求、统一处理流程、统一反馈机制的原则,实现一个电话受理、一条龙服务、一站式办结的服务流程[51]。

3. 数据采集和分析

后勤服务中心需要辅助后勤工作部门收集、录入和整合服务时间全过程的各项数据,建立详备的分级工作任务数据库,将不同科室、不同工种、不同类型的数据进行合理分类,为后勤及医院各个职能部门单位提供准确的数据分析和统计报告。对后勤部门的能源和物质材料使用等方面的数据进行详细的分析和汇总,定期以表格的形式上报有关部门。如果通过表格发现工作存在异常情况,需要分析其原因并交由后勤管理科室进行审核处理[50]。

(三)楼宇管理智能化

楼宇管理智能化是指运用信息技术和自动化技术对楼宇的各种设施进行高效、集成和优化管理,以实现能源节约、环境友好和提高使用者舒适度的目标。随着社会的发展和科学技术的进步,医疗环境建设在强调以人为本的前提下,着重强调建筑的可持续发展,以实现高效率、低污染、低能耗为目标,达到节约能源、保护环境、回归自然的目的。医院楼宇智能化为此提供了现实的解决方案[52]。楼宇管理智能化体现了将建筑物理系统与信息系统深度融合的整合管理思想,通过整合逻辑实现资源共享、数据互通和智能决策,从而提升楼宇运营效率和可持续性。现代医院楼宇智能化系统的组成及功能如下:

1. 楼宇自控系统

自动控制系统包括中心操作台、网络控制器、直接式数字控制器、现场传感器和制动器等装置,监督内容包括冷冻机、换热器、净化空调器、空调器、照明系统、给水排水系统、电梯等(图 5-11)。

自动控制系统能够及时了解各类设备(系统)运行状况和管理软件,以及有效地管理、实现设备自动控制,定时启动,既节约人力,又能降低能源消耗,维护建筑物机电系统安全稳定,使得整个楼宇自动控制系统高度智能化。

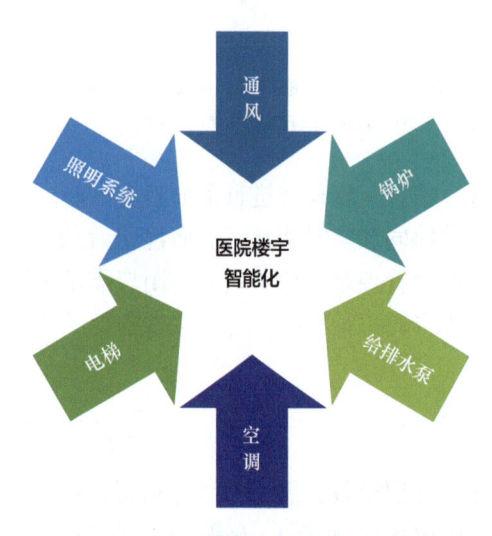

图 5-11　医院基本楼宇自控装置

2. 多媒体触屏查询和 LED 显示系统

多媒体触屏系统能够为患者提供在医院中的所有消费明细查询和各种医学信息资料的查询,有助于加大医院宣传力度,提升患者就诊意愿。LED 显示系统具备发布多媒体导医指南、公共信息和医疗药物信息等多种功能,为患者了解医院信息提供便利。

3. 视频安防监控系统

医院不同功能的建筑大楼首层设置消防控制中心,作为视频监控系统的总控制室。在此安装管理服务器、存储设备、磁盘阵列、拼接显示器等。这种监测系统具有存储信息的功能，即使出现停电等情况，也能持续地维护程序和时间信息，保证事故的影像、声音信息记录的完整性。监视录像系统的外部装置使用彩色网络摄像机，保障医院出入口、电梯轿厢和通道、护士站和不同的病房、收费挂号窗口、出院处理窗口、计费区、中药房等位置的视频监控。

4. 综合布线施工

由于楼宇智能化信息化管理集成和计算机网络系统规模十分庞大，若想整个系统稳定运转，布线系统的设计和维护十分关键。一般使用结构化综合布线系统，按照设计图纸的需要，严格进行装配。计算机网络系统和楼宇智能管控集成系统线缆的型号和种类很多，布线操作中，必须按照先水平后垂直的原则进行布线，并对已有的布线进行校对，同时做好记录[52]。

二、医用耗材供应链管理

供应链管理（SPD）模式，即"供应（supply）—加工（processing）—配送（distribution）"，是一种以医院耗材管理部门为主导，以物流信息技术手段为工具，通过合理引入社会资源，在供应、加工及配送等环节对医用耗材进行集中或外包管理的供应链模式（图5-12）。该模式最初起源于20世纪60年代的美国，由美国医院经营管理顾问 Dr. Gordon A. Friesen 提出，20世纪90年代应用于日本部分大型医院的物流管理，取得了良好的效果。2009～2010年，该模式被广泛应用于我国医疗机构的医用耗材管理工作中，取得了显著的管理效果[53,54]。

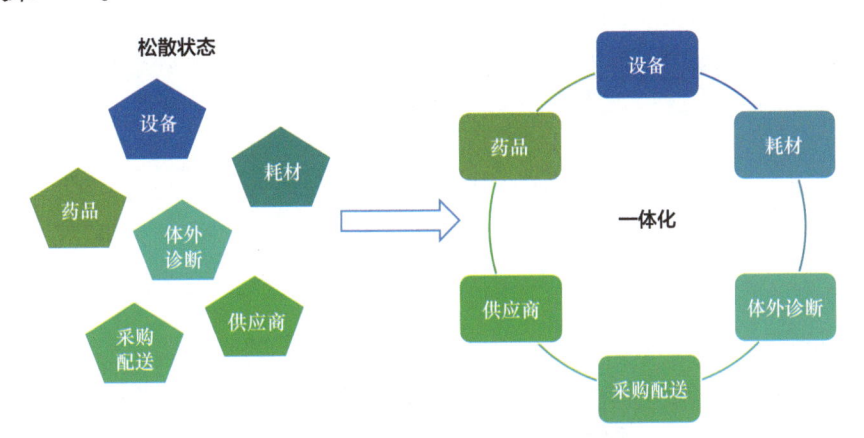

图 5-12　信息化支持下的供应链管理模式

松散状态：医院设备、耗材、药品、供应商、体外诊断等各个环节往往处于相对独立、分散的状态。在这种状态下，各部门之间信息沟通不畅，物流作业缺乏统一规划和标准，导致资源浪费、效率低下、质量参差不齐等问题。一体化状态：将原本松散的环节整合到一个统一的平台上，实现了信息的集中管理、资源的优化配置和流程的标准化

医用耗材供应链管理体现了从供应、加工到配送全过程的高度整合管理思想，通过集中管理和外包服务，实现了医院与社会资源之间的有效对接，优化了医用耗材的流转效率。

（一）SPD 模式的内涵与优势

1. 模式内涵

SPD 模式代表了一种以医院物流管理部门为主导、以物流信息化手段为工具，合理使用医疗物流供应链上的资源，对全院的耗材进行统一管理的模式，包括 S、P、D 三个环节。其中：S 代表供应管理环节，主要是通过对耗材进行分类，对供应商进行评价和整合，以及对耗材实行在线采购等措施实现耗材供应的优化；P 代表加工/库存管理环节，主要是通过建立耗材中心库、对耗材进行定数加工、对定数加工后的耗材实行条码管理以及引入库存控制模型来实现耗材库存的优化；D 代表推送管理环节，主要是通过在耗材消耗监测的基础上，对普通临床科室和手术室分别实行主动定数推送模式和定制配取模式来实现院内耗材推送的优化。

2. 模式模型

在 SPD 模式下，医用耗材的物流运作一般涉及供应商、物流中心和消耗部门三者之间的协作。在实际运行中，供应商按订单按时配送医用耗材至物流中心，医用耗材在物流中心经过验货、入库上架、定数加工等操作后由专门人员定期推送到门诊、急诊、住院病房等消耗科室，科室在取用耗材时扫码消耗，物流中心获取消耗信息后根据反馈的消耗数量与供应商进行结算。SPD 管理模式无须医务人员进行科室医用物资的日常管理工作，医用物资供应模式从传统的"二级消耗点申领→管理部门采购→供应商送货→仓库验收入库→仓库发货"的"拉"式模式转变为"二级消耗点扫码消耗→SPD 服务中心主动补充"的"推"式模式（图 5-13），使医务人员能够挤出更多时间花费在医疗业务及医疗技术的开展上，更好地服务广大患者。

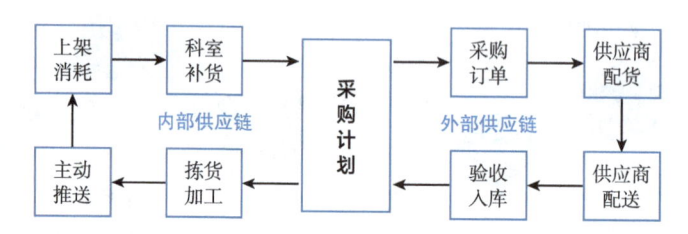

图 5-13 智慧供应链各管理节点

3. 模式优势

第一，实现精细化管理。在当前的医疗行业背景下，为了实现智能化管理，医院积极引入智能柜等先进设备，并采用如条码扫描技术、无线射频识别技术等技术手段，特别是将无线射频识别技术应用于高值耗材智能柜时，更有利于医院对医用耗材进行全过程的溯源。此外，将二维码和条码技术加以结合应用，可以有效提升数据的准确性并实现信息的及时传输，同时还能确保医院信息更加安全，促进医院达成精细化管理的目标。第二，降低医院成本。建立在 SPD 模式基础上的定数包管理，能够实现对临床使用的医用耗材的自主化管理，还可以更为有效地处理临床科室中长久以来面临的囤货和缺货并存的问题，从源头处着手，实现耗材具体使用过程中的"零库存"状态，将医用耗材管理模式变更为统一化的"代管"模式，即只有耗材拆包投入使用之后，其成本才会被计算纳入医院的总成本费用之中。第三，实现人员专业化。基于SPD模式，医院大多选择专业水平较高的人员来进行日常的耗材管理，即要求和SPD服务公司建立合作关系，由其调派专业人士来管理医院耗材的配送工作，这种能够显著减轻医院在耗材管理上的各种压力。此外，SPD模式的应用还可以简化医务人员的医用耗材管理流程，为患者提供高质量的医疗服务，优化整个医院的服务，提高临床满意度[55]。

（二）SPD模式应用分析

医用耗材供应链管理通过集中化、信息化和协同化的整合管理，优化流程、提高效率，确保医用耗材质量与安全，为医院提供稳定高效的物资保障。

1. 一体化管理，闭合整个耗材供应链

SPD模式采用一体化管理，涵盖了存储、加工、配送等环节，库房管理人员、科室人员的工作内容也应进行适当的调整，医用耗材直接从第三方供应商出货，释放了医院的库存空间；配送工作则由物流公司负责，无须医护人员参与配送物流工作。通过实施从存储到配送环节的一体化管理，确保医院、厂家、第三方公司处于同步的工作节奏，减少了医院在供应链环节的介入，提高了整个流程的工作效率，有效降低了存储成本及人力成本。

2. 结合新技术，提高智能化管理水平

通过不断引入新技术来提高管理模式的先进性，医院能够动态追踪医用耗材的配送及患者使用情况。同时，可减少纸张清单的产生，从而提高工作效率。医院借助新系统开展无接触扫码、盘点、计费等工作，降低了差错率，提高了工作的准确性。

3. 强化配送流程，提高耗材使用价值

SPD模式中的配送服务由第三方公司提供，配送人员与各科室接触较多，因此，对配送人员提出了更高的要求。应保持固定的配送人员团队，并统一着装及证件，提高配送效率，确保按规定时效将医用耗材送至各科室。

4. 先使用后消费，保证质量与效率

SPD模式中由于医院与供应商、第三方公司属于长期的合作关系，因此采用先使用后消费的支付模式。在消费方式方面，医院与第三方公司协商采用打包支付的方式，费用包括耗材本身及在配送过程中出现的折旧、人工费等。需要注意的是，在SPD模式的实际对接过程中，医院与供应商对接的次数减少甚至可能完全不对接，所以，需要加强对供应商的考核力度，再根据实际情况，形成严格的监督体系；在与第三方对接的过程中不但要简化流程更要加强监督，以保证医用耗材的顺利供应；对相关人员的技能培训实时跟进，充分发挥人员能动作用。此外，随着医疗需求的不断变化，应不断地完善、创新管理模式[56]。

  武汉市第六医院通过实施医用耗材 SPD 模式，显著提升了耗材管理的效率与精细化水平。SPD 模式聚焦于临床服务与供应商服务两方面，旨在减少耗材管理成本，提高使用率，实现耗材全链条的精准管理。在临床服务层面，SPD 模式引入了自动请领与主动配送机制，极大减轻了医护人员的负担，使他们能够更专注于为患者提供优质的医疗服务。手术室内的耗材管理得到了优化，通过改造 HIS 系统，实现了高值耗材的精准备货与术后清点，降低了手术间内耗材的库存，提高了使用效率。同时，低值耗材的管理也得以改善，通过周转库的建立与定数包模式的应用，实现了零库存管理，减少了浪费。SPD 模式还强调一物一码与高值耗材的全流程追溯，确保了耗材从入库到使用的每一个环节都能被精准记录与管控，提升了耗材管理的透明度与安全性。自动盘点与日清月结工具的运用，进一步提高了医院与供应商之间的对账效率，实现了供应链的高效协同。在供应商服务方面，供应链协同平台的搭建，实现了院内外信息的无缝连接，耗材需求与配送信息的实时同步，提高了采购与配送的管理效率。资质信息的电子化与实时预警，确保了供应链的安全合规，而供应商评价机制则助力医院实现精准管理，提升了供应链的整体服务水平[57]。

  医院后勤管理是医院运营的重要环节，涉及人力、物力、财力、信息、知识、时间、空间和供应商等多方面的资源。整合的目的是将计划、业务、监控、分析、管理集于一体。较高水平的后勤管理系统不仅提供基于商业智能技术的数据监控和业务分析应用，还需集成医院战略管理、预算管理、绩效管理等多个专项应用，更能与医院信息系统、医疗管理系统等业务系统贯通，使医院决策层（如院长等）的管理理念能够迅速、有效地传达到执行层（如部门主管、科室主任）和操作层（如医生、护士等）人员，并且能实施有效的监管，实现医院运作的良性循环[58]。随着医疗行业的快速发展，对医院后勤管理的要求也越来越高，通过进行全面的资源整合提升医院后勤管理的效率和质量，是本节想要传达的核心，在整合理念下，后勤管理仍有更多方面有待我们进一步探索。

第五节　宣传管理的整合

  现阶段医院的宣传管理包含内部宣传和外部宣传两大部分。医院内部宣传的主要宣传对象为医院内部各科室医护人员等，宣传部门需依据党和国家的发展路线、方针、政策，结合医院实际，制定宣传资料，并确保宣传内容落实到基层和管理层。同时，定期发布医院管理制度更新、重大决策、业务知识学习材料及文化精神宣传等方面信息。此外，宣传部门还需遵循相关管理制度和条例，加强宣传人员的业务培训，提升团队业务能力和综合素质，为医院宣传工作的高效开展和目标的实现提供坚实基础。在医院的对外宣传工作中，其主要宣传对象为社会与公众。外部宣传工作包括：医疗技术的宣传，如医院核心科室医疗技术、临床科研成果、远程医疗技术等；医疗服务的宣传，如智能终端设备的自助挂号、取号服务以及线上客服导诊服务等；医院活动及文化的宣传，如通过医院承办或参与的群众社团活动和社会公益活动等，对办院宗旨、管理模式、制度建设、党建工作、医院性质等方面进行宣传[59]。本节内容主要聚焦于医院的外部宣传工作。

当前，科技迅猛发展，社会瞬息变化，医院的宣传工作面临许多新形势。一是行业发展新形势，医药卫生体制改革深入推进，社会公众、新闻媒体比以往更加关注医院的动态；二是宣传工具新形势，从最早的报纸、杂志等纸质媒体宣传到如今不同媒介形态（报纸、杂志、电视、广播、网络、手机等）的融合宣传。新形势下要做好医院的宣传工作，要彰显宣传在医院经营管理中的作用和效能。

整合营销传播学认为，一个顾客或一个未来顾客在产品或服务方面与品牌或公司接触的一切来源均是未来信息潜在的传播渠道。为了实现宣传效果的最大化，医院宣传管理需要进行整合。有效整合各种可用的多样化工具和手段、多元化的资源和平台，确保信息能够准确、高效地传递给目标受众，以提升医院知名度、美誉度、满意度、忠诚度，实现医院品牌化发展。

一、新媒体时代的宣传工作

新媒体时代，随着互联网的普及和社交媒体的兴起，信息传播的方式和渠道发生了巨大的变革。医院宣传工作不再局限于传统的广告宣传手段，而是更加注重患者的互动和参与，需要紧跟时代潮流，利用新媒体平台，以更加灵活、多样的方式与患者和社会大众进行有效沟通，积极回应患者关心的问题和需求，提供优质的服务体验，以良好的口碑吸引更多患者的关注和选择。新媒体时代的医院宣传工作体现了"多元化传播、互动性强、全方位覆盖"的整合理念，医院通过联合不同媒体的传播特性，可以构建立体化、多层次的全渠道宣传格局，实现与患者和社会大众的有效沟通和优质服务体验。

（一）构建大宣传工作格局

大宣传凸显了宣传工作辐射全局、面向大众、人人参与的总体要求。习近平总书记在全国宣传思想工作会上指出，要树立大宣传的工作理念，动员各条战线各个部门一起来做。医疗机构，尤其是公立医院作为党和国家健康事业的重要组成部分，也需要切实树立和落实大宣传的工作理念，构建大宣传工作格局。医院大宣传工作格局强调通过全局性视野、协同性推进和全员参与，整合多方资源，共同构建良好的医院宣传环境。

1. 构建医院大宣传工作协同治理体系

构建医院大宣传工作格局需要一个协同治理体系作为支撑，确保宣传工作的通盘设计。首先，院科两级党政领导在宣传工作中承担领导责任，将宣传工作与医院及科室的发展重点同步规划、同步推进。其次，各职能部门应与医院宣传主管部门紧密合作，实现医疗、教学、科研、管理、后勤等各子系统的协同联动。此外，建立一个统一领导、全员参与、归口管理、分工协作、资源共享、上下联动、齐抓共管的宣传工作体系，医院应鼓励所有员工参与到宣传工作中来，打破过去宣传部门"唱独角戏"的局面，进而提高医院宣传工作的全局性、科学性、协同性和可操作性。如互联网医疗是一个宣传和服务平台，它不仅能够扩大医院影响力的传播范围，还可以拓展医院服务的功能与服务的人群，是现代医院发展必不可少的手段之一（图5-14）。

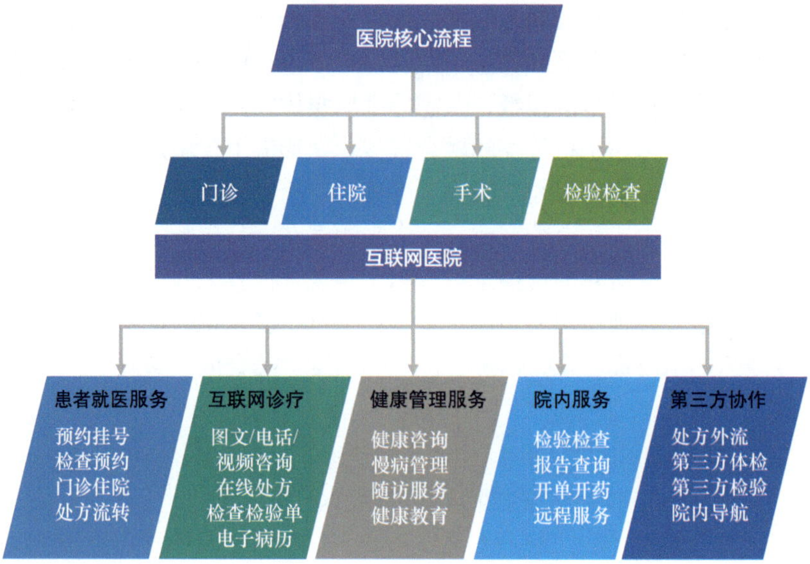

图 5-14　互联网医院服务拓展

2. 建立以绩效为抓手的大宣传工作

为了提高医院宣传工作效果，也需要用好绩效管理这个"指挥棒"，建立以绩效为抓手的宣传工作量化考核机制。具体而言，首先，应将宣传指标纳入科室绩效管理，并与科室主任签订绩效考核责任书，使宣传工作与医疗、教学、科研等其他指标同部署、同落实。其次，需要制定具体考核方法，如将宣传工作设为科室绩效加分项，在第三方舆情监测平台上进行月度分科核算统计，并累计科室月绩效总分。同时，设立年度科室评价指标，依据年度落实情况计分，并将其计入科室年度绩效考核总分，或者设立负面舆情扣分项。还需要确定科室宣传工作量化考核指标，可以采用德尔菲法，邀请院内外专家综合考虑多方面因素赋予分值。例如，参与电视专题报道一次计 0.3 分、报刊发表文章一次计 0.2 分、新媒体推送点击次数超过 50 000 次计 0.2 分等。最后，需要做好充分的告知工作，向科室主任、科室通讯员及绩效管理员传达、解读宣传量化考核指标，并每月将科室宣传工作情况及绩效加分情况反馈给科室主任，督促相关人员充分理解并关注科室宣传工作动态。

3. 开展以需求为导向的医院大宣传策划

医院宣传策划应该以宣传需求为导向，整合资源、系统构思，通过整体和专题的互动，持续推进医院品牌建设，树立医院形象。在医院大宣传工作格局下，宣传策划应该从需求出发，通过开展职能部门宣传需求座谈会、科室宣传需求调研、患者信息需求调研、媒体宣传需求调研等，明确医院、科室、专家、患者及媒体的宣传需求。在需求分析的基础上，通过系统构思，科学调动和运用宣传资源，形成以需求为导向、项目化运作的医院宣传策划。在医院宣传策划中，需要注重整体策划和专题策划的相互链接与互动。通过主题、内容、形式或人员等多种元素的对接，将医院的技术品牌、人才品牌、服务品牌、学科品牌、文化品牌进行多维度整合，确保在专题宣传策划与实施过程中渗透医院大宣传工作格局下的宏观宣传目标。同时，在医院专题宣传策划中需要充分考虑患者的心理因素，选择合适的宣传起止时间和宣传频次，提升宣传的时效性和针对性。

4. 打造医院大宣传融媒体平台

新媒体时代，医院宣传工作需要充分融合传统媒体和新媒体。因此，需要建立融媒体平台，以网络为纽带，实现人员整合、内容聚合和媒介融合的"三合工作机制"。在实践中，推行微博、微信和微官网"三微"协同，同时做好传统媒体与新媒体采编协同，是提升医院宣传效果的重要策略（图5-15）。

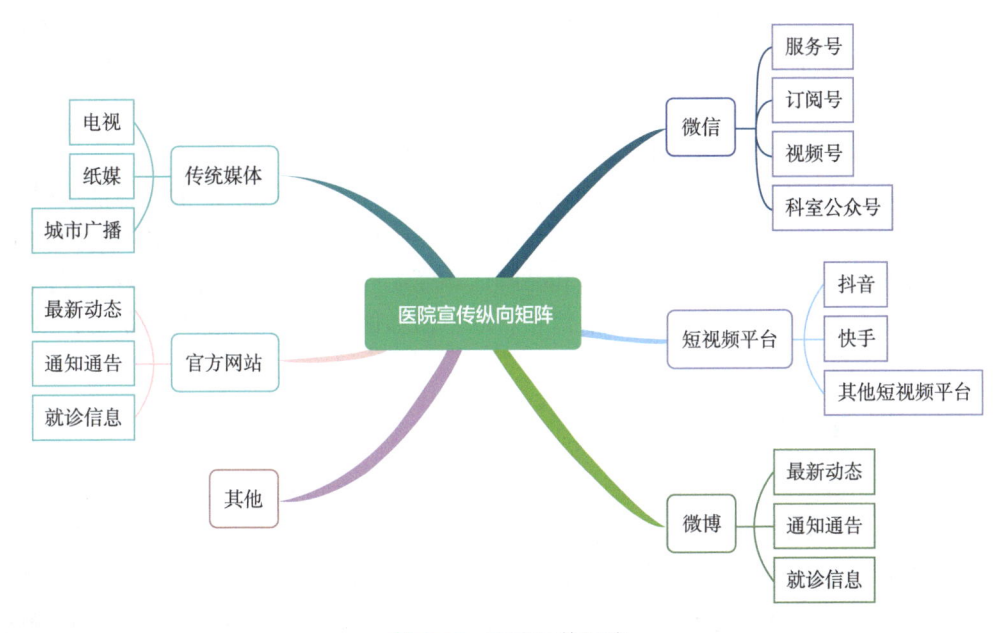

图 5-15　医院宣传矩阵

为了调动科室通讯员、音视频设备等采编资源向新媒体延伸，医院需要灵活运用"先微后报"的原则，实现信息一次采集、多种生成和多元传播，从而提高医院宣传工作的即时性、开放性、多元性和交互性。在信息编发流程中，医院必须顺应移动化大趋势，强化移动优先意识，实施移动优先战略。这意味着需要将重点放在移动平台上，尽可能满足患者和公众随时随地获取信息的需求。同时，还需要优化医院宣传工作的融媒体平台与社会媒体的密切协作与联动，形成宣传的内外联动。这样一来，医院宣传工作不仅会增强内部凝聚力和影响力，还能够更好地树立医院形象，提高公众对医院的信任和认可[60]。

南通大学附属医院积极响应时代发展潮流，以创新精神构建起立体化的宣传载体矩阵，旨在强化医院品牌形象与文化传播。医院不仅保留了传统媒介如院报与官方网站的作用，更前瞻地布局新媒体领域，通过医院官方微信公众号、专科微信公众号、自媒体平台（包括一点号、企鹅号、看点号、抖音、快手等），以及《新闻专刊》和病区文化墙等多种渠道，形成全方位、多层次的融媒体宣传格局。医院官方微信公众号已聚集近百万粉丝，旗下28个专科微信公众号与各大自媒体平台的联动，实现了信息传播的广度与深度，累计阅读量超过500万次，极大地提升了医院的社会影响力与公众认可度。南通大学附属医院还于2016年发起成立了"中国医疗自媒体联盟"，并在2019年升级为中国医师协会健康传播专业委员会，该委员会汇聚了2951个成员单位与10个省级健康传播团体，新媒体平台粉丝总数近2亿，成为医疗健康领域舆论引导与品牌传播的重要力量[61]。

（二）推进三屏宣传工作

"三屏"指的是智能手机屏、电脑屏、电视屏。中国互联网络信息中心发布的《中国互联网络发展状况统计报告》显示，截至2023年6月，我国网民规模达10.79亿人，互联网普及率达76.4%。超十亿用户接入互联网，形成了全球最为庞大、生机勃勃的数字社会。针对不同受众选择不同的宣传媒介，有利于彰显医院核心文化，在潜移默化中提升医院的影响力，丰富医院的内在文化与价值。

医院推进三屏宣传工作体现了整合理念下的媒介整合与内容统一，通过智能手机屏、电脑屏和电视屏三大平台的协同传播，实现了医院品牌形象、服务理念和核心价值的全方位展示，有效提升了医院的社会影响力和品牌认知度。同时，这种整合也体现了以用户需求为导向的整合逻辑，根据不同受众的信息获取习惯和偏好，精准推送相关信息，增强了宣传的针对性和实效性。

1. 手机屏主要针对中青年群体

通过微博、微信、抖音、快手等媒介进行健康知识的宣传和普及，有很多优点。这些平台便携性强、传播速度快，并且形式多样。同时，宣传效果可以通过观看量、转发量、浏览量等数据直观地评估。医院可以在微信平台创建"公众号＋服务号＋视频号"，实现医疗服务、健康教育及医院文化传播等目的。抖音、快手等短视频软件具有独特的特性，医院可以通过在抖音、快手等短视频软件上发布适宜内容，以扩大影响力、吸引患者、提高患者的健康意识和自我管理能力，进而提升医院的品牌形象和专业形象。

2. 电脑屏宣传对象是上班族

信息技术时代和互联网的普及为医院宣传提供了重要支持，医院可以借助互联网，尤其是面向上班族的电脑屏幕来树立更好的形象和吸引更多患者。首先，创建医院门户网站是关键的一步，定期更新网站内容，发布院内新闻。还可以在网站上提供医生和设备信息，并配置智能后台以提供在线诊疗服务，满足患者全天候的需求。此外，积极探索新的就医模式，如"线上复诊、线下配送"，打造互联网医院，医生可以在空闲时间开展健康知识讲座，增强患者对医院的认知度，并提高患者选择该医院的可能性。

3. 电视屏宣传对象是老年群体

除了在互联网上进行宣传，医院还可以通过本地电视台、广播电台、融媒体中心等传统媒介进行活动宣传。在新媒体盛行的今天，老年群体容易被忽视，因此，宣传工作必须考虑到老年群体对手机、电脑等设备不太熟悉的情况。通过电视播放宣传片、电台宣传名医专家及老年人口口相传，可以潜移默化地树立医院形象，实现全覆盖的宣传效果。

有力的宣传措施是医院与公众沟通交流的载体和窗口，只有通过全面覆盖的手段去宣传医院门诊专家团队、特色诊疗技术、优质门诊服务等内容，以加深就诊者对医院及专家的了解，才能提高医院在公众中的知名度，扩大名医专家的群众声誉。此外，通过健康科普的宣教，让患者正确认识疾病，减少就医盲目性，增强健康防病意识，促进构建和谐的医患关系和就医环境[62]。

二、智慧宣传管理平台建设

以大宣传理念为引领，构建一站式智慧宣传管理平台，集对内、对外宣传于一体，能更好地贴合医院宣传的中心工作。这样的平台可以实现一次采集、多样化生产、多元化传播的良好宣传生态，从而更有效地推动医院宣传工作的开展。应在全面梳理和整合医院现有宣传资源的基础上，进一步构建并优化智慧宣传管理平台的核心功能，确保平台的运作流畅且高效，为医院的品牌塑造和形象提升提供强有力的支持。

医院智慧宣传管理平台建设体现了以"资源集成、智能化处理、高效传播"为核心的整合思想，通过资源集成和智能化技术的应用，将助力实现宣传内容的高效生产与传播，支持医院品牌塑造和形象提升。

（一）融媒体智慧宣传管理平台

在医院媒体宣传中，仅仅依靠传统媒体和新媒体的技术手段还不足以满足需要。医疗行业的特殊性决定了医院在宣传上需更加注重精准度和可信度，同时也需要更好地解决医患之间的信息沟通问题。融合现有传统媒体和新媒体以及采用新一代人工智能技术，构建更为全面、高效和创新的医院融媒体宣传平台，是可行手段。融媒体是全媒体功能、传播手段乃至组织结构等核心要素的融合，是信息传输渠道多元化发展下的新型运作模式。融媒体充分利用媒介载体，将媒体资源、传播内容、传播方式等方面进行全面整合，实现"资源通融、内容兼融、宣传互融、利益共融"的新型媒体宣传方式。实行"一次采集、多种生成、多元传播"，即只需采集一次新闻信息就可以在融媒体平台中生成适合各类传播渠道的信息，这样不仅能够提升医院内部信息传播的时效性，而且有利于节约医院的人力和物力资源。

（二）智慧宣传管理平台建设

1. 辐射全局与业务推广精准高效

全媒体智慧管理平台在设计上要充分考虑宣传工作与医院中心发展工作的结合，确保宣传工作与业务开展相一致、同步推进。在宣传内容的管理基础上，全媒体智慧管理平台覆盖了临床学科、诊疗中心、优势诊疗项目、专家介绍等重点业务信息的管理和维护。在发布宣传文稿的同时，还可以关联相关医疗业务信息，实现"科室类宣传文稿直达科室独立主页、专家类宣传文稿直达挂号页面"的高效推广模式。这种做法不仅方便患者及其家属寻找医疗服务,也有利于提高并调动临床医务人员参与宣传推广工作的积极性和热情。全媒体智慧管理平台的方法和措施,极大地促进了医院的宣传工作和业务管理的紧密结合,为医院的发展提供了更有效的支撑。

2. 上下联动打造协同治理体系

在新媒体时代,医院的宣传工作应该不仅仅是宣传部门的责任,每个人都应当参与其中。在广泛调动广大科室和职工的积极性的同时,需要一个完善的宣传体系和平台架构来实现统一审核和控制。针对这个问题,智慧宣传管理平台采用"强化集权、分层授权"的权限管理模式,在宣传部门的统一管理下,实现各部门协同联动的分层治理宣传目标。通过系统平台的支持,宣传中心可以对各部门发布的内容进行统一审核和发声,从而保证信息的准确性和统一性。总之,智慧宣传管理平台的设计和实施,充分体现了新媒体时代下医院宣传工作的特点,既能充分调动广大科室和职工的积极性,又能做到统一审核和控制,从而实现宣传工作的高效推进和良好运行。

3. 信息跨平台互联互通与一键共享

解决稿件发布难的关键是实现各宣传平台间数据的互联共享。然而,由于医院信息系统涉及临床和患者信息,确保数据及网络的安全性是内外互通的重要前提和必要条件。智慧宣传管理平台以网闸技术为基础,将内部网络与外部网络环境进行物理隔离,具有高度的安全性。具体环境部署包括内网服务器、外网服务器、内外网网闸前置机、防火墙、入侵检测和病毒防护等措施。除实时交互类内容外,其他管理维护工作均在内部网络环境下完成,并能同步至外部网络。通过以上部署,医院可实现对内和对外宣传平台的系统性整合,所有操作均可通过智慧宣传管理平台实现一站式登录和发布。在智慧宣传管理平台上,宣传素材除了实现跨平台共享外,还可以在更小的栏目层级实现一键共享,使以往割离的多个宣传平台真正实现无缝对接和深度融合。总之,智慧宣传管理平台以网闸技术为基础,通过合理的环境部署和技术措施,在确保数据和网络安全的同时实现了内部网络和外部网络的整合。这样,医院宣传工作可以更加高效地进行,并可以在多个平台间实现共享和对接。

4. 借鉴"中央厨房"理念实现差异化立体发布

"中央厨房"原是餐饮业的一种管理模式,指统一采购、统一配送、统一烹制的大厨房,其最大优势在于通过集中规模采购、集约生产降低成本。媒体融合借用了"中央厨房"概念,特指传统媒体转型过程中,通过内容的集约化制作实现信息的多级开发,以提高传播效果,节约传播成本。各地的"中央厨房"实践不尽相同,但"新旧融合、一次采集、多种生成、多元发布"是基本共识。智慧宣传管理平台采用"中央厨房"模式,以实现针对不同受众的宣传内容的区别管理和精准发布。在智慧管理平台中,宣传内容被拆解为各类"元素材",如图片、短视频、文字模板等,并通过各平台间的共享机制重新组装成适合不同受众的宣传内容。相比于现有烦琐的发布过程,这种剪裁、共享、重新组装的方式使得宣传内容更加细分、角度更多元,生态传播路径更加多样化,同时也可以避免单平台宣传效果之和的局限性[63]。

浙江大学医学院附属杭州市第一人民医院结合医院宣传管理现状，对智慧宣传管理平台进行方案设计，系统自下而上主要分为基础平台层、应用支持层、应用管理层及展示服务层。应用支持层主要提供各类基础通用型微服务，如智能搜索、舆情监控、水印管理、视频转码等。展示服务层包括中英文门户、院内OA、钉钉工作台以及各类基本医疗单元，如科室、专家、诊疗中心的独立主页等。应用管理层为平台核心功能所在层，由宣传管理和业务管理两个相对独立又紧密关联的模块构成。自2020年7月正式上线至2022年4月，智慧宣传管理平台已经发布各类稿件7500余篇，其中对外4300余篇、对内3200余篇。特别是在涉及跨平台、多栏目一稿多发的情况下，能极大地提升发布效率。统计显示，平均每篇宣传稿跨平台或跨栏目分享3次以上，单篇宣传稿的排班发布时长也从原来的8.7分钟缩短至3.4分钟，时长缩短了60%以上[64]。

在医院管理工作中，医院的宣传工作应被看作是一种符合PDCA管理理论的管理工具。整合理念下的医院宣传管理，必须树立宣传与党建、业务、管理相结合的意识，调动全院和全员参与宣传的力量。特别是在"互联网+"时代，每位医务人员都可以成为自媒体、宣传员，通过多层面、多角度的宣传方式，使社会各界更加了解医院的优势，提高公众对医院的信任度，提升患者就诊的满意度，增强患者对医院的黏性，提高员工的参与度，增强医院的凝聚力，促进医院的高质量发展。

参考文献

[1] 莫求，王永莲. 医院行政管理[M]. 上海：上海交通大学出版社，2019：303.
[2] 邢小雪，李铠. 明尼苏达满意度量表在三甲医院行政管理中的应用[J]. 广州医药，2019，50（5）：83-86.
[3] 马楚璇. 医院行政管理向服务型转变中存在的问题与对策[J]. 公关世界，2021（2）：101-102.
[4] 马媛媛，王同霞，陆懿. 基于"行政MDT"管理模式构建医院医保基金长效管理体系[J]. 中国医疗保险，2022（10）：91-93.
[5] 魏玮. 协调职能在医院行政管理中的作用[J]. 科学与财富，2018（3）：181-182.
[6] 李长江，林宁，肖瑾，等. "行政MDT"管理在DRGS医保支付方式改革中的作用与效果[J]. 中国市场，2021（30）：148-150.
[7] 毕珍玥，张彬，王天杰. 办公自动化环境下医院档案管理探讨[J]. 办公自动化，2022，27（1）：46-48.
[8] 张敏敏，邓新桃，王玉芳，等. 新形势下医院"行政MDT"管理模式的设计与实践[J]. 现代医院，2019，19（4）：469-471.
[9] 袁淑华. 探讨数字化办公室管理模式下的医院行政管理应用[J]. 商业故事，2021（3）：163.
[10] 张天娇. 完善医院人事管理的主要途径[J]. 人力资源，2021（8）：140-141.
[11] 胡禄青. 新形势下医院人力资源管理探讨[J]. 中国卫生标准管理，2024，15（2）：66-69.
[12] 姜保俊. 大数据背景下公立医院人力资源管理SWOT分析[J]. 人才资源开发，2023，（24）：67-69.
[13] 张雪莹，汪大伟，赵然，等. 北京某三甲公立医院高层次人才引进实践与探索[J]. 中国医院，2024，28（1）：94-96.
[14] 薛迪，吕军. 医院绩效管理[M]. 上海：复旦大学出版社，2013：195.
[15] 徐志伟，秦成勇，贾莉英，等. RBRVS绩效管理模式在公立医院应用前景分析[J]. 中国研究型医院，2018，5（3）：5-8.
[16] 李倩. RBRVS绩效管理体系在医院人力资源管理中的应用及启示[J]. 现代医院，2022，22（5）：

748-750.

[17] 温美林,颜涛,徐飞,等.基于RBRVS理论的绩效改革探索与实践[J].中国医院管理,2021,41(12):84-87.

[18] Opelka F G. Solutions：is it as the authors suggest - just drop the globals or are the resource-based relative value scale flaws deserving of a total rework by CMS for all physicians?[J]. Ann Surg, 2021, 273（1）: 19-20.

[19] 王峦,耿晗醇,刘霞.构建以公益性为导向的公立医院内部绩效考核体系研究[J].中国医院,2017,21（6）：46-48.

[20] 李欣,冯裕雯,王斌.基于RBRVS的公立口腔专科医院绩效考核方案应用探索[J].现代商贸工业,2024,45（1）：155-157.

[21] 王滨,张刚,姜晶,等.某妇幼保健院整合RBRVS和DRGs构建妇幼保健机构绩效评价体系[J].中国医院,2023,27（5）：93-96.

[22] 张仁川,仇颖,张春宇,等.卓越绩效管理模式对医院绩效考核效果的改善作用[J].中国地方病防治,2020,35（2）：195-197.

[23] 杨雅琴,邹佩琳,王道雄,等.卓越绩效模式在医院后勤人力资源管理中的应用[J].中国医院,2019,23（6）：4-6.

[24] 宋国明,徐颖,周萍,等.数字化医德医风测评体系的实施状况评价——基于卓越绩效模式理论的员工评价分析[J].中国医院管理,2020,40（10）：25-28.

[25] 陈慧,郭瑞.基于卓越绩效模式的公立医院绩效评价体系[J].解放军医院管理杂志,2019,26（9）：801-805.

[26] 饶军,李筱纯,张诚,等.卓越绩效管理模式在某三甲医院血液科的成效分析[J].重庆医学,2023,52（7）：1101-1104.

[27] 王一妃,陈亚楠,林翠霞,等.临床护理教师人文关怀能力研究现状[J].护理研究,2021,35（15）：2714-2717.

[28] 刘虹,姜柏生.什么是医院管理的精髓——医院人文管理的本质、特征、途径和价值[J].医学与哲学（A）,2017,38（9）：55-58.

[29] Fana T, Goudge J. Austerity, resilience and the management of actors in public hospitals：a qualitative study from South Africa[J]. BMJ Glob Health, 2021, 6（2）：e004157.

[30] 李玉梅.党建引领人文医院建设实践探索[J].中国医学人文,2022,8（12）：36-39.

[31] 宋书娟,余艳,贾丽娜.医院档案管理与信息化建设[M].长春：吉林人民出版社,2020：265.

[32] 汪媛媛,王思齐,陈乐.新时期医院档案管理与发展研究[M].秦皇岛：燕山大学出版社,2020：202.

[33] 张晨,范丽微,张俊杰,等.基于现代医院管理制度的医院智慧档案管理模式探索[J].中国卫生事业管理,2023,40（1）：17-18,71.

[34] Xiao Y, Chen Y, Tang Y, et al. Design and implementation of office automation system based on Internet of Things technology[J]. Wireless Communications and Mobile Computing, 2022, 2022：5196542.

[35] 王颖.基于办公自动化环境下的医院档案管理思考[J].兰台内外,2021（35）：22-24.

[36] 邹艳.办公自动化环境下医院档案管理工作探析[J].兰台内外,2022（24）：54-55.

[37] 张焕红.病案精细化质量管理在医院绩效考核中的应用探讨[J].中国社区医师,2023,39（8）：166-168.

[38] 程婷,郭晓玲,卢利敏.精细化管理对病案管理质量的影响[J].保健医学研究与实践,2023,20（3）：157-159.

[39] 何思忠.医院精细化管理[M].芜湖：安徽师范大学出版社,2016：372.

[40] 孙艳丽.精细化质量控制模式在医院病案管理工作中的应用[J].中国临床药理学与治疗学,2022,27（8）：962.

[41] 陆双华，贾增丽，耿立国，等.以CMI为导向病案管理精细化的探索与思考[J].江苏卫生事业管理，2023，34（8）：1064-1066，1085.

[42] 曹建文，刘越泽.医院管理学[M].3版.上海：复旦大学出版社，2010：409.

[43] 陆辰铭，韦娜，李娟.如何建立现代医院后勤管理体制模式[J].中国科技投资，2022（26）：27-29.

[44] 周明明.医联体内医院档案集约化管理及实现路径探究[J].兰台内外，2023（14）：28-30.

[45] 黄庆辉，胡敏.医院智慧后勤内涵界定与建设方法探索[J].中国卫生信息管理杂志，2022，19（5）：667-672.

[46] 沈崇德.医院智慧后勤一体化建设实践与探索[J].中国卫生信息管理杂志，2022，19（5）：635-640.

[47] Yao B, Wang H, Shao M, et al. Evaluation system of smart logistics comprehensive management based on hospital data fusion technology[J]. J Healthc Eng, 2022, 2022：1490874.

[48] Franklin B J, Mueller S K, Bates D W, et al. Use of hospital capacity command centers to improve patient flow and safety：a scoping review[J]. J Patient Saf, 2022, 18（6）：e912-e921.

[49] 宋骏行，李统，肖鹰，等.以建筑信息模型为内核的智慧医院后勤可视化管理实践[J].中国医院管理，2023，43（4）：74-76.

[50] 陈新刚，朱晓勇.医院后勤"一站式"服务管理的措施研究[J].医学食疗与健康，2020，18（16）：181-182.

[51] 蒋义权.医院后勤一站式服务中心建设必要性研究[J].中国医院建筑与装备，2022，23（1）：57-59.

[52] 杨炼，李莉.医院楼宇智能化系统设计及工程应用研究[J].电子世界，2021（24）：164-165.

[53] 王盎媛.医用耗材管理中运用SPD模式优化的相关探究[J].中国医疗器械信息，2021，27（12）：170-171，182.

[54] 王秋樵，张天一，魏红，等.SPD供应链管理模式在医用耗材管理中的应用效果分析[J].中国医学装备，2022，19（4）：149-153.

[55] 杨伟康，曾科明，龚小玲.医用耗材优化管理SPD模式[J].中国医疗器械信息，2022，28（15）：163-165.

[56] 刘同柱，谷玮，丁贞虎，等.医用耗材SPD管理模式研究[M].合肥：中国科学技术大学出版社，2020：140.

[57] 高述桥，吴北平，肖潇，等.武汉市第六医院医用耗材SPD管理模式的实践[J].中国医院建筑与装备，2023，24（12）：101-104.

[58] 吴锦华，钟力炜，刘军.现代医院采购管理实践[M].上海：上海科学技术出版社，2021：235.

[59] 王伟丰."互联网+"背景下医院宣传工作创新路径及其价值[J].中国卫生标准管理，2023，14（21）：62-65.

[60] 王蕾，杜孟凯，张国君，等.新形势下构建医院大宣传工作的实践探索[J].中国医院，2018，22（10）：73-74.

[61] 薛晓慧，施琳玲.新时代医院融入大宣传格局方法研究[J].中国卫生产业，2021，18（8）：185-187.

[62] 卢文华.浅谈提高三屏占有率等宣传措施对中医院发展的重要作用[J].中国农村卫生，2022，14（4）：19-20，47.

[63] Kim L, Tylor D A, Chang C Y. Marketing your practice：setting yourself apart in a competitive market, online reputation building, and managing patient experience/satisfaction[J]. Otolaryngol Clin North Am, 2022, 55（1）：125-135.

[64] 张倩，宋超，陈员，等.医院智慧宣传管理平台设计与应用[J].中国数字医学，2022，17（6）：74-77.